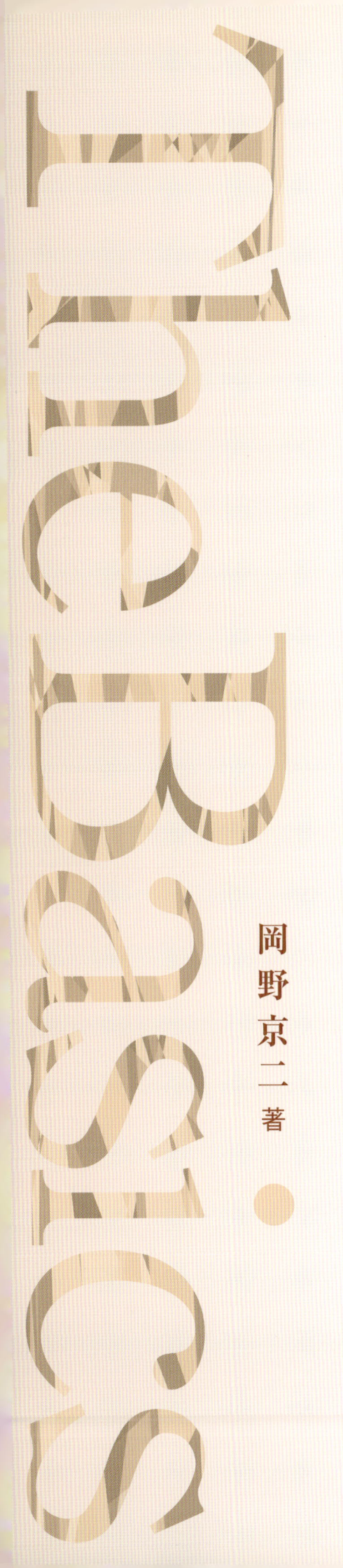

卒後5年までに身につけたい

# インレー・コア・クラウン技工のコツとツボ

The Real Basics of Dental Technology for Crown Restoration

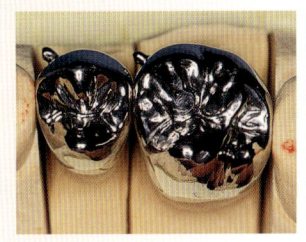

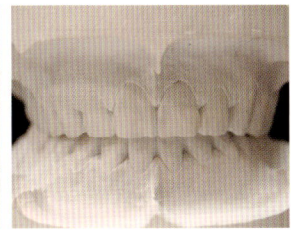

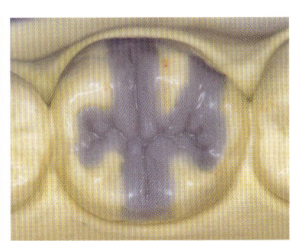

岡野 京二 著

医歯薬出版株式会社

This book was originally published in Japanese
under the title of :

Za Beishikkusu
Sotsugogonenmadeniminitsuketai
Inrei Koa Kuraun Gikouno Kotsutotsubo
(The Real Basics of Dental Technology for Crown Restoration)

Author :

Okano, kyoji
(AISHI College of Dental Technology)

© 2008  1st ed.

ISHIYAKU PUBLISHERS, INC.

  7-10, Honkomagome 1 chome, Bunkyo-ku,
  Tokyo 113-8612, Japan

# 序 | Preface

「教育年限2年間の現在の歯科技工教育において，不足していることは何か」
——．この問いに対して，臨床技工に深く関わっていないことなどによる技術力不足を挙げても大きな間違いではないだろう．確かに筆者も，歯科技工士養成校を巣立っていった新卒者を受け入れた歯科技工所などから，残念ながら彼ら彼女らは「即戦力としての期待に十分に応えられていない」との声を耳にすることも少なくない．また，卒後間もない彼ら彼女らが読むことを前提にした技術解説書（特に臨床技工を踏まえたもの）も，決して十分とは言えない．

そのような歯科技工教育に関わる現状を憂いているときに，歯科技工士養成校を卒業して5年程度までの読者を対象にした，歯冠修復技工についての連載執筆を依頼され，無謀にも月刊『歯科技工』誌上にて全15回にわたって執筆を重ねてしまった．本書はその連載に加筆・修正を加えたものだが，ここには先進的な技術論もなければ，革新的な理論のかけらもない．本書で展開しているのは，上述したような「歯科技工士養成校で教授されるもの」と「臨床技工現場で歯科技工士に求められるもの」との間のギャップを少しでも埋めることを目的にした技工操作の勘所，言い換えるならば，歯科技工士養成校で学んだことをベースに，即戦力の歯科技工士として活躍するためのインレー，コア，クラウン製作のちょっとしたコツとツボの総体である．

本書のPartを構成するインレー，コア，クラウン技工は臨床技工の現場において若手の歯科技工士が担うことの多い分野であり，そこには将来さらにレベルの高い歯科技工を追求するうえでの基礎となる要素が多く詰まっており，"歯科技工の楽しさ"を得る最初の階段であるとも言える．昨今話題にされる若手歯科技工士の離職率の高さについて著者は，この"歯科技工の楽しさ"を知らないまま斯界を離れてしまっているように感じ，残念でならない．

本書の礎となったのは，著者の恩師である故・古沢利一先生からいただいた言葉の数々である．また，巻頭に記載した「上下顎28本の歯列彫刻トレーニング」は，本校学校長の桑田正博先生の教えをヒントに，"歯科技工士が知らなければならない・できなければならない"基礎中の基礎を覚え込む手段としてたどり着いたものである．つまり本書は，先輩諸兄や多くの同僚，はたまた縁あって出会った学生諸氏らからの教えを，著者が機会を得てまとめたものにすぎない．

本書のレイアウトにおいては，実際の臨床技工で気づいたさらなる"コツとツボ"を読者諸氏自身で書き込んでいただくべく，比較的余白を設ける構成を心掛けた．本書の一行でも，これからの歯科技工界を背負ってたつ若手歯科技工士たちにとって役立つことを願うばかりである．

愛歯技工専門学校
岡 野 京 二

## 推薦の序

### Foreword

　歯科技工とは，口腔の失われた組織（主として歯）を人工材料で回復・改善する作業であり，単に外観の形態だけを整えることではなく，個々の患者の口腔の諸機能に適応できる形態，且つ，自然美を備えた色調再現に基づく形態でなければならない．歯科技工士は歯科医師からの情報伝達を正確に受け止め，自らの知識，経験，エビデンスに基づいてその技能を発揮しなければならない．すなわち，歯科技工物には製作者である歯科技工士のアイデンティティが盛り込まれ，口腔内に装着されてからも歯科技工士の歯科技工物に対するポリシーが活かされるといっても過言ではない．たかが1個のインレー，1本のクラウンでは決してない．

　近年，CAD/CAMシステムの開発をはじめとする歯科技工における製作技法の大きな変化を受けて，歯科技工士にはより高い精度と繊細な技術が要求されるようになり，歯科技工士教育のカリキュラムもかつてない大きな変革が迫られている．しかし，歯科技工を研鑽するにおいて，高度な技術を習得する以前に必要なことがある．それは間接作業を行う歯科技工において最も重要な『模型』の扱い方であり，ワックスの操作，鋳造や研磨術式などの基本的技術の習得である．わずか2年間の歯科技工士専門教育においてこれらの基礎は学ぶが，実際の臨床現場では多様な症例に戸惑うこともしばしばある．歯科技工教育における『臨床実習』は臨床現場への橋渡しとして貴重な体験になると考えられ，その充実は急務である．

　このような背景がある今，歯科技工教育に永年専念されてこられた伝統ある愛歯技工専門学校の岡野京二先生が，誠にタイムリーな"歯科技工の指南書"を発刊された．岡野先生は私が日頃から最も尊敬する桑田正博先生のもとで教鞭を執られ，これまでに優秀な人材を数多く輩出してこられた．歯科技工教育に永年携わってこられた経験をもとに，情熱・熱意・意欲を持って執筆された本書には，歯科技工の単なる技術解説書に留まらず，各工程における歯科技工士としての心構えや"ちょっとしたワザ"が随所に散りばめられ，拝読していて楽しく，また挑戦してみたい衝動に駆られるのは私だけではないと思う．岡野先生の師匠である桑田先生がよく口にされる「なぜへの追求」が，まさに本書の随所に垣間見える．

　歯科技工教育における本書の位置付けとしては，基本的知識を習得し，基礎実習を経験したのち，臨床的実習あるいは臨床現場に携わって間もない若い歯科技工士の指南書として活用することが最も効果的であると考える．歯科技工という仕事は「国民の健全な生活保持のために口腔機能と形態の回復，改善に積極的に寄与する」という重要なミッションを担っている．歯科技工士諸氏におかれては，長寿国・日本における歯科医療の根幹をなすのが歯科技工であるという自負と責任を持って，さらなる追求を目指していただきたい．

　本書が，これからの歯科技工界を担う若い世代の貴重な人材に役立つことを祈念する次第である．

全国歯科技工士教育協議会 会長
大阪歯科大学歯科技工士専門学校 校長
末 瀬 一 彦

# Opening Atlas

Dentition curving of full mouth tooth contour.
This is essential and required training for dental technologists.

## 上下顎28本の歯列彫刻トレーニング

**歯科技工士に必須の歯冠形態，咬合関係を
眼に！ 指先に！ 意識のその先に！ 覚え込ませよう**

　歯科技工士養成校の卒業直後から，歯科技工士は臨床技工の現場でさまざまな"壁"にぶつかり，もがき苦しむ．その"壁"をいとも簡単に飛び越える者もいれば，乗り越えることができないまま歯科技工界から身を退く者も少なくない．後者の現実は余りに残念で，歯科技工界にとっての損失もこの上ない．その壁を乗り越えることができない背景の一つとして，少なくとも「歯冠形態と咬合の関わり」を理解しているか否か，というテーマを挙げることができるのではないだろうか──．

　歯科技工士養成校で学んだ基礎をベースに，臨床のラボサイドワークにおいて自分のポジションを掴み取る努力をするかしないか，卒後研修や各種講習会などをとおした自己研鑽によって基礎を積み上げる際に「歯冠形態と咬合の関わり」を歯科技工士必須の技術として身につけることができているか否かは，そのまま歯科技工士として歯科医療に貢献する存在になれるかどうかの分水嶺を意味するのである．

　歯冠修復技工におけるラボサイドワークの勘所を解説していく本書の幕開けに，歯冠形態と咬合関係を"眼"に，"指先"に，そして"意識のその先"に，つまりカラダ全体に滲み込ませるための上下顎28本の歯列彫刻トレーニングを提案したい．

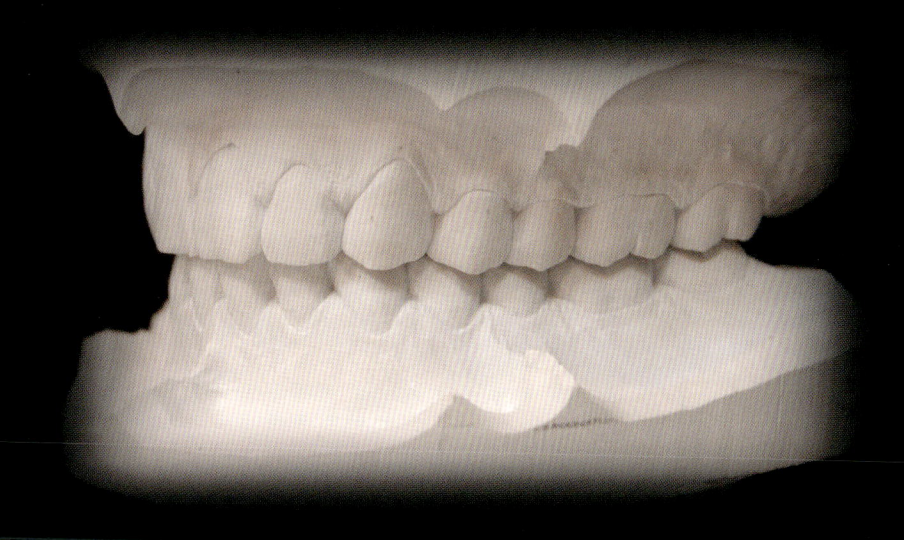

# Maxilla
## 上顎14本の歯列彫刻

### Step1 石膏堤への設計

石膏堤を製作し，解剖学的な各種有歯顎模型の平均計測値をもとに設計図を書き込む．各種近遠心幅の配分を行う際に，6前歯歯軸に対して直角方向に1mm弱の"棚"を設定すると，下顎歯列が中心位のままで前方運動するための「自由域」(Area of Centric)を構築することができる．

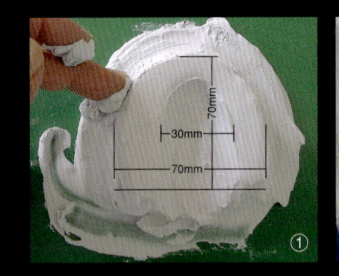

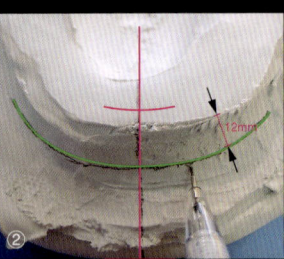

①，② 硬石膏を堤状に30mm以上盛り上げ，前歯部10mm，臼歯部15mm程度の頬唇舌側幅径を持たせて移行的に指でならす．左右側頬側幅径と唇側から両側第二大臼歯遠心隣接面までの距離は70mm程度とする

| | 歯冠の長さ | | 歯冠の幅 | | 歯冠の厚さ | | 歯根の長さ | | 歯の全長 | |
|---|---|---|---|---|---|---|---|---|---|---|
| 上顎中切歯 | 10.8 | 11.7 | 8.4 | 8.6 | 7.0 | 7.2 | 12.1 | 12.1 | 22.8 | 23.8 |
| 上顎側切歯 | 9.4 | 9.6 | 7.0 | 6.9 | 6.4 | 6.1 | 12.5 | 12.2 | 21.9 | 21.8 |
| 上顎犬歯 | 10.1 | 10.9 | 7.9 | 7.9 | 8.2 | 8.3 | 15.9 | 14.5 | 26.0 | 25.4 |
| 上顎第一小臼歯 | 8.0 | 8.4 | 7.3 | 7.3 | 9.3 | 9.4 | 12.9 | 12.2 | 20.8 | 20.5 |
| 上顎第二小臼歯 | 7.2 | 7.6 | 6.9 | 6.9 | 9.1 | 9.3 | 13.2 | 13.1 | 20.5 | 20.7 |
| 上顎第一大臼歯 | 6.6 | 7.2 | 10.6 | 10.6 | 11.3 | 11.8 | 11.9 | 12.4 | 18.4 | 19.2 |
| 上顎第二大臼歯 | 6.8 | 7.0 | 10.0 | 9.6 | 11.4 | 11.6 | 11.9 | 11.5 | 18.7 | 18.5 |
| 下顎中切歯 | 8.4 | 9.1 | 5.3 | 5.4 | 5.6 | 5.7 | 11.3 | 10.8 | 19.9 | 19.9 |
| 下顎側切歯 | 8.6 | 9.2 | 5.9 | 6.1 | 6.1 | 6.2 | 12.2 | 12.0 | 21.0 | 21.2 |
| 下顎犬歯 | 10.3 | 10.3 | 6.9 | 6.7 | 7.8 | 7.6 | 14.3 | 13.6 | 24.7 | 23.8 |
| 下顎第一小臼歯 | 8.2 | 8.4 | 7.0 | 7.1 | 7.8 | 7.7 | 13.5 | 12.5 | 21.7 | 20.8 |
| 下顎第二小臼歯 | 7.3 | 7.7 | 7.2 | 7.4 | 8.4 | 8.3 | 13.2 | 13.0 | 20.9 | 20.7 |
| 下顎第一大臼歯 | 6.9 | 7.9 | 11.6 | 11.4 | 10.7 | 10.8 | 12.3 | 11.9 | 19.3 | 18.8 |
| 下顎第二大臼歯 | 6.6 | 7.2 | 11.1 | 11.6 | 10.5 | 10.9 | 12.2 | 11.0 | 19.0 | 18.2 |

単位（mm）

**表　歯冠部の平均寸法**
（文献[14]より．赤字＝井出，黒字＝藤田の計測平均値）．藤田の数値では上顎中切歯の唇側歯冠長は11.7mmで，側切歯および犬歯の歯冠長よりも長い．つまり，石膏堤唇側部に12mm程度の歯冠長ラインを設定しておけば，上顎6前歯をカバーできることになる

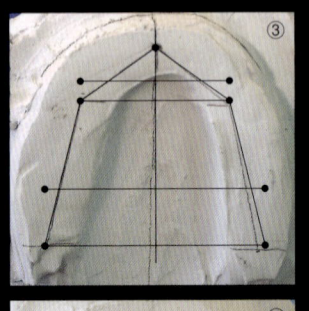

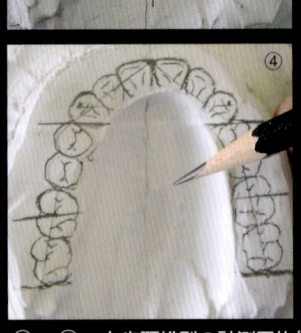

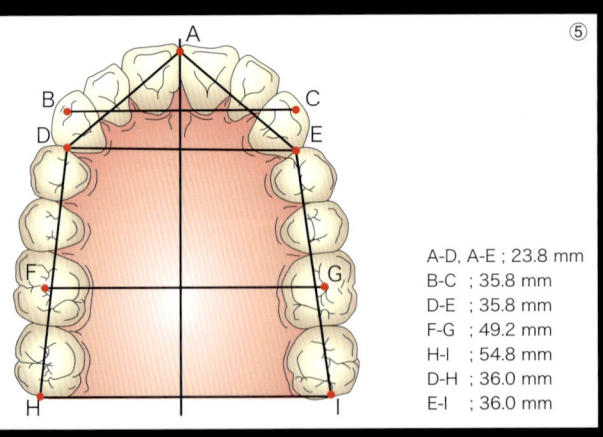

A-D, A-E ; 23.8 mm
B-C ; 35.8 mm
D-E ; 35.8 mm
F-G ; 49.2 mm
H-I ; 54.8 mm
D-H ; 36.0 mm
E-I ; 36.0 mm

③〜⑤　有歯顎模型の計測平均値（⑤）をもとに，上顎6前歯の中でも最も平均歯冠長が長い中切歯を基準に石膏堤に設計図を記入していく．ここでの設計はむろん目安で構わないが，下顎歯列との関わりを入念に想定しながら作業を進めることが，後々活きてくる（⑤は文献[15]より）

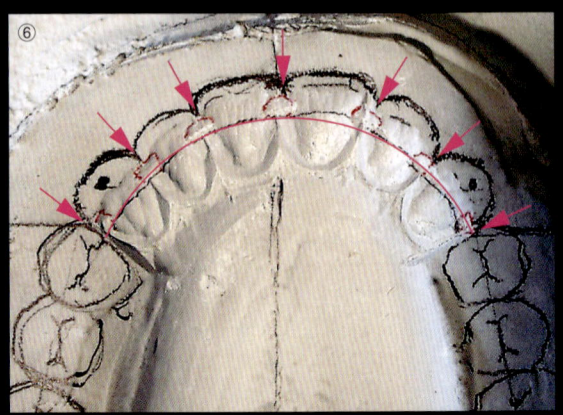

⑥図内矢印で示した箇所が自由域（Area of Centric）となる．この自由域が歯頸部寄り過ぎると過蓋咬合，切縁部に寄り過ぎると切縁咬合になりやすく，臼歯部の排列にも大きな影響を与える

# Maxilla
## 上顎14本の歯列彫刻

### Step2 概形彫刻

正中線,咬頭傾斜角などを設定しながら,おおまかな彫刻を行う.常に,最終的な歯冠形態をアタマの中でイメージングしながら作業を進めることが肝要である.歯肉部の彫刻も含めて,ここまでの作業を担うのはラウンドバー,フィッシャーバー,デザインナイフである.

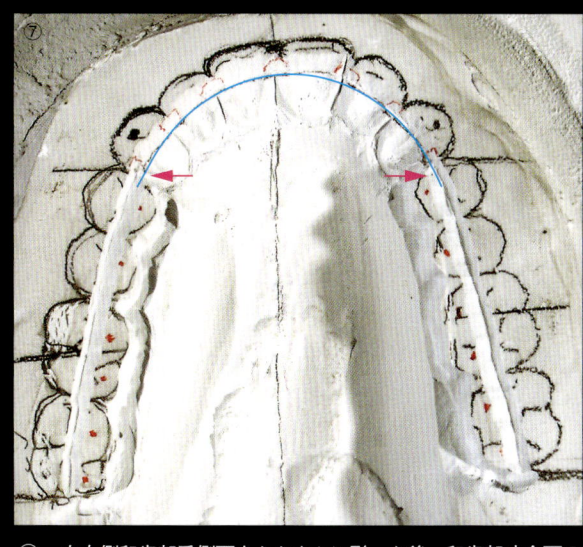

⑦ 左右側臼歯部舌側面をおおまかに彫った後,臼歯部咬合面の咬頭傾斜角を設定する.臼歯部平面の高さを頬舌側咬頭頂の高さとし,⑥の自由域と同一平面上の高さを中心窩付近に求めて,それらを結んだ角度を維持しながら削除を進める

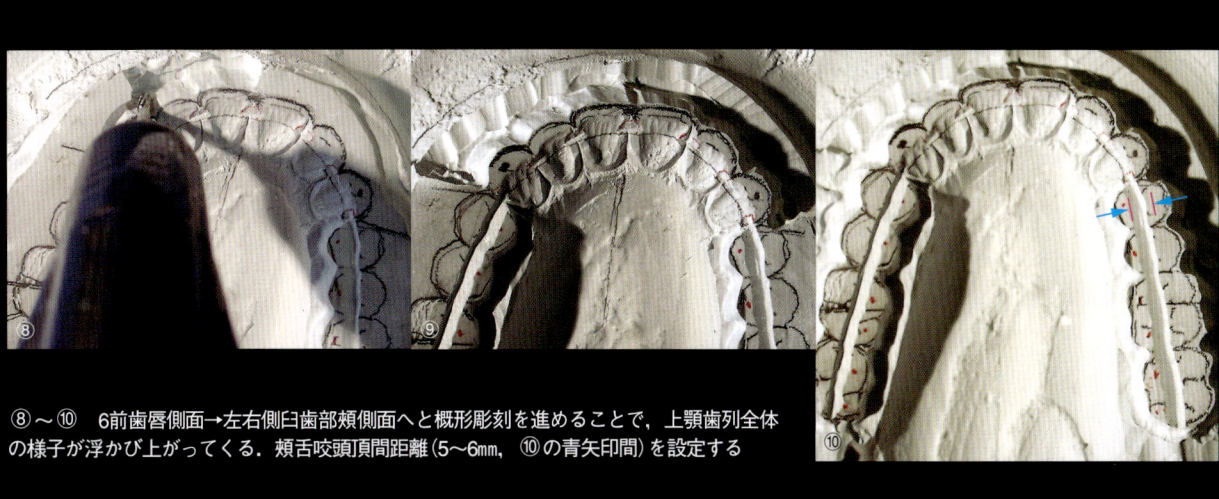

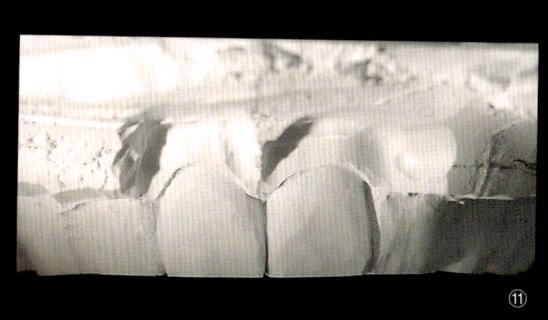

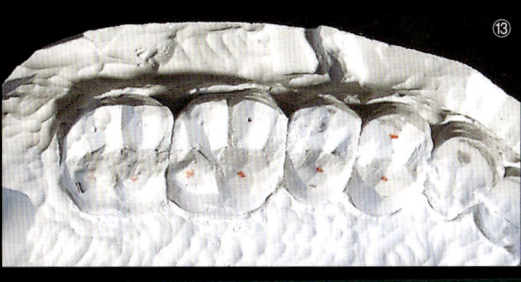

⑧〜⑩ 6前歯唇側面→左右側臼歯部頬側面へと概形彫刻を進めることで,上顎歯列全体の様子が浮かび上がってくる.頬舌咬頭頂間距離(5〜6mm,⑩の青矢印間)を設定する

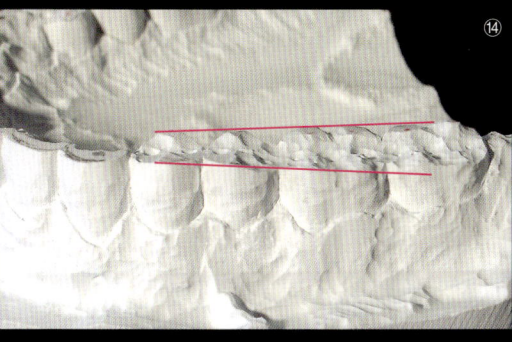

⑪〜⑭ 正中線を基準に側切歯から犬歯へと彫刻し,臼歯部歯肉部や咬合面形態に配慮して削除していく.後方臼歯に移行するにつれて咬合面が頬側傾斜していくことを意識したい

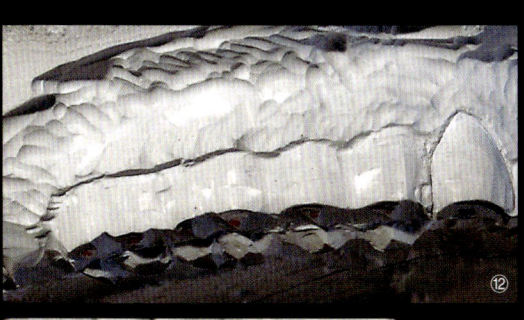

# Mandibule
## 下顎14本の歯列彫刻

### Step3 石膏堤の製作

概形彫刻が完了した上顎の石膏模型をもとに、下顎の石膏堤を製作する。シートワックスの圧接に際しては、指の腹を使って上顎歯列咬合面に均等な圧をかけなければならない。上顎歯列模型でのシートワックスの圧接によって得た下顎模型に上顎と同様の設計を施す。

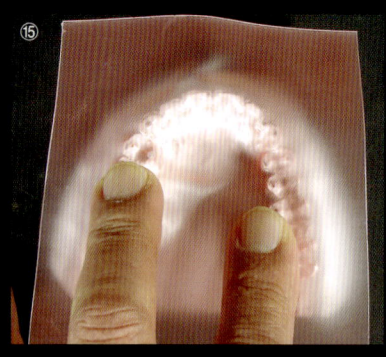

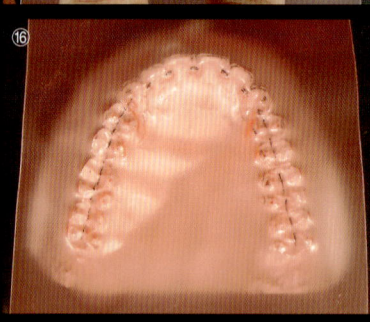

⑮, ⑯ 上顎模型にシートワックス（0.45mm）を圧接し、マーキングする

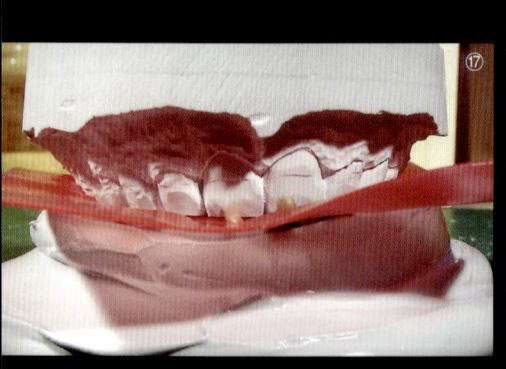

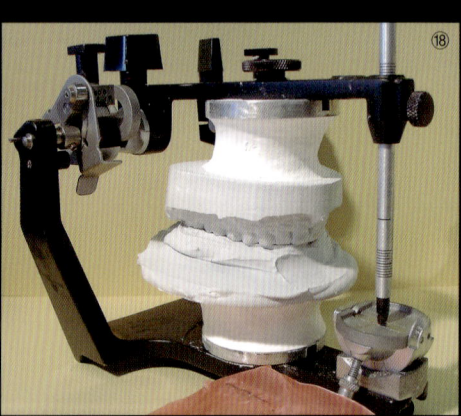

⑰〜⑲ 盛り上げておいた練和石膏の初期凝固が始まったタイミングで上顎模型と下顎歯列石膏堤を接合する。続いて咬合器に装着し、シートワックスを撤去し、インサイザルピンを持ち上げて歯列模型のみで接触させる。調整作業量は⑲内の赤矢印-青矢印間がターゲットとなる

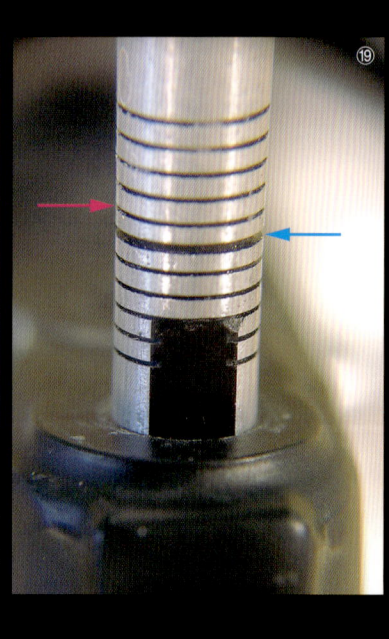

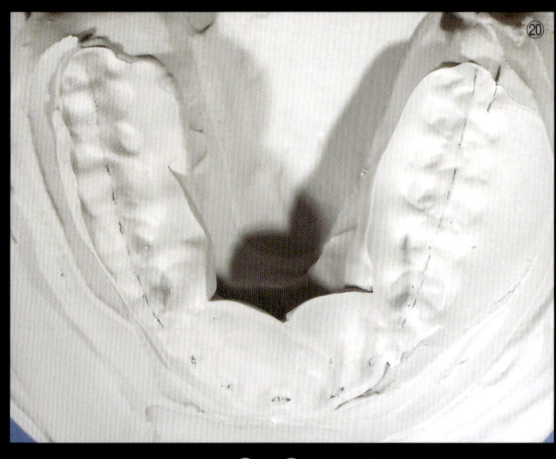

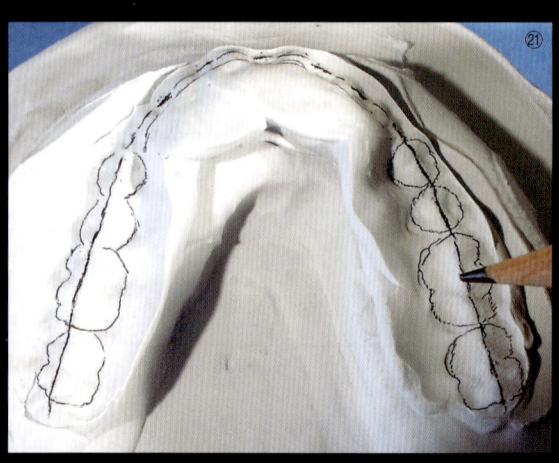

⑳, ㉑ 上顎歯列から得られた下顎模型におおまかな設計をデッサンする。鉛筆で記入しているラインが下顎前歯切縁、臼歯部作業咬頭の位置となる

# Mandibule
## 下顎14本の歯列彫刻

### Step4 概形彫刻

歯肉部や模型舌側面を削除した後，前歯部〜臼歯部の順で概形彫刻を進める．上顎の概形彫刻模型と合わせながら臼歯部咬頭頂などの形態付けを行い，咬合調整までの準備が整った．

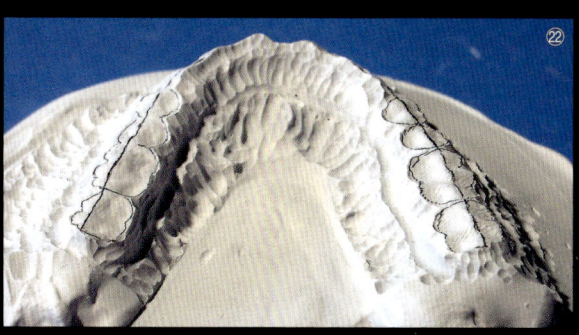

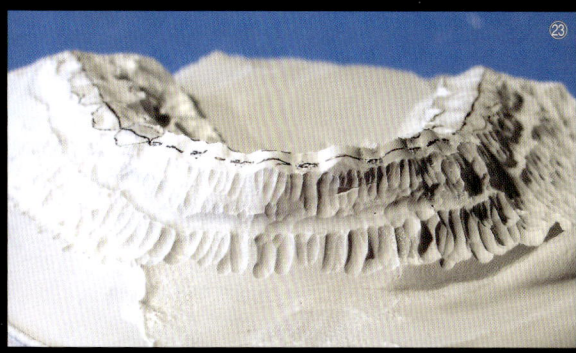

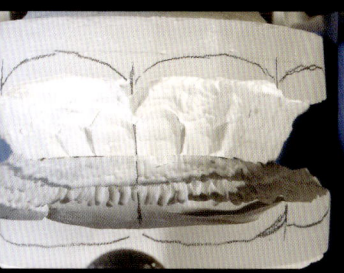

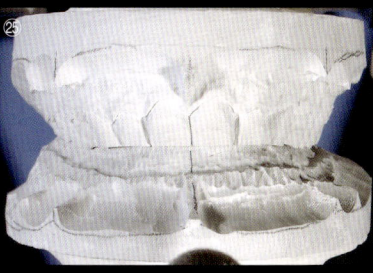

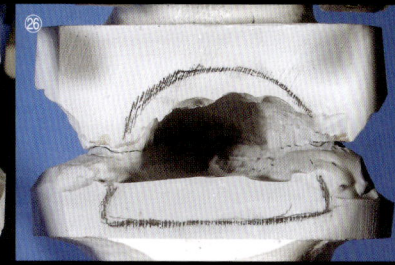

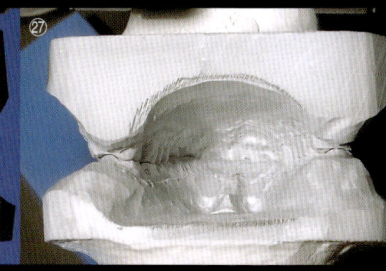

㉒，㉓　㉑のデッサンを基準に歯冠側面および歯肉部を削除する

㉔〜㉗　基底面をトリミングした後，上下顎模型を合わせて，正中を目安に左右側犬歯までと，小臼歯近心面から第二大臼歯遠心隣接面あたりまでを削除する．ここでは小帯などの位置も意識的に隆起させ，続いて口蓋皺襞や各小帯をイメージしながら舌側面も削除していく

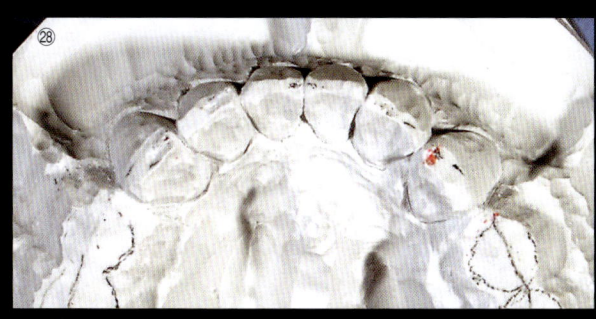

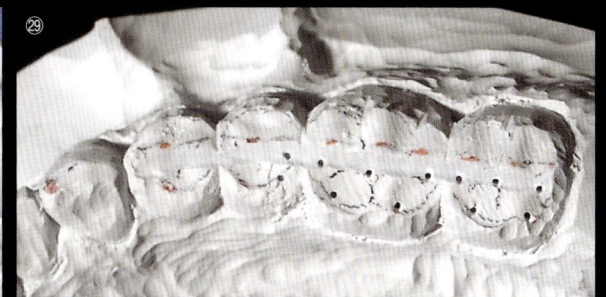

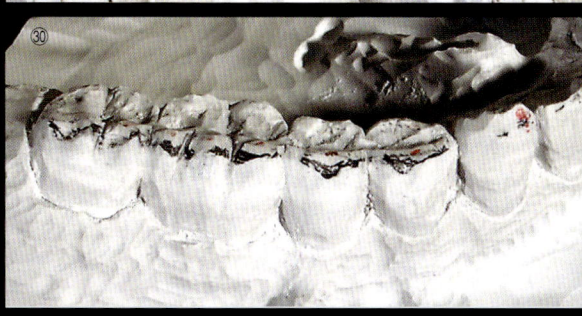

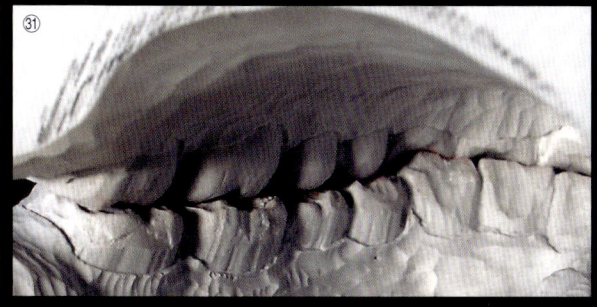

㉘〜㉛　上顎前歯同様に下顎6前歯の概略彫刻を行い，下顎左右側臼歯部の中央から平衡側咬頭寄りに第二小臼歯で0.5mm，第一大臼歯で0.7mm，第二大臼歯で1.0mm程度の穴を削孔する．この穴の底が咬頭傾斜角を付与するときの目安となり，作業咬頭の形態付けを行うことで上顎との適切な被蓋関係が観察されるようになる

# Adjustment
## 上下顎彫刻模型上の咬合調整

### Step5 各接触部位の咬合調整

咬合紙や咬合フォイルを駆使して，上下顎左右側中切歯から臼歯部へ向けて咬合調整のための削除作業を適宜進めていく．本例の写真は犬歯誘導咬合を目指しての作業であるが，グループファンクションやバランスドオクルージョンなど，実際の臨床では患者個々に対応した咬合様式を歯科医師の指示のもと付与していくことになる．さまざまなケースを想定しながら，上下顎28本の歯列彫刻を何度も経験して，"あるべき歯冠形態と咬合関係を熟知した歯科技工士"となって歯科臨床に貢献したい．

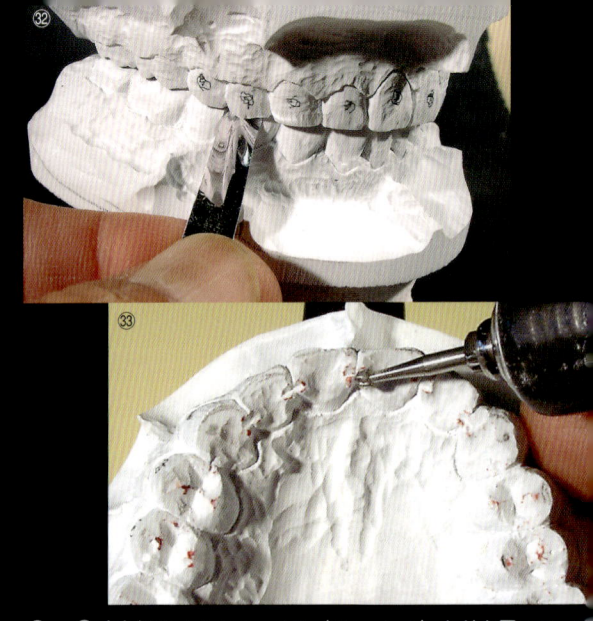

㉜，㉝ 咬合紙やメタルフォイル（Shimstock）などを用いて，咬合接触度合を見極める．本例の場合は上下顎中切歯が最も強い抵抗感を示したため，上下顎中切歯から咬合調整を始める．これらの作業を繰り返すことで，やがて上下顎28本にしかるべき接触関係ができ上がる

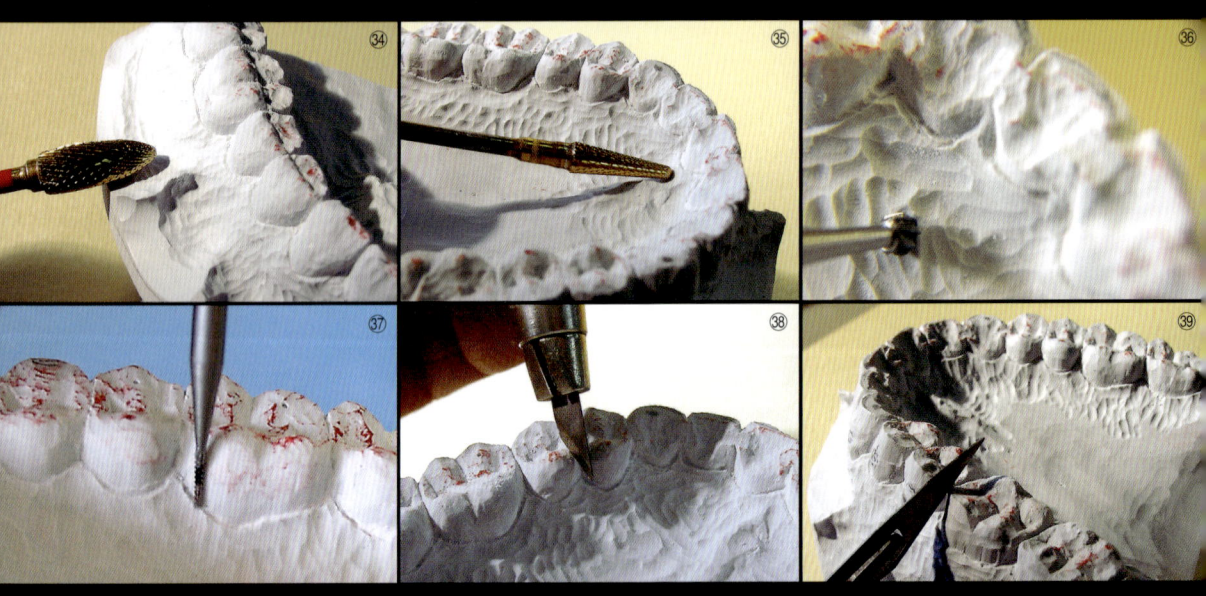

㉞〜㊴ 各歯牙，各部位にふさわしい削合器具を用いることが，カービングを成功に導く王道である．デザインナイフや手術用メスなどは，隣接間や咬合面の小窩裂溝を形成するのに便利である

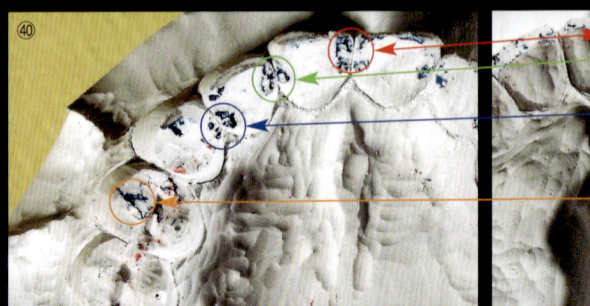

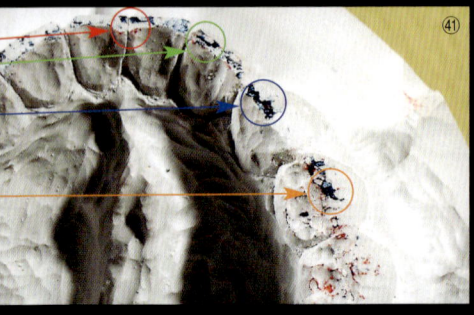

㊵，㊶ 上下顎6前歯の細かい形態付け．細かな形態付けをしながら削除していくと，上下顎前歯舌側面にも臼歯部にも接触部位が変化しながら増えていく．○部は新たに発現した接触部位であるが，犬歯誘導咬合を確かなものにする工程において，接触過大や離開度合の調整を行う

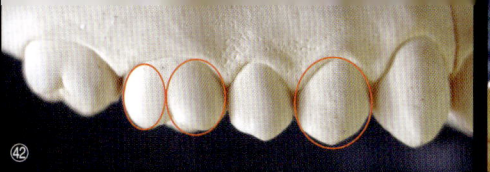

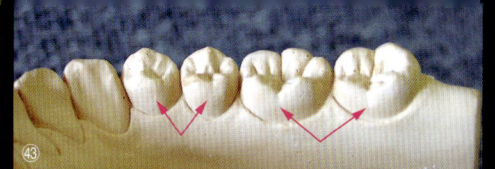

㊷, ㊸　歯牙の形態を注意深く観察し, それを彫刻模型上に反映させる意識が, 本トレーニングの要諦とも言える. 歯冠形態は"丸"の連続であり, 天然歯を観察していると丸と丸が折り重なるように連続して一つの歯冠形態を作り出していることがわかる (㊷). 天然歯下顎臼歯部舌側面には舌側面溝は強く観察されず, 小臼歯はほとんどないに等しい (㊸)

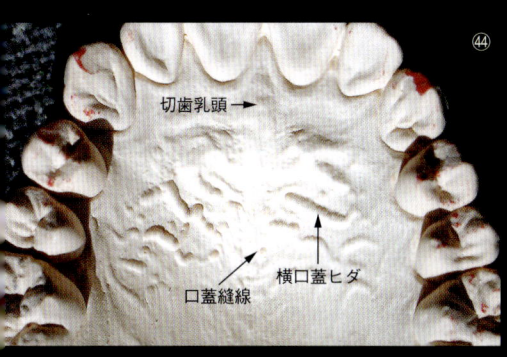

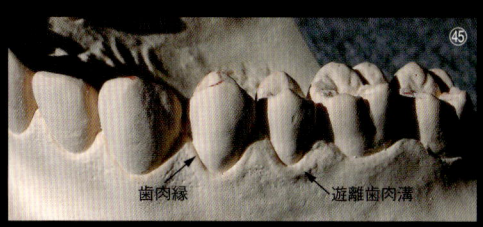

㊹, ㊺　歯肉の形態付けを行う. 上顎口蓋側の粘膜形態は多種多様ではあるが, 図のような各種形態から形作られている. 歯科技工士は"歯肉"とまとめて表現してしまうが, 場所によって名称は異なる. また, 健康な歯肉縁周辺形態は, 引き締まって見える

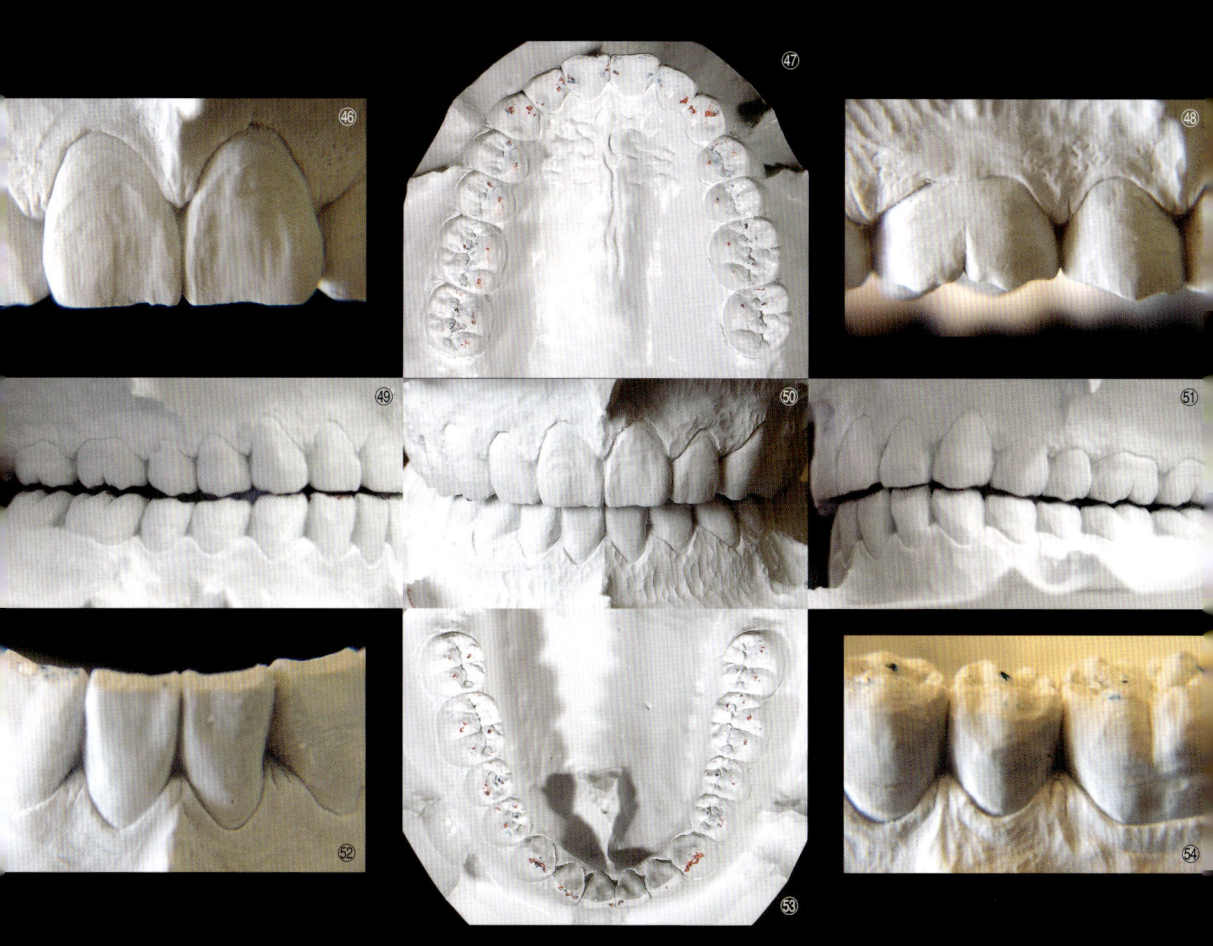

㊻〜㊾　歯間乳頭は隣接間において左右の歯冠隣接面に潜り込むようにして食渣嵌入を防止しており, 各歯冠隣接面形態は前歯も臼歯も狭窄することで歯間乳頭が入り込むスペースを作り出す. そこに乳頭が近遠心や上下顎あるいは手前, 奥, 近遠心のどちらにも強く圧迫されず, 無理なく隙間なく収まっている. 咬合器上で側方運動や前方運動を行って, 当初目指した犬歯誘導咬合が再現されているかどうかを確認し, 咬合紙によって

# The Basics

卒後5年までに身につけたい
## インレー・コア・クラウン技工のコツとツボ
The Real Basics of Dental Technology for Crown Restoration.

# Contents

序 ……003
推薦の序 ……004

**Opening Atlas** ……005
**上下顎28本の歯列彫刻トレーニング**
歯科技工士に必須の歯冠形態，咬合関係を
眼に！指先に！意識のその先に！覚え込ませよう

Contents ……012

## Part I　フルキャストクラウン製作の勘所

### 1. 模型"あしらい" ……016
模型のドレスアップ／バイトはどこまで信用できるか？／
バイトの目視確認／咬合器の有用性／咬合器装着は上下顎別々に／
模型精度について／模型を扱う指／模型を傷つけない工夫／
模型は患者／分割復位式模型／擬似歯肉の製作／トリミングの実際／
セメントスペーサーの効用／支台歯型への分離材塗布と適合

### 2. ワックスアップ ……032
模型の保護と滑走経路の一定化／目標設定／植立位置の変更／
溝・小窩裂溝の位置／形成器の形態と種類／溝と小窩裂溝

### 3. 失敗しない！埋没・加熱テクニック ……046
適切な歯冠形態／リムーバブルノブの形成／ワックスの選択／鋳造前準備／
加熱前リング処理／クリストバライト埋没材の性質／
遠心鋳造の金属溶解と鋳造のタイミング／鋳造体の内面確認／
支台歯型への適合診査／湯残り部分からの切り離し

060……**4. 歯科技工士の"咬合調整"**
　0.2mmの技術／鋳造体における咬合紙の使い方／
　咬合面接触部位にワックス補足をしない理由／
　咬合面部着色部位のどこから削除するのか／咬合接触部位のさまざまな調整／
　咬合面部の接触域調整／咬合紙などから得られた補綴物の状態／
　咬合調整に必要なポイント類／接触度合いの変化を読み取る

076……**5. 納品前の研磨と仕上げ**
　擬似歯肉による歯冠部形態の再確認／機能的咬合面と解剖学的咬合面の相違／
　天然歯のIrregular／「作業する」とは「手が届く」ということ／
　研磨材料／研磨の意義／最終確認

## PartⅡ　コア製作の勘所

094……**1. 前歯部のコア**
　ワックスの温度コントロール／ワックスの収縮方向／
　コア用作業用模型製作時の注意点／コア形態の臨床的チェック／
　埋没・加熱・鋳造／ポイント類の選択と使い方

106……**2. 臼歯部のコア**
　アンダーカットとは!?／実際の製作工程／適合の診査／male postの製作

## PartⅢ　インレー製作の勘所

120……**インレーの製作**
　製作前の観察／さまざまなインレー窩洞／実際の製作工程

134……索引
135……参考文献
136……著者略歴

Illustrator ── Masayuki Tsukamoto（TDL）

# Part I
## フルキャストクラウン製作の勘所

1. 模型"あしらい"
2. ワックスアップ
3. 失敗しない！埋没・加熱テクニック
4. 歯科技工士の"咬合調整"
5. 納品前の研磨と仕上げ

## Part I フルキャストクラウン製作の勘所

# 1 模型"あしらい"

### 模型のドレスアップ

　歯科技工士が製作する補綴物は確かに"医療用具"ではあるが，そこにお金のやり取りが生じることを考えれば"商品"でもある．普段，私たちが何かの商品を購入しようと決断する基準はどこにあるだろうか……．たとえば，目前にほしい車があったとしよう．デザイン，車体の色，排気量，値段……と，購入する際に検討する項目は多岐にわたり，これらを総合的に勘案したうえで気に入って初めて財布の紐が緩むのである．

　これは歯科技工においても同様であり，技工作業の入口でもある作業用分割復位式模型の製作や扱い方は，その最初のチェック項目とも言える．歯科技工士としては，手元にある模型上に製作する補綴物が気に入ってもらえるのかどうかを念頭に置きたい．たとえば，**1-a，b**のようなぞんざいな模型で製作された補綴物は気に入ってもらえないだろう．模型の品質＝補綴物の品質であり，口腔内に装着するまでもなく仕事の質を見抜かれ，始めから結果も見えている．少なくとも**1-c**のように，製作に必要な形態はすべて残し，不用な箇所は削除した模型を手許に準備して製作に取り掛かるべきであろう．不思議なことに，模型がきれいであれば製作への意気込みも増すもので，付加価値の高い補綴物が模型上に完成することになる．そうすれば歯科医師も安心して模型と補綴物を手にして，患者に説明しやすくなるだろう．

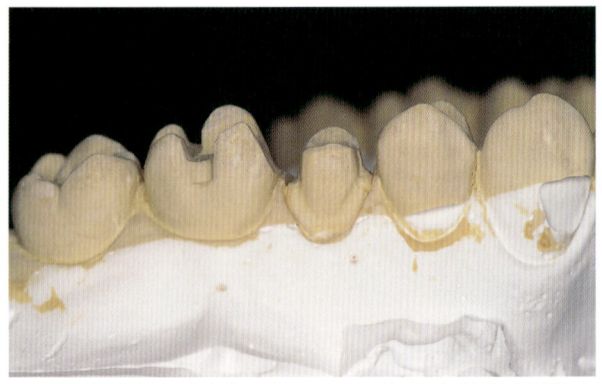

### バイトはどこまで信用できるか？

　言うまでもなくバイトは口腔内から得られた直接情報であり，その取り扱いは慎重をきわめるべきである．一方，印象材により印象採得された内面へ練和石膏を注入して得られた作業用模型や対合歯列模型は，間接情報である．この直接情報と間接情報は常に一致しているのだろうか？　時としてバイトでは噛み切っている箇所が，上下顎歯列模型では咬合接触していない，つまり隙間が生じていることがある．どちらかに狂いが生じているのだろうか？　もしそうだとすれば，印象やバイト採得を再び歯科医師に依頼すれば問題は解決するが，双方ともに狂いがないとしたらどうなる

**1-a** 異種石膏を同一印象内に併用してはならない．歯科用石膏を練和して印象内面に石膏を注入するが，写真は歯冠側には硬石膏が，歯肉側には普通石膏が使われている．硬化膨張が異なる材料を同時に併用してしまうと，模型精度のうえでも，補綴物の完成度のうえでも，満足は得られない

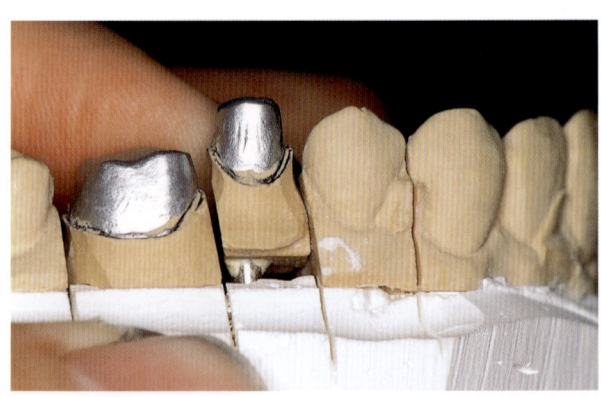

**1-b** 精度の低い作業用分割復位式模型．歯列模型底面と付着石膏との接合面に密着が得られていない．分割面やトリミング，さらに支台歯型のスペーサー処理にも丁寧さが観られず，製作工程のすべてに"ぞんざいさ"が垣間見える

のだろうか……!?

そこで、印象やバイト採得時のチェアサイドワークに目を向けてみよう。通常、バイト採得のための材料としてはパラフィンワックスなどが使われることが多いが、これを火焔上にかざして軟化させ、口腔内上下顎歯列の咬合面上に介在させて咬頭嵌合位で咬合接触させることで咬合痕ができ、上下顎の関わりがバイトとして記録される。この時に、上下顎の歯牙は咬合接触することで"生理的動揺"（200μm前後）が生じ、咬合接触していない状態と比べると歯列位置や咬合接触度合に違いが生じることになる。

次に、口腔内歯列が印象採得されている様子を見ると、個人トレー上に印象材を適量盛り上げて上下顎別々に印象作業が行われている。つまり、各歯牙に咬合接触による咬合圧が影響せず、生理的動揺のない歯列状態（安静位）が作業用模型や対合歯列模型に再現されることになる。これらを考慮してみると、厳密に言えばワックスバイトと歯列模型は適合するはずはないのだが、臨床の現場ではこの環境で実際に補綴物が製作され、患者の口腔内へセットされている。ワックスは柔軟な素材であり、上下顎歯列模型に介在させた際に圧接されることでバイトを歯列模型に無理に適合させていることが多いのだろう。このように、直接法と間接法で得られた情報の差異は埋めようもないが、それを歯科技工士の力量で小さくすることは可能であろう。

## バイトの目視確認

口腔内から採得されたままのバイトは、上下顎歯列模型にそのまま介在させると咬合接触した箇所が見えず、そのままの状態で咬合器に装着して、付着石膏が硬化した後にバイトを取り外して咬合関係を確認すると、挙上させていることがよく見受けられる（2）。

これを防止するためには、上下顎歯列模型にバイトを介在させる際に、咬合接触して噛み切っている箇所をカットして、頬側面方向から咬合接触状態を目視で確認し、それから咬合器に装着することが大切である（3-a, b）。

歯科技工士は常に"確認する目"を持って製作工程を進めていくものなのである。

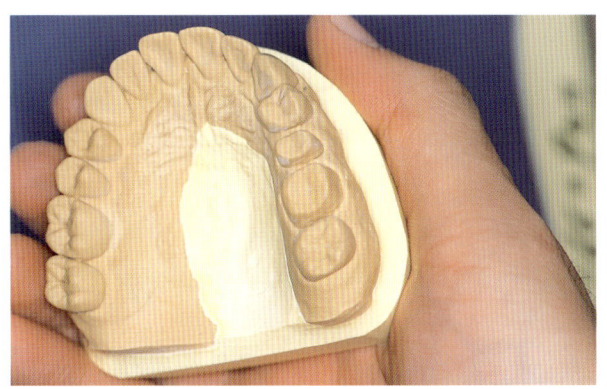

1-c 無駄のない作業用分割復位式模型。補綴物製作に必要な口腔内情報はすべて残し、不用な情報はすべて排除した分割復位式作業用模型である。口蓋側の形態も削除前にシリコーンであらかじめ印象し、付着石膏で再現している

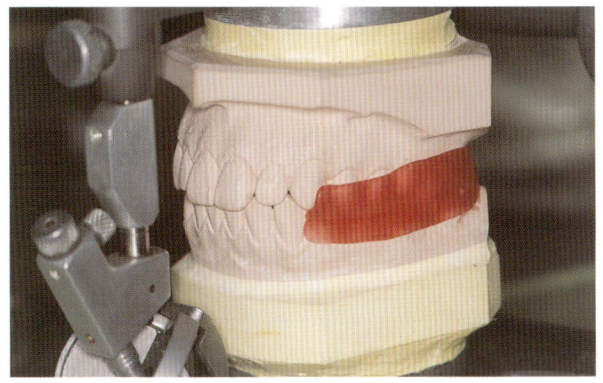

2 歯科技工士の第一情報源となる作業用模型は間接情報である。直接情報と間接情報の間には必ず微差が存在することを、きちんと認識しておきたい

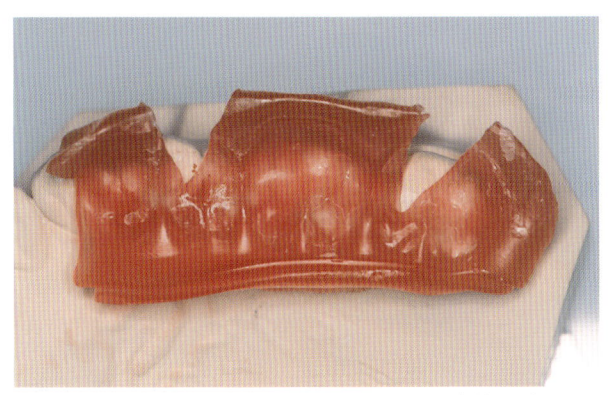

3-a 頬側面からくさび状に切り込みを入れ、上下顎の接触が目視できるようにしておく

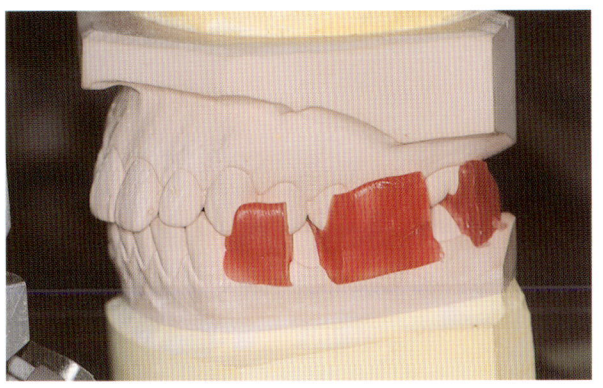

3-b 上下顎歯列模型を咬合させた際に頬側面からその状態が見える

Part I フルキャストクラウン製作の勘所

1 模型"あしらい"

## 咬合器の有用性

本来は中心位（上下顎歯牙が関わらない顎位）でフェイスボウトランスファーにより診断用模型を咬合器装着し，早期接触などを作業用模型上で診査して咬合調整を行い，口腔内歯列も同じ顎位を再現した後に，新たに作業用模型や対合歯を印象して補綴物の製作に取りかかることが正しい製作法である．一般的には咬頭嵌合位（上下顎歯牙による顎位）で作業することが圧倒的に多いが，いずれの顎位においても咬合器に装着したからといって補綴物の完成度が上がるわけではない．咬合器が再現できるのは唯一，咬頭嵌合位（咬頭嵌合位で装着されている場合）のみであり，ひとたび側方に滑走運動を始めたその瞬間から，口腔内の運動経路とは違ってくるといわれている（4）．

だが，常に一定の運動経路を再現することにおいて咬合器に勝るものはない．つまり，目標設定が容易になることで補綴物の品質が安定することになる．ただし，咬合器が再現しえない部分は歯科技工士として持っている資質や知識，さらに，技術が大きく結果を左右することになる．咬合器は決して歯科技工士の腕を上げてくれるわけではないことを踏まえて利用したい．

## 咬合器装着は上下顎別々に

日常的に行われている咬合器への装着法として，咬合器の中心あたりに，咬頭嵌合位によって得られたワックスバイトを上下顎模型咬合面上に介在固定し，練和石膏により装着固定する方法があるが，本項ではこの際に起こりやすい失敗について説明する（5）．

平均値咬合器への上下顎模型の装着を上下顎同時に行うと，石膏膨張が大きくなり，模型側が乾燥していると練和石膏の水分が吸収されてインサイザルピンが浮き上がってしまうなどの現象が起こり，よりよい補綴物の製作環境が得にくくなる．そこで，模型底面と咬合器マウントテーブルとに大きな距離がある場合，一度に装着せずに隙間を埋めるようにして距離を縮めておき，石膏を十分に硬化膨張させてからもう一度少量の石膏で完全に装着する．歯科材料はすべてが収縮や膨張，あ

4　咬合器に装着すれば生体運動のすべてを再現できると思い込んではいけない

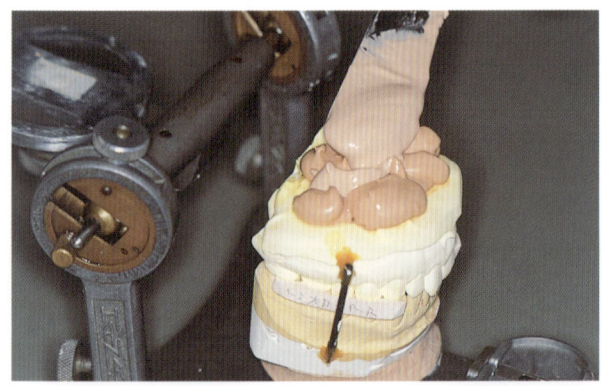

5　咬合器への練和石膏による装着．上下顎を同時に装着すると，石膏膨張が大きくなる．また，模型側が乾燥していると練和石膏の水分が吸収されてインサイザルピンが浮き上がってしまう

るいは扱い方によって変形しやすい素材であることを，常に肝に銘じておきたい．

## 模型精度について

作業用模型の出来不出来は補綴物の完成度に大きく関わり，歯科医師と歯科技工士にとっての生命線となる．そして，歯科医師より届けられた印象や作業用模型においては印象精度が，歯科技工士の製作した補綴物においては適合精度が，それぞれに同レベルで求められる．歯科医師に，「昨日届いた補綴物は口腔内支台歯に素晴らしく適合したが，今日届いた補綴物はセットするのに1時間も掛かってしまった」「結局セットできなかった」と言われるようでは，歯科治療の予定が立たず，患者も含めた信頼関係は構築されない．

支台歯型の上で製作された補綴物が口腔内に問題なく装着される確率はどのくらいだろうか？　歯科技工士としては丹誠込めて製作したつもりでいたのに再製作となる事態が見受けられることを思えば，100％でないことは確かなようである．この時，得てして歯科技工士は「歯科医師の印象採得，あるいは石膏の注ぎ方が悪かった」と思うものであるが，本当にそれでいいのだろうか……．

われわれ歯科技工士の手元にある歯科材料は，それぞれが製作工程ごとに複雑多岐にわたって変化していく性質のものが多く，その取り扱いは決して容易ではない．たとえば，印象材は収縮し，石膏は膨張し，ワックスは収縮する．そして埋没材は加熱膨張し，溶解された金属は凝固収縮していく．これだけの変化を繰り返した後に，技工作業が完了した時点でそれらの変化をプラスマイナスゼロにすることは至難の技である．

しかも，"プラスマイナスゼロ＝適合"とは言い切れない．適合するということは，しかるべき位置に装着できたということであり，そのためには適合するだけの適切で均等な空間＝隙間を支台歯型と補綴物が接する面に存在させる必要があり，

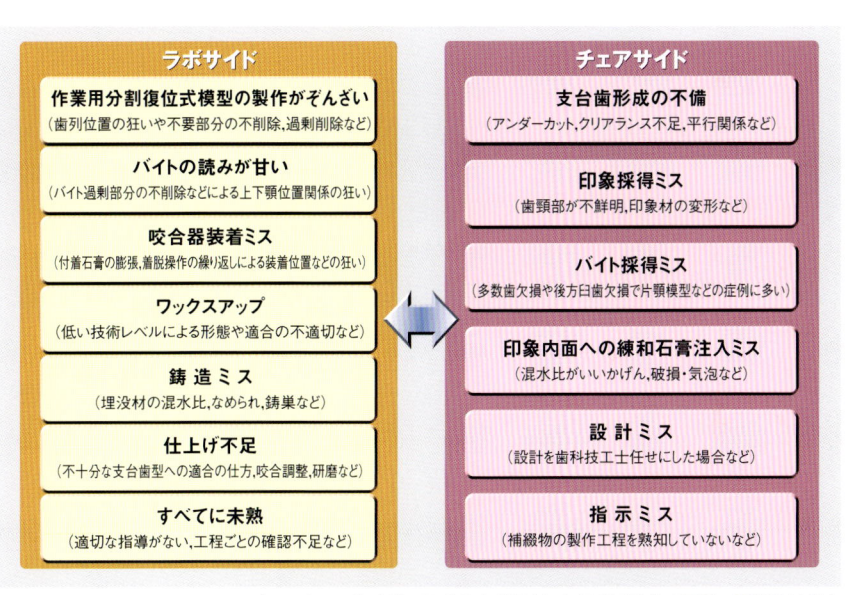

| ラボサイド | チェアサイド |
|---|---|
| **作業用分割復位式模型の製作がぞんざい**<br>（歯列位置の狂いや不要部分の不削除，過剰削除など） | **支台歯形成の不備**<br>（アンダーカット，クリアランス不足，平行関係など） |
| **バイトの読みが甘い**<br>（バイト過剰部分の不削除などによる上下顎位置関係の狂い） | **印象採得ミス**<br>（歯頸部が不鮮明，印象材の変形など） |
| **咬合器装着ミス**<br>（付着石膏の膨張，着脱操作の繰り返しによる装着位置などの狂い） | **バイト採得ミス**<br>（多数歯欠損や後方臼歯欠損で片顎模型などの症例に多い） |
| **ワックスアップ**<br>（低い技術レベルによる形態や適合の不適切など） | **印象内面への練和石膏注入ミス**<br>（混水比がいいかげん，破損・気泡など） |
| **鋳造ミス**<br>（埋没材の混水比，なめられ，鋳巣など） | **設計ミス**<br>（設計を歯科技工士任せにした場合など） |
| **仕上げ不足**<br>（不十分な支台歯型への適合の仕方，咬合調整，研磨など） | **指示ミス**<br>（補綴物の製作工程を熟知していないなど） |
| **すべてに未熟**<br>（適切な指導がない，工程ごとの確認不足など） | |

**表1**　チェアサイド，ラボサイド双方における不適合の原因．不適合はどちらか一方に原因があるとは限らず，両サイドからの複合的な要因に起因することも多いが，まずは歯科技工士自身の手元を見直したい

## Part I　フルキャストクラウン製作の勘所

### 1 模型"あしらい"

その度合（40μmまで可能とされるが，一般臨床の現場では100μm程度と言われている）こそが適合精度なのである．

表1に，歯科医師側と歯科技工士側で考えられる不適合の原因を探ってみた．不適合→再製作に至る原因は歯科医師，歯科技工士双方に等しく存在するが，まずわれわれ歯科技工士自身の手元から見つめ直すことから始めたい．歯科技工士のレベルは歯科医師のレベルに比例し，優れた歯科医師は秀でた歯科技工士を探し求めている．歯科医師は人格的にも技量的にもよい歯科技工士と巡り会うことで歯科人として素晴らしい人生を送れるであろうし，逆もまた真なりである．本書では，歯科医師から送られてきた情報のすべてに間違いがないと仮定して，歯科技工士の視点から稿を進めていく．

#### 模型を扱う指

日常の技工操作において，なんのためらいもなく指の腹で支台歯模型を撫でたり，指先で頰舌方向から挟むようにして歯列位置から着脱操作をしたりする歯科技工士がいるが，歯科技工士の指先は仕事柄，硬くなっている（**6-a**）．したがって，前歯切縁隅角部やマージン辺縁部などの鋭角的な箇所は強い力が作用しやすいため，不用意に触れてはならない（**6-b**）．また，支台歯型を歯列模型より着脱する際には，模型基底面に覗いているダウエルピン先端部を押して外すことで，支台歯型を傷めたり，ダウエルピンが抜けてしまったりすることを防ぐことができる（**6-c**）．

#### 模型を傷つけない工夫

鋳造後に埋没材から掘り出された鋳造体や，研磨作業などで補綴物表面に付着した汚れなどを取り去るために，高温・高圧の蒸気を使うことがある．清掃効率が高く，容易に目的を達成することができるこの機械操作自体に間違いはないが，スチームを用いる対象が作業用模型の全体や支台歯型である場合は，模型表面がどのようになるかに想いをめぐらせたい．**7-a**は支台歯型の歯軸方向の唇側面遠心1/2に高圧スチームの影響を避けるようテープを貼って，両面同時に高圧スチームを10秒

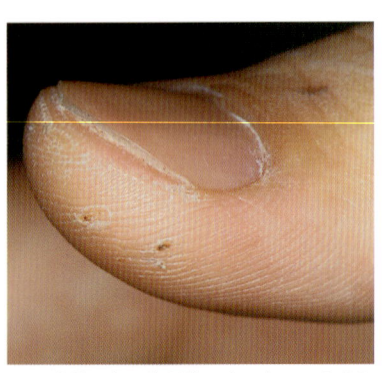

6-a　卒後1年の歯科技工士でもこのような指先になり，模型表面を傷つけやすい

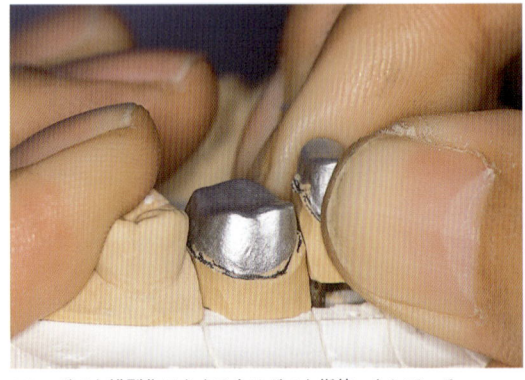

6-b　ダメな模型作りをする人はダメな指使いをしている

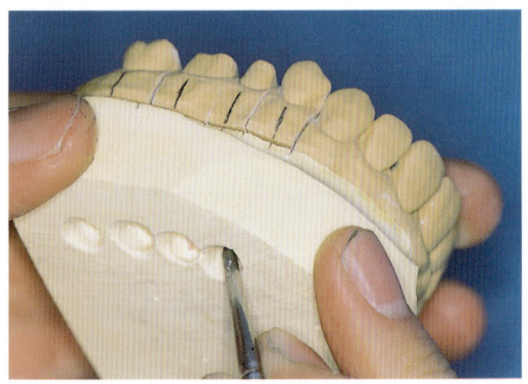

6-c　きれいな模型を作る人は不用意に歯列部分を触わらない

間かけた後にテープを剥がし，影響度合を比較したものである．テープを貼った面は当然影響を受けておらず，貼らなかった面は見事に削り取られたようになっている．このことに気づかずに補綴物を製作すれば，チェアサイドでは口腔内支台歯にうまく装着されないだろう．

さらに，台付け石膏側のダウエルピン孔の中にワックス屑などを入れてしまい，支台歯型が正しい歯列位置に戻らない時にも高圧スチームでワックス屑を取り去ることがある．この作業では，結果的に元の歯列位置に戻っているように見えるが，実は戻ってはいない．似た例では，モデルトリマー作業時に模型を流水にさらすことの影響もある．これを避けるには，少なくとも支台歯型周辺部はシートワックスなどで流水の影響を受けないように覆っておくとよい（**7-b**）．作業用模型に高温高圧スチームをやむなくかける場合は最小限に留め，"無理なく，無駄なく，難しくない"作業（桑田正博先生は"3M"と称している）を心がけて作業用模型を傷つけないようにしたい．

## 模型は患者

本Partのタイトルにある「あしらい」とは応対，もてなしという意味であるが，いい加減な応対をすれば相手に不快感を与えるばかりでなく，次につながる評価も得られないだろう．毎日の技工作業はたくさんの患者と出会っていることと同じであり，**8-a**の作業用分割復位式模型のようなぞんざいなあしらいをしていては，次の出会いは得られない．**8-b**は同じ患者の模型であるが，擬似歯肉も再現されており，歯科技工とは「こうあるべき」という担当歯科技工士のポリシーが感じられる．製作方法や各工程作業における**8-a**との大きな違いを見て取ることができ，おのずとよい結果が予見できる．これなら歯科医師も患者に対して，口腔内に入る補綴物を自信を持って見せることができるだろう．

一般の商品では，消費者は必ずほしい物を手にとり，十分に観察し，汚れやほころびがないか確認し，試着もして，仮に気に入らなければ代金を払うことはない．歯科医療の現場でも，補綴物の押し売りをしてはならないはずだ．

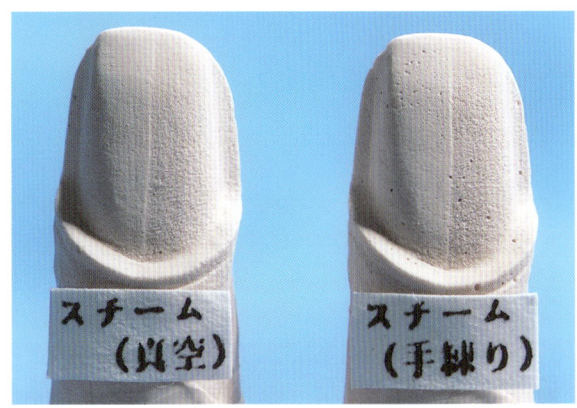

7-a 高圧スチームは模型の表面荒れを招きやすい

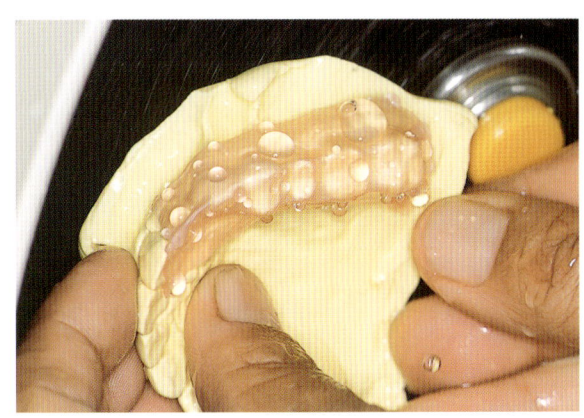

7-b 流水によって模型が傷つくこともある（愛歯技工専門学校・金井正行先生提供）

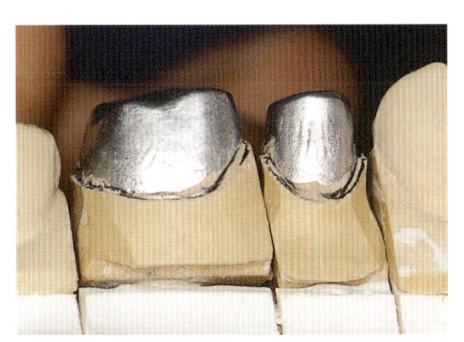

8-a 模型をいいかげんに扱うことは，患者をいいかげんに扱うことを意味する

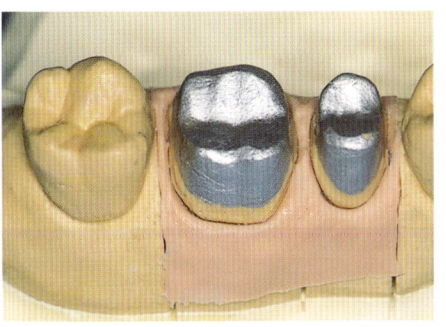

8-b 模型には歯科技工士の"姿勢"が反映される

Part I　1　模型"あしらい"　フルキャストクラウン製作の勘所

## 分割復位式模型

　歯科技工士は歯科医師から届けられた印象や，それによって得られた石膏模型に対し，技工作業を容易にし，補綴物の適合精度を上げるためのさまざまな加工をしなければならないが，実はこの時に，歯科医師がチェアサイドで細心の注意を払って得た多くの情報をラボサイドで失ってしまうことも多い．そのことに歯科技工士が気づかないまま補綴物を製作していけば，結果はおのずと知れたことになる．

　そこで，ここからは分割復位式模型の製作時に起こしやすい失敗を，製作工程に沿って説明する．

### 工程1　モデルトリマーによる模型基底面の削除

　この工程は，支台歯型や隣在歯型を歯列模型から着脱し，模型歯肉部形態をトリミングした後に再び歯列模型に戻すという一連の操作を確実に行うために，ダウエルピンを植立する平面を得る作業である．

　モデルトリマーによる模型基底面の削除によって得られたこの平面に対して，直角方向にすべてのダウエルピンを植立することができれば，ダウエルピン同士の平行関係が得られ，技工操作が行いやすくなる．

　しかし，その植立方向は臼歯部ではおおむね直角方向に平面が得られるが（**9-a**），前歯部では歯冠長軸と平面が直角になりにくく（**9-b**），そのまま削除した面にダウエルピンを植立すると歯列から着脱する際にダウエルピンが抜けたり，支台歯型を壊してしまったりすることもあるので十分な注意が必要となる（**9-c**）．

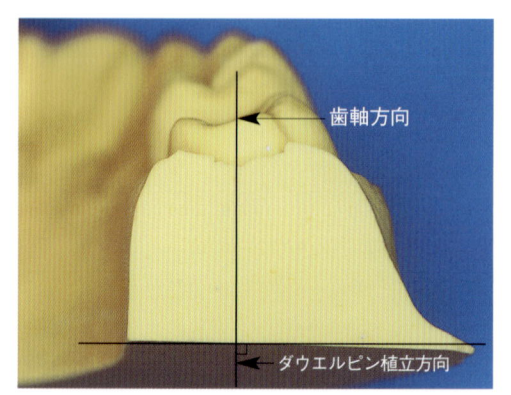

**9-a** 臼歯部はトリマーによる削除面が歯軸と直角方向になる

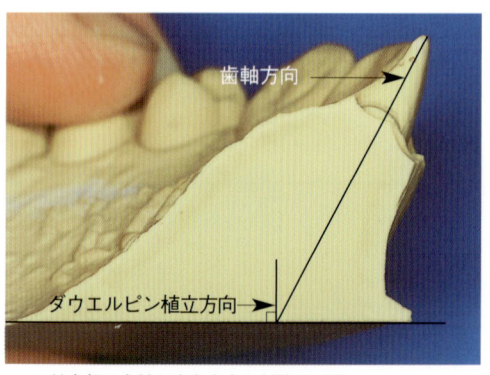

**9-b** 前歯部は歯軸と直角方向の削除面が得にくい

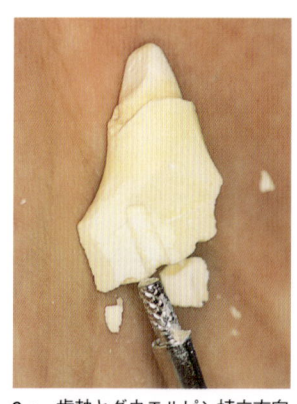

**9-c** 歯軸とダウエルピン植立方向が一致していないために，着脱の際に破折してしまった

### 工程2　模型基底面の滑沢度と密着度合

　モデルトリマーで削除したままの面はスジ状に傷ついており，切削痕の最深部へ分離材が潜り込んで台付け石膏との接合面積が減少するため，高い密着度合は得られない（10-a）．そこで，削除された基底面を目の細かい耐水ペーパー（c800程度）などを使って滑沢にしておくとよい（10-b）．ガラス板に粘土などが張り付く理屈と同じである．

　歯列模型と台付石膏の接合部は滑沢であればあるほど密着度合が向上し，分割操作後の歯列位置を正確に再現し，逆さまにしても歯列から分割された歯型が落下することはない（10-c）．

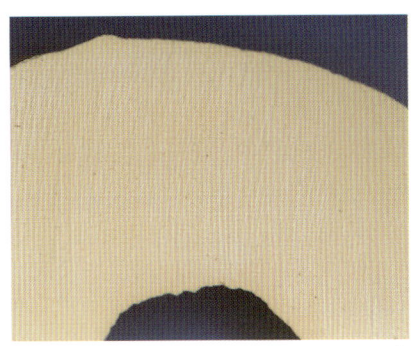

10-a　モデルトリマーから削除したままの面は傷ついている

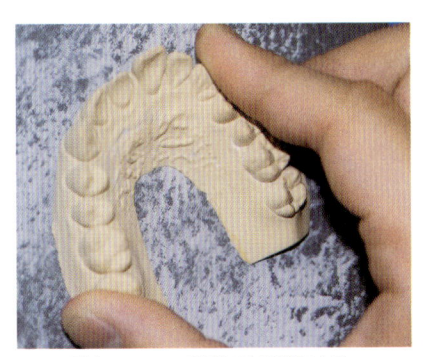

10-b　耐水ペーパーで基底面を潤沢にする

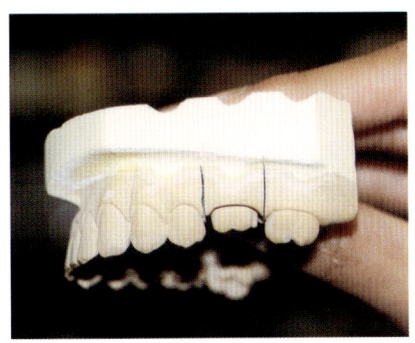

10-c　模型と台付石膏は接合面が潤沢なほど密着する

### 工程3　回転防止溝の形態

　ダウエルピンにはさまざまな種類があるが，一般的にはシングルピンを使うことが多い．この時には，支台歯型部が歯列位置からずれないように，あるいは正しい歯列位置に戻すために，ガイドにもなる回転防止溝を歯列模型基底面に形態付けしなければならない．この回転防止溝の形態は，作業しやすく，材質強度も保証されるものにする．11-aのような形態は三角形であるために鋭角形態部分に脆弱さを生じ，作業時の圧力が集中して破損しやすい．また，分離材も鋭角形態部分に溜まりやすく，台付石膏との密着関係が損なわれる．11-bのような形態なら鋭角形態が存在せず，材質強度も補償され，分離材も均等に塗布しやすいことから，台付石膏との適切な密着が得られる．

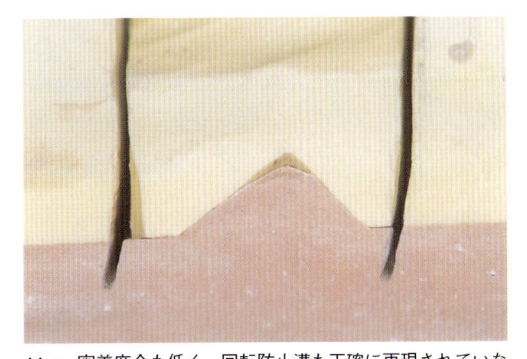

11-a　密着度合も低く，回転防止溝も正確に再現されていない

11-b　ボクシング法で製作すると密着度は高まる

### 工程4　ダウエルピンの平行植立

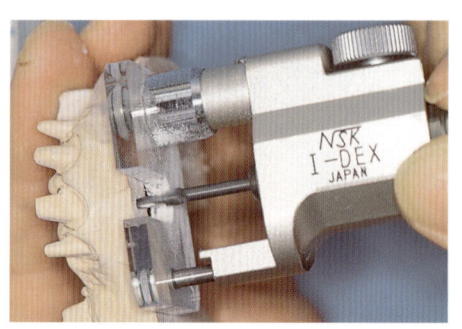

12-a　ダウエルピン植立器を使うとダウエルピンを平行に植立しやすい

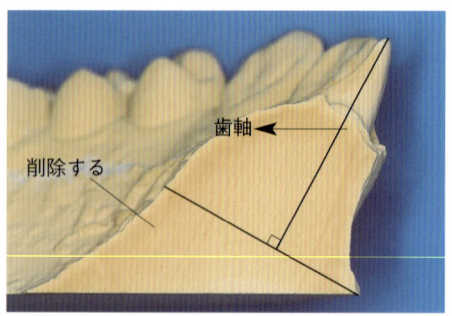

12-b　歯軸と直角面を与えることでダウエルピンの植立方向が一致する

ダウエルピン植立器（12-a，愛歯技工専門学校の金井正行先生考案）を使えばだれでも間違いなくダウエルピン同士を平行に植立できるが，問題はモデルトリマーにより削除された前歯部基底面が支台歯型歯軸に直角になるような平面が得られていないことにある（9-b）．

歯軸を優先するのか，ダウエルピンを優先するのか，という話になるが，トラブルの原因を少なくするのであれば，カーバイドバーなどで支台歯型と直角な平面になるまでさらに削り込み（12-b），歯軸にダウエルピン植立方向を合わせるべきであろう．しかし，この時にはダウエルピン植立器は使えないので，植立孔の切削や植立操作は歯科技工士がフリーハンドで行うことになる．また，技工作業中に支台歯型を複数同時に歯列模型から着脱しようとしても，ダウエルピン同士が平行でないために抜くことはできないので注意を要する．どちらを選択するかは歯科技工士に委ねられる．

### 工程5　ラバー枠法とボクシング法

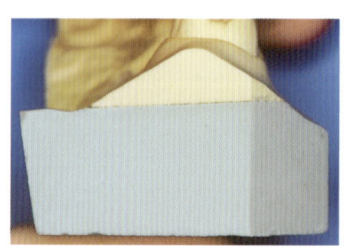

13-a　ラバー枠法．接合部分に水分が滲み出し，隙間が生じている

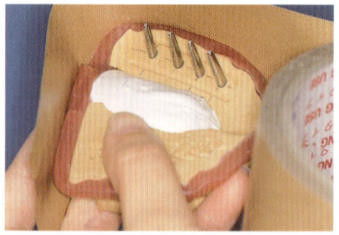

13-b　歯列模型に練和石膏を乗せることで密着度合が高くなる

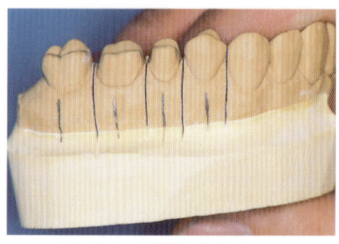

13-c　目に見える隙間は生じていない

練和石膏の上に歯列模型を乗せるラバー枠法は，練和された必要量の台付石膏をラバー枠に注ぎ込み，その上に歯列模型の重量を掛けるため，水をたっぷり含んだ砂上の楼閣と同じである．わずかな生活振動でも歯列模型と台付石膏との接合面に水分が滲み出し，しっかりとした適合が得られなくなる（13-a）．

歯列模型の上に練和石膏を乗せるボクシング法は，ボクシングを行う手間がかかるが，練和された台付石膏の重量が歯列模型全面に掛かるため，接合面の密着度合が向上し，水分の浸出も接合面ではなく模型基底面に発生するので，分割後の歯列位置再現性がきわめて優れている．これらを考慮すると，ボクシング法が正しい作業用分割復位式模型の製作法であり，ラバー枠法は簡便法ということになる．この選択も，歯科技工士に委ねられる（13-b,c）．

## 擬似歯肉の製作

模型の歯肉部をトリミングすると，模型歯肉部形態が失われるため，補綴物の歯冠形態部の豊隆や軟組織（歯肉縁；gingival margin）から顔を覗かせる硬組織周辺部形態（Emergence Profile）の再現などが困難になる．そのため実際の臨床においては，分割トリミングを行う前に擬似歯肉を製作することが必ず必要となる（14）．

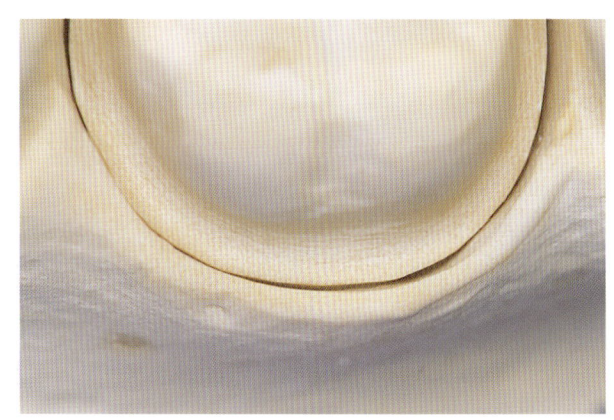

14　失敗のないトリミングで好スタートをきりたい

### 工程6　模型歯肉部形態への分離材の塗布

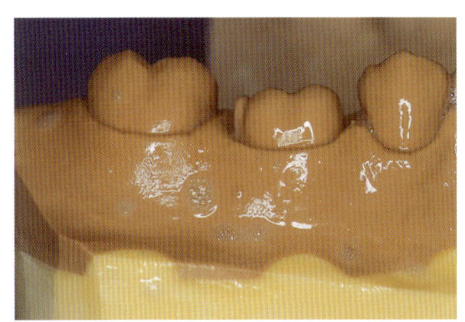

15　分離材を過剰に塗布すると，精度の高い複印象は得られない

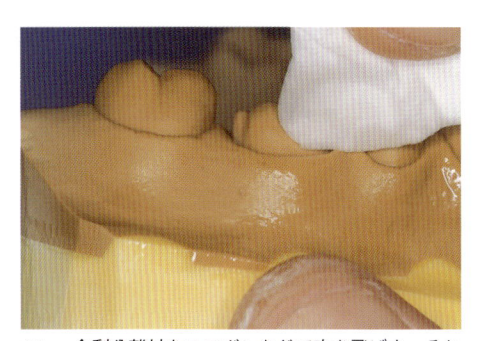

16　余剰分離材をエアガンなどで吹き飛ばす．それでも凹面などに溜まりやすい分離材はティッシュペーパーで吸収する

### 工程7　模型歯肉部形態の複印象採得

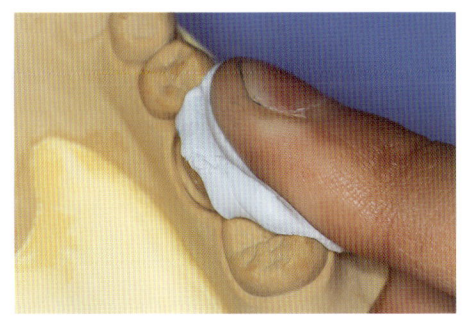

17-a　手指により手早く十分に練り込まれた複印象材を，唇頰側面方向から歯肉縁あたりにかけて，指先を使ってできるだけ両隣接面を通って舌側面方向まで押し込む（ラボシリコーン；松風）

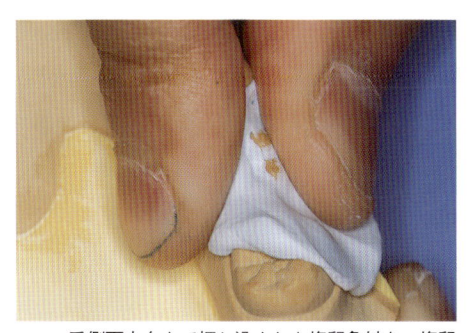

17-b　舌側面方向まで押し込まれた複印象材を，複印象材が届いていない舌側面歯肉縁にさらに押し込み，支台歯型全体を包み込む

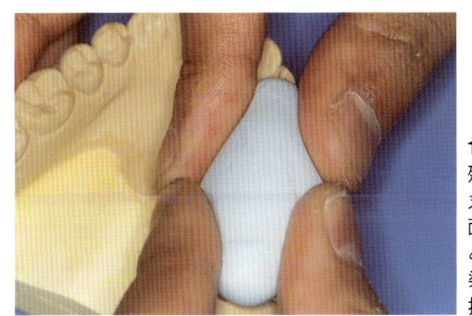

17-c　残った複印象材を手のひらで丸め，両隣在歯も含めて咬合面方向から唇頰舌面を包み込み，全体を歯列模型表面に馴染ませるようにまんべんなく押さえる

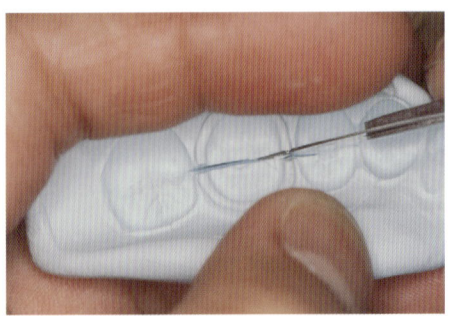

Part I　1 模型"あしらい"　フルキャストクラウン製作の勘所

**17-d** 十分に複印象材が硬化した後に慎重に模型から取り出し、印象の可否を確認し、デザインナイフで中央窩付近を近遠心方向にきれいに分割する

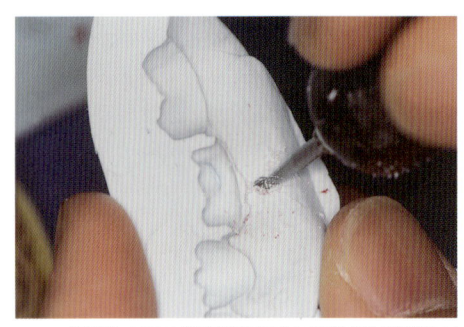

**17-e** 複印象内面の歯肉形態部分に疑似歯肉用印象材の流失孔を設けておく

### 工程8　作業用分割復位式模型の分割

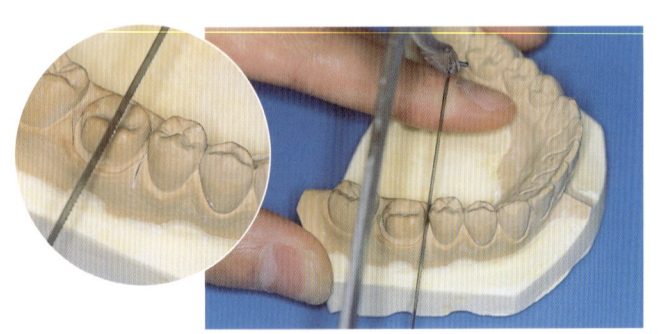

**18-a** まず歯間乳頭の頬側歯頸部寄りに分割方向を誘導するための切削痕を軽くひと削りするが、分割鋸刃の先端方向に軽く人差し指をあてがいながら分割操作を行うと安定する。この"始めのひと削り"がガイドにもなるため重要であり、この操作ですべてが決定すると言ってもよい

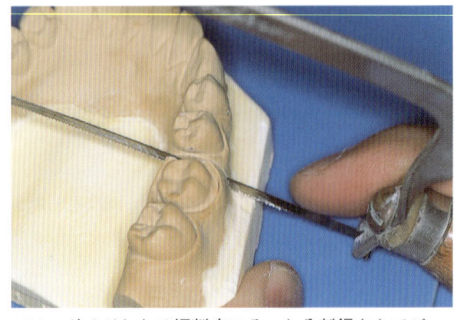

**18-b** ガイドとなる切削痕にそっと分割鋸をあてがい、頬側面寄り斜め1/2を分割鋸の切れ味に任せるように、台付石膏との境界面下1mmまでを手前に引くタイミングで力を掛けながら切削する。切れない鋸刃で力任せに行うと、思うような方向に分割できない

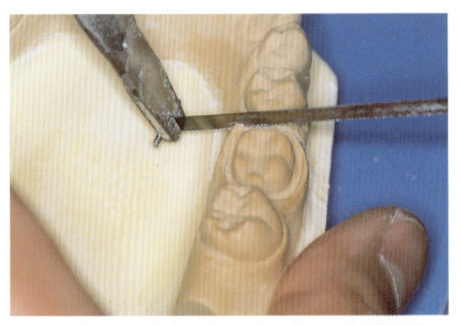

**18-c** 分割された方向に沿うように優しく分割鋸を起こし、舌側寄りの1/2を境界面下1mmまで切削する。このように切り分けると、分割効率が向上する

　ここまでの作業で分割操作が完了するが、始めから頬舌方向に水平に分割すると模型の歯肉形態の厚みが鋸刃全面にかかり、切削効率が悪くなり分割方向を歪めやすい。

　頬側のみ半分程度を付着石膏との境界まで斜めに分割したら、分割鋸を起こして舌側を分割するようにすると三角形の未分割位置が残ることになる。あとはこの三角形の未分割位置を頬舌方向と水平に分割鋸を起こして境界位置1mm下部まで分割する。

　これで1/3程度の負担で分割が可能になり、想定する位置に分割しやすくなる。次に支台歯型のトリミング作業に入るが、そこでは擬似歯肉用印象材の強度も考慮したトリミングが必要になる。

## トリミングの実際

　不要な部分を取り去ることをトリミングと呼ぶが，作業用模型上には不要な部分など本来存在しないにも関わらず，何の疑問も抱かずに何気なくトリミングを行っているのが現状だろう．トリミングという行為は，ワックスアップする際，何にも邪魔されずに形成器が形成するべき場所に確実に届くことを前提にした作業である．そして，この作業を的確に行うには，だれが見ても容易に判別できる印象が求められる．かつて，「模型をよく見れば歯頸マージンは自ずと見えてくる」と言った先人がいた．口腔内で支台歯形成を手掛けた人にはそれはもしかするとありうる話かもしれないが，口腔内を診ることがきわめて少ない歯科技工士にとってはどうだろうか……．模型上では硬組織（歯牙など）や軟組織（歯肉など）が同一色の素材で再現されているため，明確な形態の差異（歯肉部と支台歯型マージン部とが離開しているべき）がないと判別しづらく，完成した補綴物のマージン部が，模型上では適合しているが口腔内支台歯には足りなかったり，オーバーしていたりすることがある．

　**19-a，b**はだれが見ても，つまり歯科医師，歯科衛生士，歯科技工士のだれであっても適合させるべき場所は"ここ"という判別ができるだろう．歯科医療については素人である患者でさえ，説明を受ければ"ここ"の意味をすぐさま理解するはずだ．"ここ"のない印象や作業用模型で補綴物を製作してはならない（**19-c，d**）．

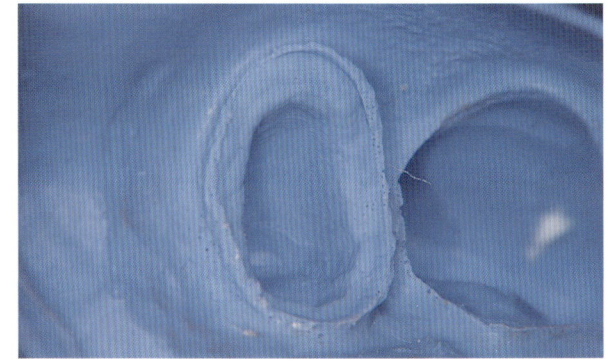

**19-a** 石膏注入後の印象内面．適合させるべき場所は見えている

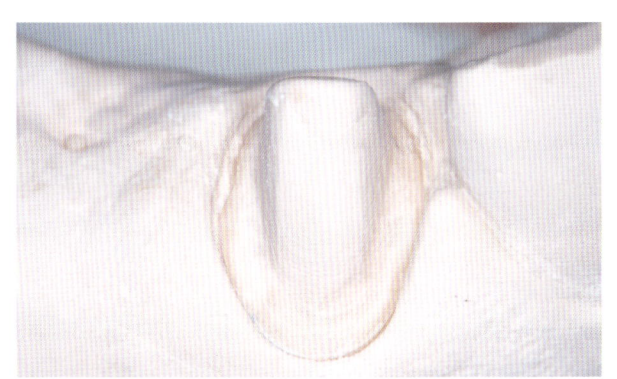

**19-b** だれが見ても容易に適合させるべき"ここ"を判別できる

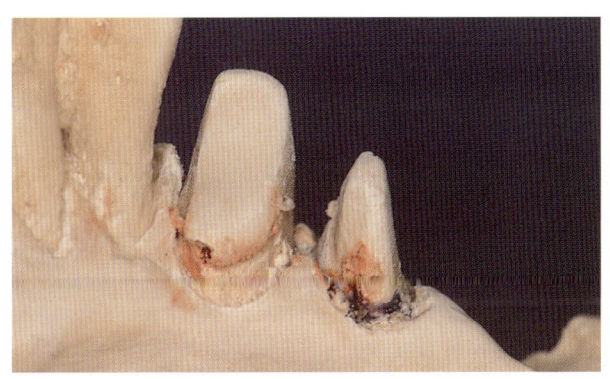

**19-c** 出血が止まらないうちに印象したために，模型表面が荒れている

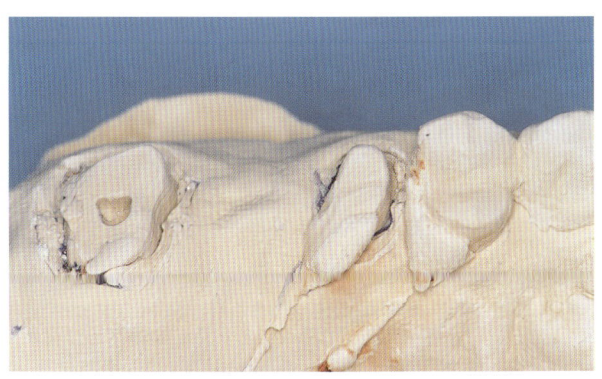

**19-d** 印象材が十分に硬化しないうちに口腔内より取り出したもの

Part 1　1 模型"あしらい"　フルキャストクラウン製作の勘所

### 工程9　支台歯型のトリミング作業

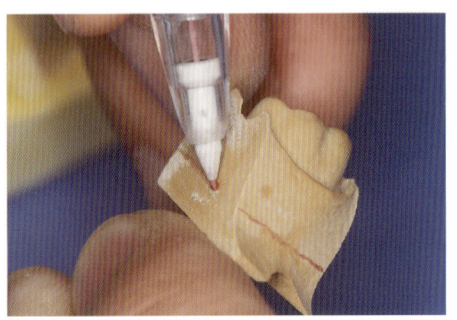

**20-a** どこをどこまでトリミングするのかという範囲設定を模型歯肉部の唇頬舌面に鉛筆で記入し，唇舌面のラインを結んだ直線を隣接面とする

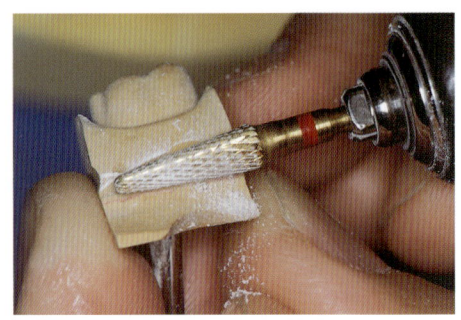

**20-b** 技工用カーバイドバー（ORD1401．HORICO；茂久田商会）を使い，ラインに沿ってトリミングする範囲の縁取り削除を行う

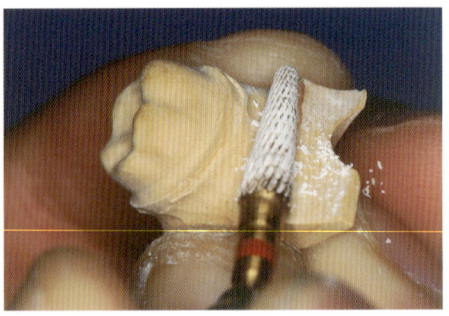

**20-c** 支台歯型歯頸部周辺から20-bで縁取りした所まで細くなりすぎないように形態を整える

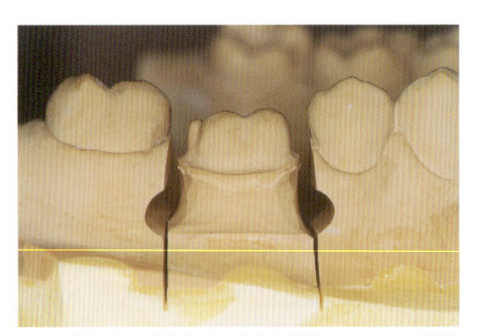

**20-d** 擬似歯肉用印象材の強度を補償するため，両隣接面に唇頬舌面方向に半円形の溝を貫いておく

### 工程10　疑似歯肉用印象材の圧入

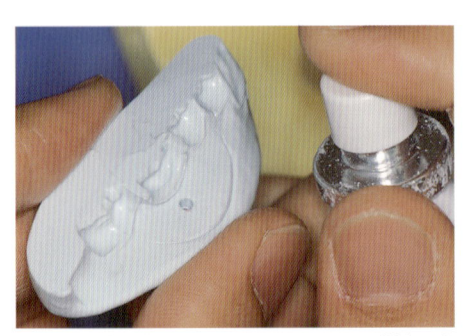

**21-a** 複印象材内面にエステティックマスク（茂久田商会）用分離材をスプレーし，30秒間乾燥させる

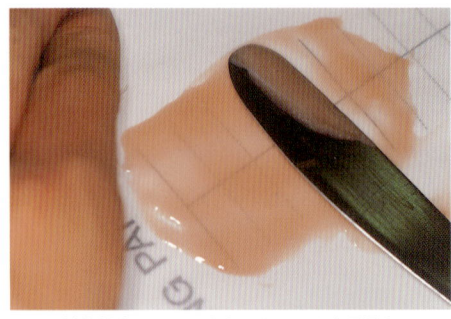

**21-b** 練和紙上にベースとキャタリストを同量とり，スパチュラ先端部を使って約30秒間練和した後，スパチュラ平面部を使って平たく押し広げて脱泡する

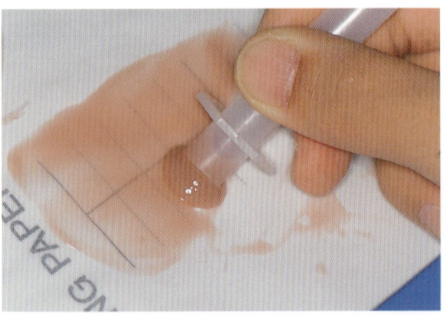

**21-c** 練和紙面上の練和された印象材面に45°程度の角度でシリンジを向き合わせ，手早く前に掻き入れる操作を繰り返す

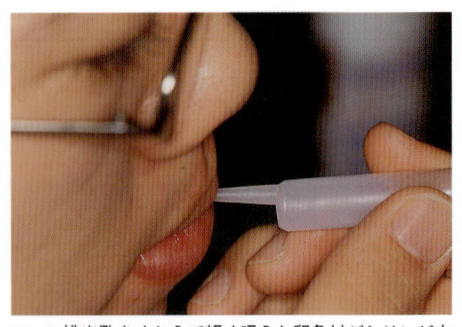

**21-d** 排出孔をくわえて軽く吸うと印象材がシリンジ方向に寄ってくる

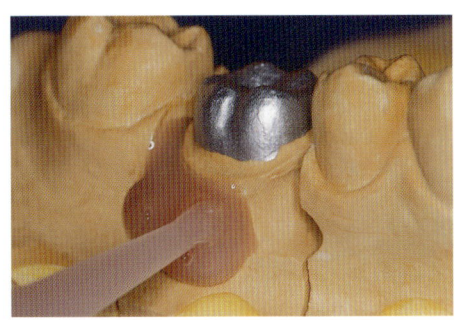

21-e 模型歯肉部にシリンジから唇頬側面およびシリコーンコア内面へ印象材を注入する．その際，排出孔先端部で印象材を攪拌せず，出るに任せながら模型歯肉部を移動させていくと気泡の混入を抑えることができる

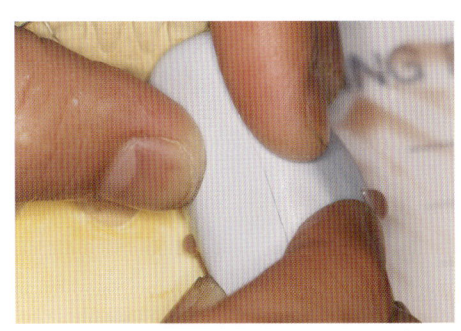

21-f 唇頬舌面に分割されたシリコーンコアを頬側面から先に支台歯型に沿わせるようにして所定の位置に戻す．舌側でも同じ操作を行う

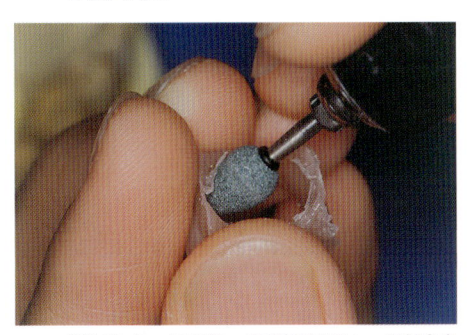

21-g 硬化後（8〜10分後），複印象材を外し，擬似歯肉用印象材の過剰部分などをハサミやカーボランダムポイントを使って削り，形態を整える．作業面の裏手に指の腹を添えておくと削除効率が向上する

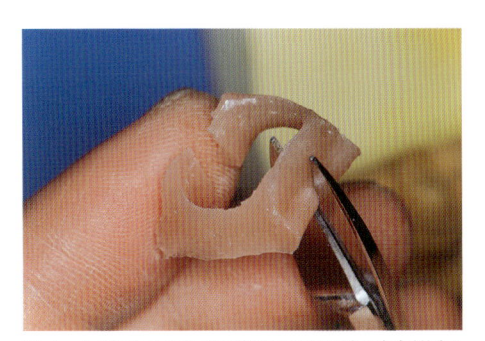

21-h さらにハサミなどで隣接面の唇頬舌面中央付近を歯軸方向に切断しておくと，後々の操作がしやすくなる

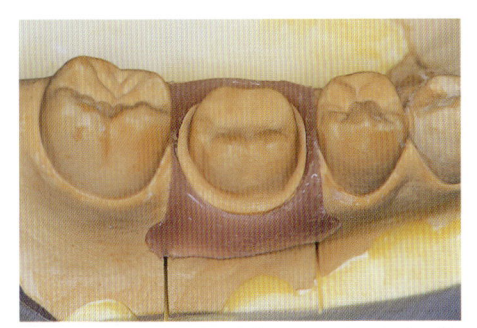

21-i 適切な歯冠部豊隆や歯肉縁からの立ち上がり形態を容易に再現するための情報が作業用模型に復元された状態

## セメントスペーサーの効用

　フルキャストクラウンなどの補綴物は口腔内支台歯に合着させる際に，固定のためのセメント（歯科用特殊セメント）を用いる．そしてそれらは補綴物内面に残留し，補綴物に安定した固定作用を発揮することになるが，実はそのことで補綴物を本来あるべき位置から浮き上がらせてしまうことがある．それらを補償するためにスペーサーを塗布することになるが，それでも臨床の現場では100μm程度は浮き上がっていると

いわれている．ミクロンという表現はきわめて小さく感じるが，100/1000，つまり0.1mmと表現してみるとどうだろう．これではせっかく悪戦苦闘して製作した補綴物の歯頸マージン部の適合や対合歯との咬合接触関係などを狂わせてしまう．実際に金属コアとポーセレン・フューズド・メタル（以下，P.F.M.）を同時に製作し，支台歯に同時に装着した症例を見てみよう（22）．

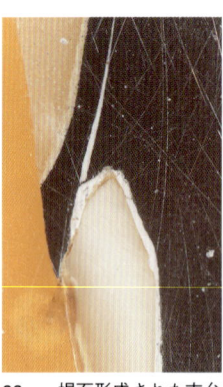

**22-a** 根面形成された支台歯はセメントの流出が難しく，コアは浮き上がりやすく，上部構造と同時に装着することは容易ではない

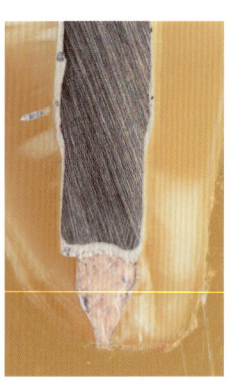

**22-b** 金属コアのポスト先端部に残っている量は少なくない

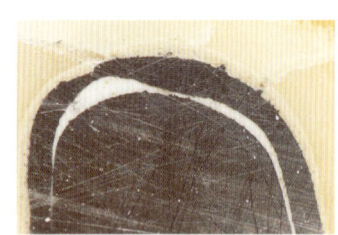

**22-c** P.F.M.内面を観察するとコア切縁部に大きなセメント層が見て取れる．これは気泡などを削除した痕である

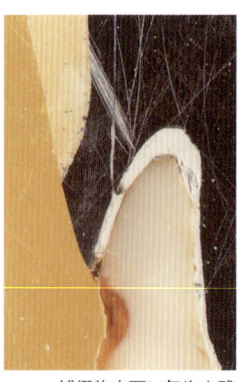

**22-d** 補綴物内面に気泡を残したままセットされたために浮き上がり，歯頸部縁下に二次齲蝕を発症した結果，抜去されてしまったケース

**22-a～d** セメントによる浮き上がりは避けられないが，セメントスペーサーの塗布は口腔内における歯科医師による補綴物調整量を少なくし，支台歯型表面の補強・保護にもつながる

## 工程 11　セメントスペーサーの塗布

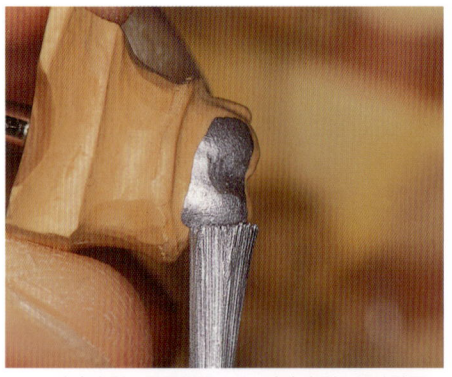

**23-a** 支台歯型の唇頬側面から，支台歯型を反時計回りに回転させながら隣接・舌側面を塗布する．歯頸マージン部は塗布しない

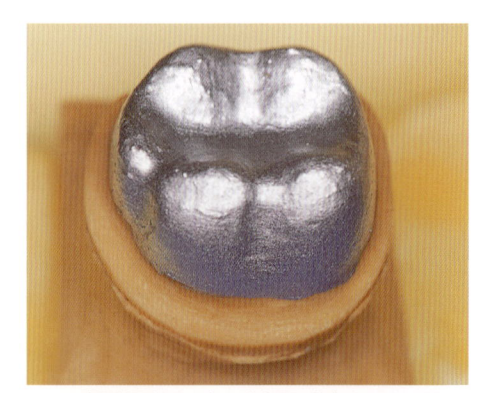

**23-b** 歯冠軸面部分の次に咬合面に塗布するが，凹面に溜まりやすいので注意が必要である．時間差を与えず速やかに全体へ塗布しないと均一なスペースが得られない

**23-a,b** 支台歯と補綴物内面とには適切な隙間が必要である．その隙間は均一でなければならないため，セメントスペーサーには均一に塗布できる材料であることが求められる．きつい，ゆるいなどの過去の補綴物評価によっても対応，すなわち塗布回数を増減することも必要となる

## 支台歯型への分離材塗布と適合

　溶解したワックスを支台歯型上に盛り上げることは，支台歯型を印象採得することと同じである．できることなら支台歯型と溶解したワックスとの狭間には空気すら存在させないことが理想だが，それでは支台歯型に張り付いたパターンが外れなくなる．

　無理に外そうとすればパターンが破折して支台歯型まで傷つけてしまうかもしれない．それらを未然に防止し，パターンを支台歯型から容易に取り外すために，ワックス分離材が必要となる．

　しかし，ワックス分離材は適切かつ均等に塗布しないと，支台歯型とパターン内面との間に適切で均等な隙間が得られなくなる．そこで，ワックス分離材を過剰に塗布した場合と適切に塗布した場合の双方にワックスアップを行い，パターン内面に石膏を注入して支台歯型原型をどれだけ再現できたかを，比較してみた（24-a～d）．

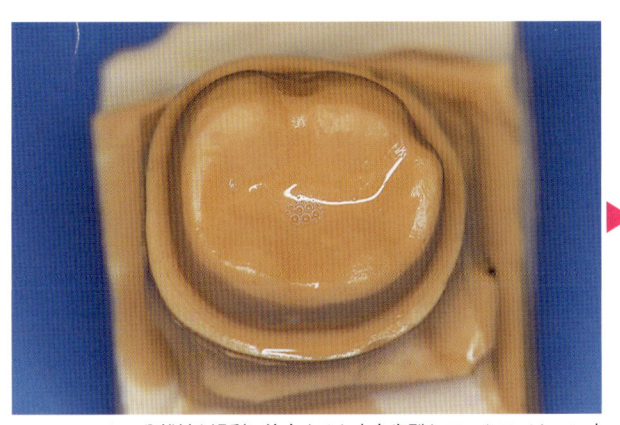

**24-a** ワックス分離材を過剰に塗布すると支台歯型とワックスパターン内面とに適切かつ均等な隙間が得られない

**24-b** 過剰塗布状態で得られたパターン内面

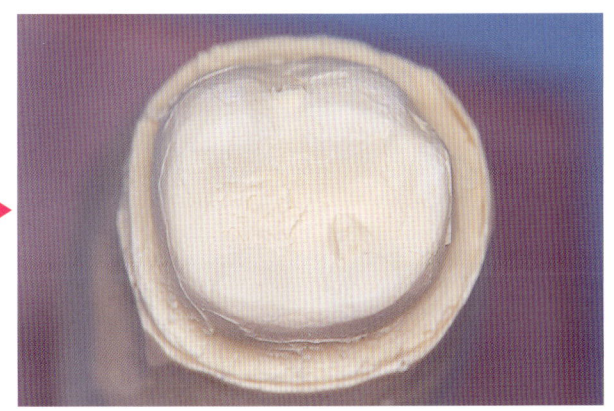

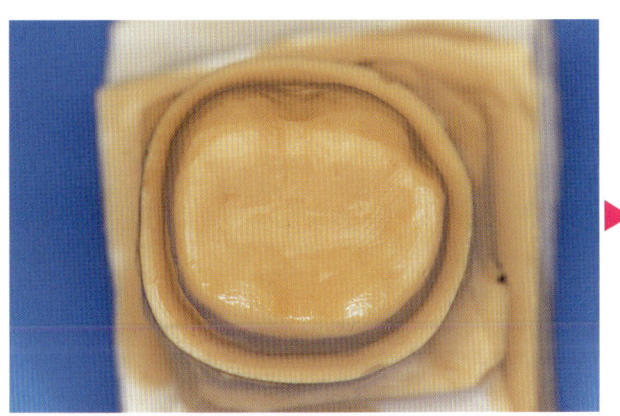

**24-c** 適切な湿潤状態は支台歯型との適切均等な密着をもたらす

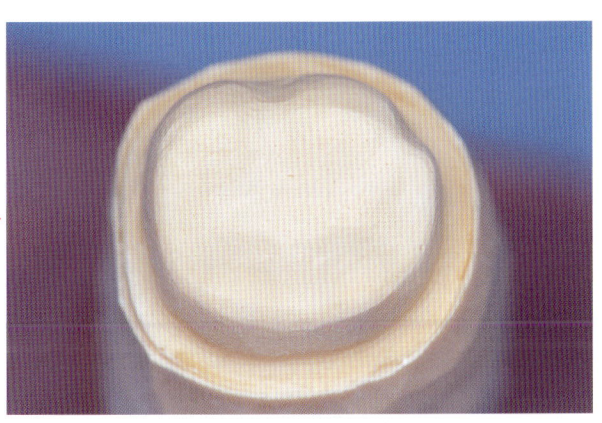

**24-d** 適切な塗布状態により得られたパターン内面

# 2 ワックスアップ

Part I フルキャストクラウン製作の勘所

## 模型の保護と滑走経路の一定化

模型は超硬石膏で作られているとはいえ，技工作業の過程において何度も上下顎で接触滑走すれば摩耗して滑走経路は変化してしまう．特に上下顎6前歯は上顎歯列に対する下顎歯列の滑走経路を決定づける重要な役割を担っており，それだけ摩耗の危険にさらされる確率も高いだけに，保護対策が重要となる．

臨床の現場では節約と称して対合模型は普通石膏ですまされることも多いが，これではワックスアップにおける目標設定になりえない．

## 目標設定

ワックスは余分に盛り上げれば収縮が大きくなるし，そのまま咬合させれば咬合圧により押しつぶされて変形してしまう．したがって，余分な盛り上げ作業はしないにこしたことはない．

作業用模型と対合模型を咬合器上で咬合させ，周辺隣在歯群がどのように関わっているのかを観察し，修復部位にどのような咬合関係と歯の姿を構築するかを最初にイメージするように心がける．このことがワックスアップを最短距離で終わらせることにつながるのである．

### 工程1　アンテリアガイドテーブル（前方指導板）のカスタマイズ

25　咬合器のアンテリアガイドテーブル上にパターンレジンを盛り上げ，左右側方運動および前方運動の経路を，インサイザルピン先端をパターンレジン表面に接触させながら圧痕として記録し，過剰部分は削除してそこだけが残るようにする．これで患者固有の運動がテーブル上に記録され，石膏模型の磨耗が防止でき，作業中の運動経路が常に保たれることになる
（P.Dawson：アンテリア・グループ・ファンクション）

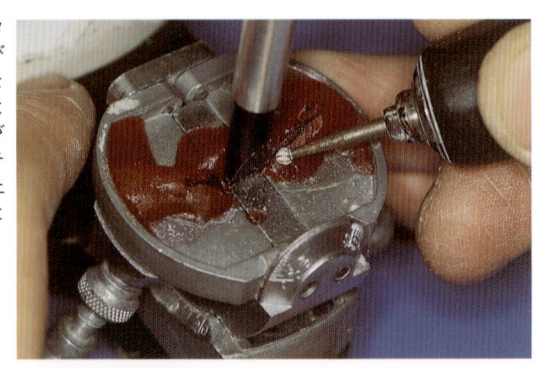

26-a, b
繰り返し観察することで，徐々に技工指示書には表現しきれていない情報が見えてくる．そうなれば歯科技工士にとって再現すべき形態のイメージが瞬間的に湧いてくる

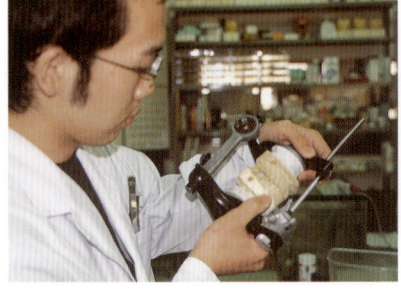

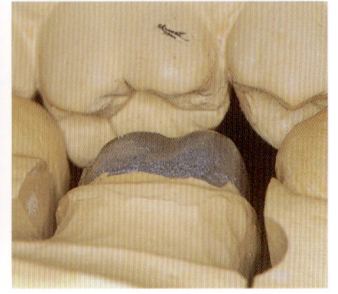

| 工程2 | 対合模型咬合面上との関わり |

　周辺隣在歯群などの上下顎の関わり方を観察したら，下顎骨の運動経路や修復部位の姿・形が再現しやすいであろう咬合接触位置を対合模型の咬合面上にマーク（目標設定）し，そこに向かってワックスコーン（E.Payne：カスプ・リッジ・ワクシング・テクニック．P.K.Thomas：カスプ・コーン・テクニック）あるいはワックスロッドを植立する（M.Kuwata：スケレタル・テクニック・骨格技法）．

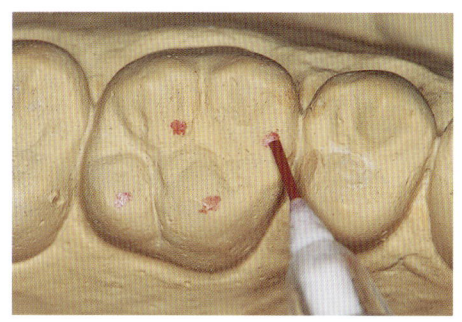

27　接触部位はできるだけコーン先端部と直角の関係が得られ，前・側方運動時に瞬時に離開し，過度な接触（側方圧）が起きない場所を選定する

| 工程3 | 支台歯型へのソフトワックスコーティング |

　支台歯型表面をソフトワックスでできるだけ薄く均等な膜で確実に覆うことが補綴物製作の成否を決定づける．なぜなら，この操作は支台歯型を印象することと同じであり，歯冠外形がいくら優れていても内面に皺が寄っていれば均等な隙間が構築されず，適合精度に問題を残してしまうからである．また，ソフトワックスは歯冠形成用ワックスの脆さを吸収し，破折などを防止してくれる．

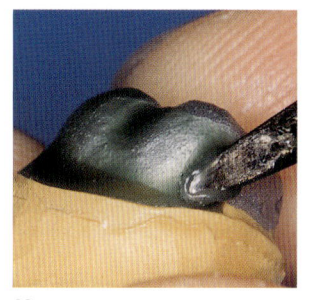

28-a　少し高めの温度でソフトワックスを形成器に溶かし採り，支台歯型軸面に沿ってワックスを塗りつける

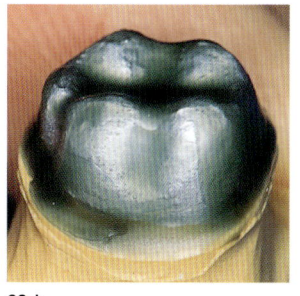

28-b　始めに塗りつけたソフトワックスに塗り重ねる操作を繰り返し，支台歯型全面に薄く均等に行き渡らせる

| 工程4 | 歯冠形成用ワックスによるダブルコーティング |

　ソフトワックスの上に，歯冠形成用ワックスでおおよその歯冠形態にダブルコーティングを行うが，形成器先端部がソフトワックスに触れると歯冠形成用ワックスと混ざり，形成しづらくなったり，工程3で得られた支台歯型表面のソフトワックスによる再現精度が失われたりするので，歯冠形成用ワックスのみをソフトワックス上に置くように心がける．このとき，対合模型とはまだ咬合接触させない．

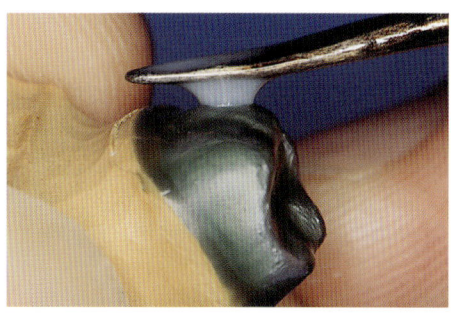

29-a　形成器そのものはソフトワックスに触れないように留意する

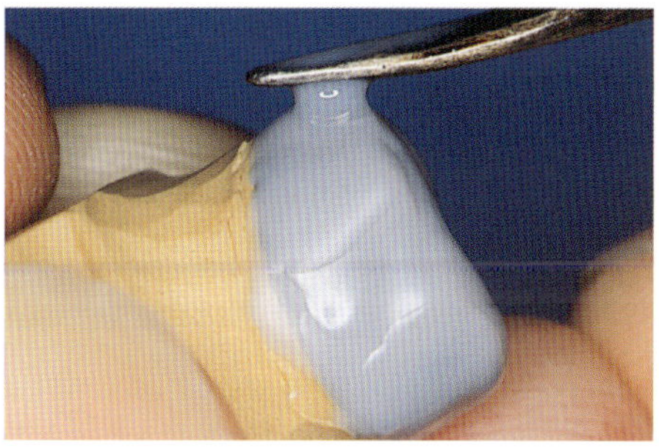

29-b　ソフトワックスが歯冠形成用ワックス表面に溶け出ていない

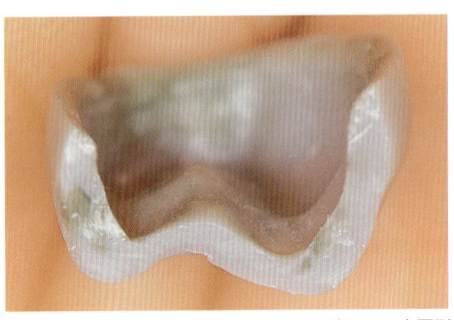

**29-c** 形成器先端部がソフトワックスと触れると歯冠形成用ワックスと混ざり、形成面の硬さにバラツキが生じて形成しづらくなってしまう

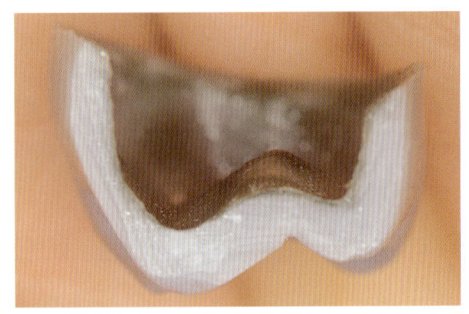

**29-d** 形成器がソフトワックスに触れないようにして歯冠外形を盛ると、ソフトワックスを溶解・流動させることもなく、形成面に均質なワックスが存在するため形成しやすい

### 工程5　ワックスロッド・ワックスコーンの植立

#### 【ワックスロッドの場合】（対合模型咬合面上に植立）（スプルーワックス・R-07；東洋化学研究所）

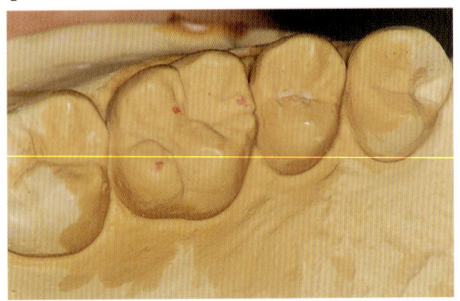

**30-a** 対合模型の咬合面上にロッドを植立するため、ワックス分離材を対合模型の咬合面上に塗布する。その塗布加減はロッドが咬合面上にしっかり留まり、かつ分離する程度でなければならない

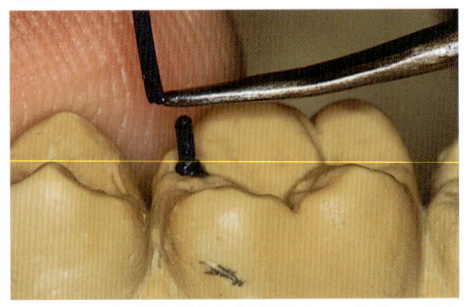

**30-b** ロッドは修復部位の咬合面上のソフトワックス上に移し変えるため1本ずつ植立するが、あらかじめ対合模型咬合面上に植立されたロッドの長さを調整し、ソフトワックス上の移植されるであろう場所を加熱した形成器先端で軽く軟化させて、修復部位寄りのロッド先端をもぐり込ませるようにするとよい

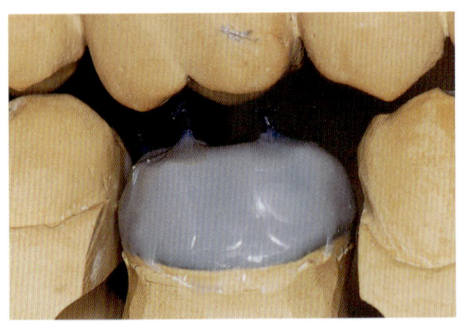

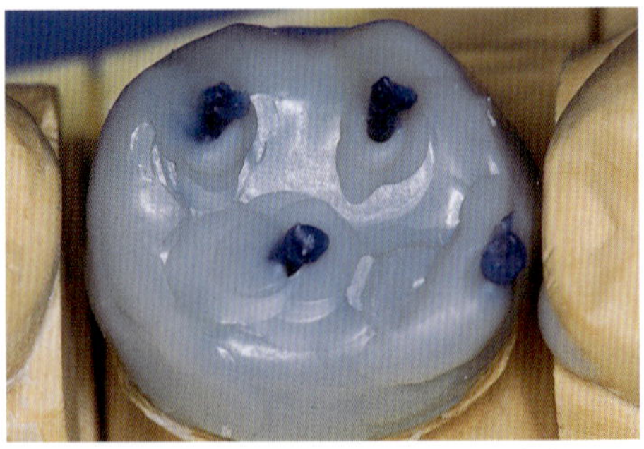

**30-c, d** 1本ずつの植立を繰り返し、必要数のロッドが植立されたら咬合器を運動させ、早期接触などの不都合がないかどうかを確認する

#### 【ワックスコーンの場合】（咬合面上に盛り上げる）

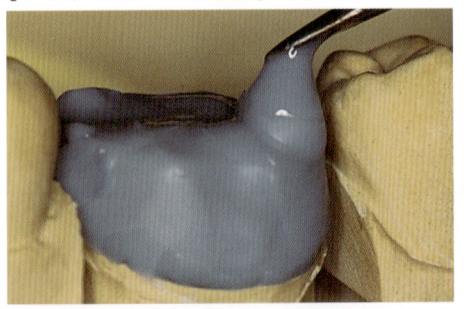

**31-a** 形成器上に溶かし採られた歯冠形成用ワックスを接触させ、あらかじめ目標設定した対合歯咬合面上の接触させるべき位置に向かってゆっくり息を吹きかけながら形成器を移動させる

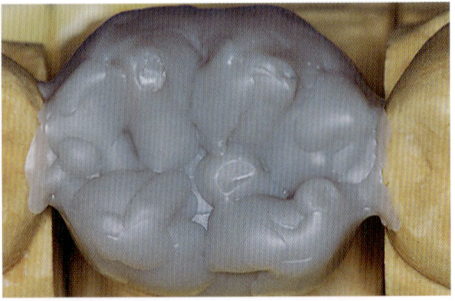

**31-b** ワックスが硬化する前に、対合模型を咬合させて目標設定位置に到達しているか否かを診査し、不足や位置の狂いがある場合は同様の操作を繰り返して修正する

## 植立位置の変更

ワックスロッドないしはワックスコーンが植立された位置が対合歯と唯一接触する場所になるが，これは不変のものではなく，咬合器を動かして上下顎左右の犬歯による接触滑走を行い，それより先に接触があればそれは早期接触していることになるため，下顎骨運動経路や歯冠形態と調和する位置に変更する．

これで修復部位の咬合面上に頬側咬頭頂や対合歯の作業咬頭頂の位置が示されたことになり，それらをつなぎ合わせるようにワックスを盛っていけば隆線が形成されることになるが，盛り上げるたびに対合模型を咬合させるようなことはせず，盛り上げ作業に集中することによって，盛り上げたワックス全体の温度分布が近似することになる．これは，作業時間を短縮させるとともに，収縮するというワックスのデメリットをメリットに置き換えることにもなる．

つまり，もたもたしたワックスアップでは始めに盛ったワックスの温度が下がりすぎてしまい，次に盛ったワックスとの温度差が大きくなり，それを繰り返すことでワックスパターンを変形させてしまう．特に，歯冠長の短い症例において変形が顕著にみられる．これを避けるためには，基本的な歯の形を知ることと，患者固有の形態を観察することで得られるさまざまな形態的変化と多様性（variation）を読み取り，補綴物にそれらの形態付けを行うように素早く盛り上げ，その結果として適合精度や審美的要件を満たすことが求められる．そして多くの場合，歯科技工士養成校で習った歯冠形態とは異なる形態がそこにでき上がってくるであろう．学校で習う歯冠形態は基礎形態であり，臨床で求められるのは応用形態なのである．そして，それらは患者（症例）ごとにそれぞれに異なる（32-a～e）．

対合歯咬合面と咬合接触（occlusal contact）する箇所は，その修復部位咬合面における形態的高さが最も高くなる．あるいは，両隣在歯との接触域までが修復部位に与えるべき近遠心の幅ということになる．そして，そのほかの隆線などは基本的にそれより低い位置に形態づけられる．つまり，

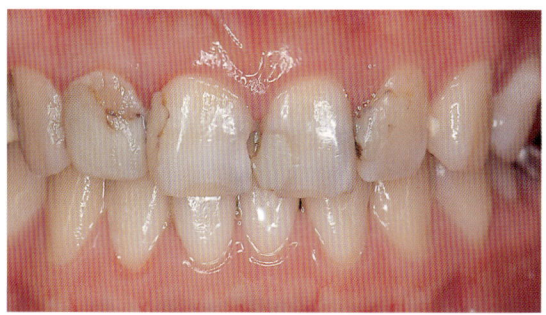

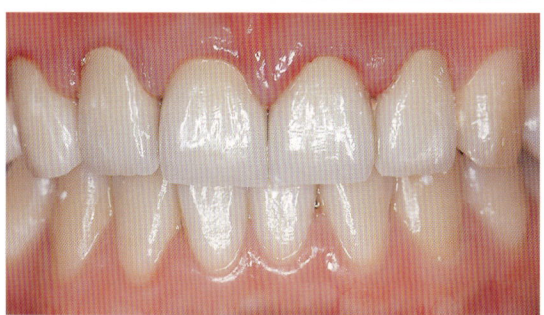

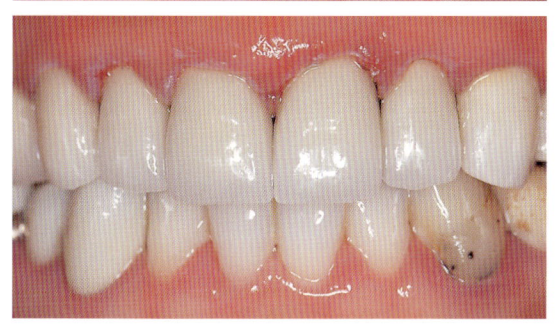

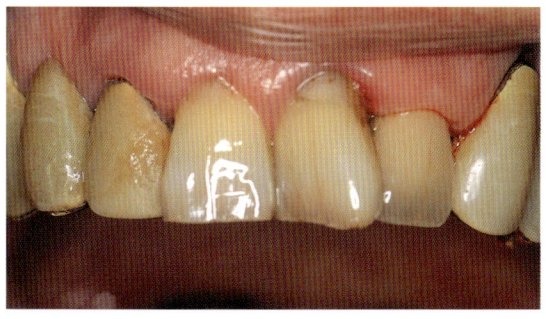

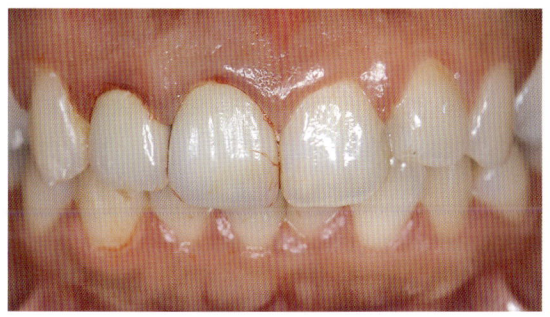

32-a～e 天然歯や補綴物の形態や欠陥状態は人間の数だけ存在する

Part I ２ワックスアップ　フルキャストクラウン製作の勘所

そこを避けながら隣在歯や周辺歯群を観察してワックスを盛り上げることに集中すれば，比較的早くおおよそのワックスパターンが得られ，垂直顎間距離を挙上してしまうことも少ない．この製作工程では対合模型はいらないともいえるが，この工程を成功させるためには上下顎28本の歯冠形態と上下の関わり方（5〜11頁参照）を理解していないと，歯ではない余分な形態にワックスアップしてしまいがちであることは覚えておきたい．

### 工程6　咬合面各隆線や歯冠部豊隆の盛り上げ

**33-a** すでに対合模型咬合面のどこと接触させるべきかが決定しているので，接触関係を維持しながらその周辺部の観察を通して得られた形態にすべく，形成器を移動させながらワックスを置いていく

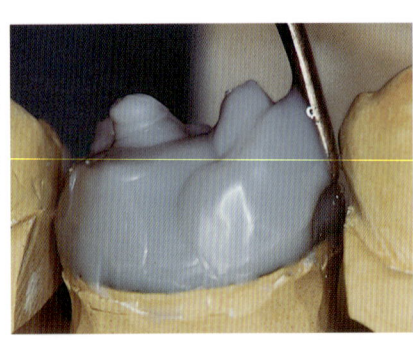

**33-b** ワックスの表面張力を利用し，咬合面形態に沿ったしかるべき位置に息を吹きかけながらワックスを置き終える

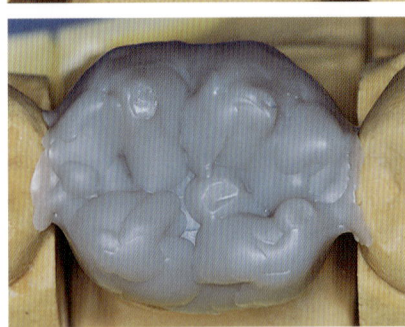

**33-c** 隣接面形態も咬合面各隆線と同様に盛り上げる．しかし，両隣接面部は形成器が届きにくいため，歯列模型から修復部位を着脱する必要が生じる．盛り上げたワックスが硬化する前だとパターンを変形させやすいので注意を要する

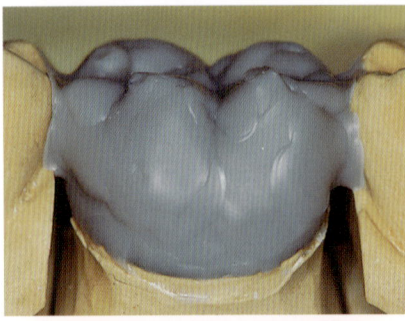

**33-d** ワックスの表面張力を利用しながら隣接面形態を構築するが，支台歯頸マージン部の適合は仕上げ形成の段階で最終仕上げを行うので，この段階ではさほどの意識はいらない

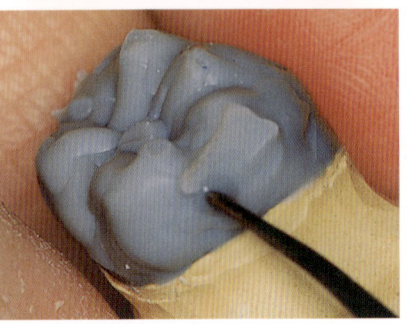

工程5で決定した対合歯との接触位置をそのままに，咬合面各隆線や歯冠部豊隆を盛り上げるが，この時も周辺隣在歯群や対合歯との関わり方を繰り返し観察しながらワックスアップを短時間に手早く終わらせることが肝要となる．頰側咬頭を盛る時には，隣在歯の頰側咬頭の上下顎咬合関係がどのように構築されているのか，視線をずらし患者固有の情報を得ながら操作していく．つまり，作業している場所と同じ形態部位を観察しながら，修復部位にワックスを盛ればよい．ここでは通法と言えるであろうワックスコーン植立法により作業を進める．

目標設定された咬合接触部位をそのままワックスアップすればよいので，ことさら対合模型を用いる必要はない．

### 工程 7 ワックスパターンの着脱

　ワックス分離材の塗布とワックスアップが適切に行われていれば支台歯型からの着脱は約束されているも同然だが，時として着脱できないこともあるため，おおよその歯冠形態が得られた段階で，一度だけ着脱を行っておくとよいだろう．そして，そのタイミングは何本あっても同じにすることで，適合精度のバラツキが少ない補綴物が得られる．

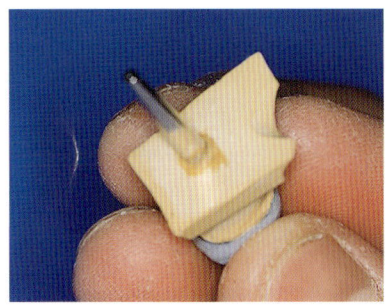

**34-a** 右手指（親指・人差し指・中指・薬指）でワックスパターンを抱きかかえるようにし，小指はそれら4本の指を補助するように薬指に添える

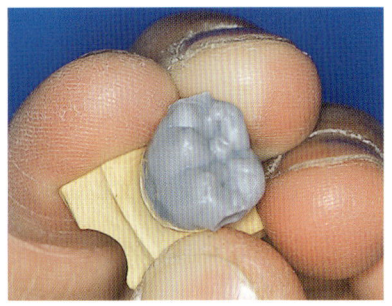

**34-b** 左手の親指を支台歯型隣接面歯肉部あたりに添え，人差し指と中指はもう一方の支台歯型隣接面歯肉部あたりに添えてしっかり模型を掴む．力を掛けたときに揺らぎが生じないように，薬指と小指は支台歯型舌側面付近に添え木をするようにあてておく

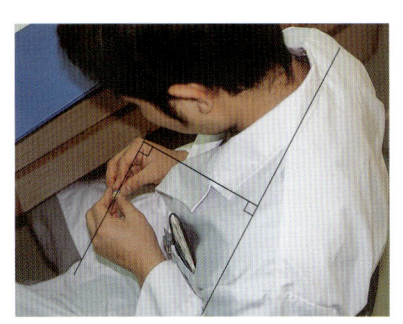

**34-c** 支台歯型とワックスパターンを持つ方向は自分の左右の肩を結んだラインと平行にすると，支台歯型軸方向と同じ方向に着脱しやすく，ワックスパターンの変形・破折が生じにくい

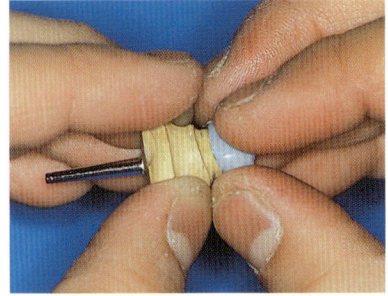

**34-d** 支台歯型を持つ指に力を入れ，ワックスパターンを持つ指には着脱できた瞬間に力を抜くことが求められるので（そのままでは破折したり変形したりしてしまう），近遠心隣接面に親指と中指を引っかける気持ちで持ち，人差し指は両方の指に密着させて引っかける力をコントロールし，歯軸方向咬合面寄りに引っ張るようにすると着脱しやすい．着脱したら内面を診査し，速やかに支台歯型に戻す

Part I　フルキャストクラウン製作の勘所
2 ワックスアップ

### 工程 8　対合模型による確認

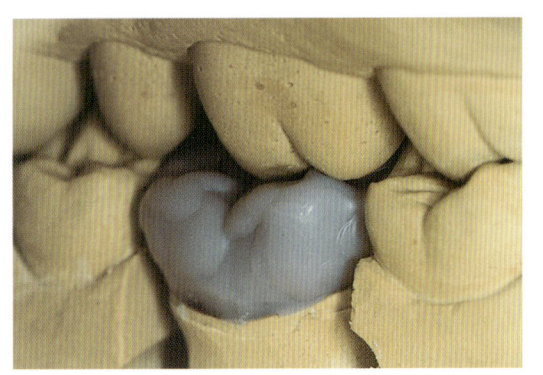

補綴物咬合面における対合模型咬合面との接触部位は，咬合面を形作っているさまざまな形態のなかでも最も高い位置に存在する．したがって，それらの接触部位よりも低い位置に各隆線形態などを盛り上げれば，顎間距離を変えてしまうようなことは起こりにくい．

ただし，それは理想的な歯列の中にすべての歯牙がある場合に限られるため，ここでは天然歯列や歯冠形態に頻繁に見受けられるirregular（異常ではないが不規則である）から起こりうる不具合を取り除くための作業が歯科技工士には求められる．

35　上顎対合模型を注意深く下顎作業用模型に咬合させ，求めた咬合接触関係が失われていたり，頬側外斜面や頬側咬頭内斜面などに過剰に咬合接触したりしていないかを咬合器後部から目視し，インサイザルピンが浮いていないかなどを確認する

### 工程 9　咬合紙の役割（HANEL咬合紙・赤40ミクロン；茂久田商会）

ワックスアップに過不足がないことを目で確認したら，次に咬合紙による追確認を行う．咬合紙の色がワックスパターンや対合模型に着色したからといって，必ずしも咬合接触しているとは限らない．一般的には，複雑な起伏を伴った咬合面形態が上下に重なっているところへ咬合紙を介在させ，咬合器を上下させてコツコツと耳障りな音を奏でていることが多いであろう．咬合面には複数の接触部位（大臼歯上下咬合面部に10カ所以上）があり，1カ所1カ所に同じ強さで対合歯と接触させることが求められるが，これを一度に確認し，さらに診査を進めるのは不可能なことだ．咬合紙とはあらかじめ目標設定された接触部位が，目論みどおりに接触関係を得ているかいないかを確認するための道具であり，「あっ，ここが噛んでいたのか」と初めて気づくような使い方は正しくない．

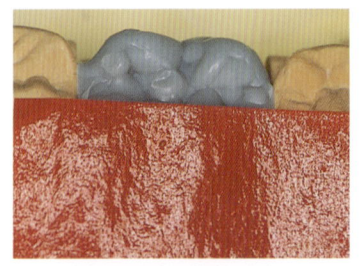

36-a　咬合紙は所定の位置に介在させることで着色し，接触関係を視覚的情報として歯科技工士に伝えてくれる便利な歯科材料である．しかし，幅広の咬合紙を歯列全体に介在させて使うようでは対合模型やワックスパターンを汚すだけで，本来の目的を果たすことは困難になる

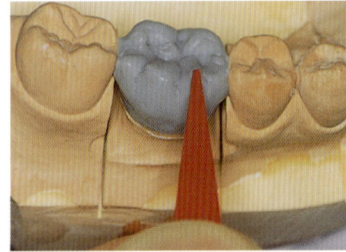

36-b　そこで咬合紙を三角形にカットすると，咬合面上の複数の接触させるべき咬頭の一つひとつを個別に診査できるようなる．手前に軽く引くことで着色させるのに加え，接触度合を指先に感じられるが，確実さには欠けることから，鋳造後にさらなる咬合調整が求められる

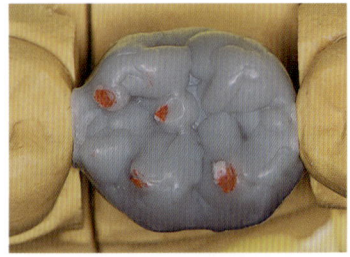

36-c　あらかじめ対合歯咬合面上に目標設定され，そこにワックスアップされていることが咬合紙により確認できた．咬合紙が三角形に加工されているので，ワックスパターン咬合面上に余分な印記がない

## 溝・小窩裂溝の位置

　溝や小窩裂溝のあるべき位置は，対合歯との関わり方（咬合接触部位）が決まり，歯冠外形と咬合面各隆線の周辺歯群との調和が得られた後に，"結果として"浮き出るように見えてくるものである．

　しかし，経験の浅い若い歯科技工士のなかには，歯冠形態を溝でとらえている者も多く，まだおおよその歯冠外形が決まっていないにも関わらず早々と溝の形成を行っているのをよく見かける．これでは周辺歯群に調和した単独形態が実現できないばかりか，上下顎歯列に即した排列も得られない．たとえば，絵を描くときには，デッサンから始まり，意図した位置に描こうとする基本設計が得られた後に，細かい筆遣いによってさまざまな色調を与えて絵画として完成していくように，溝も結果として得られるものなのである．

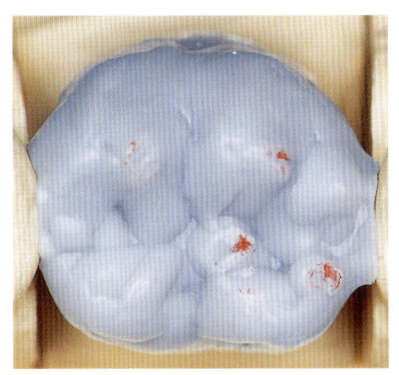

37　盛り上げだけが終わった段階のワックスアップ．溝などは一切形成していないが，溝や小窩裂溝が形成されるべき位置が浮き出るように見える

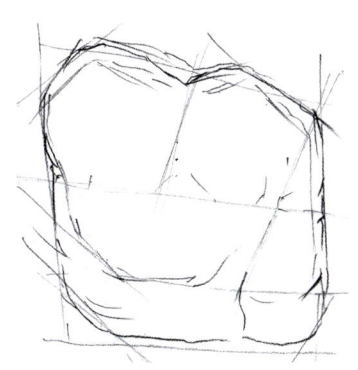

38-a　絵の場合の大まかなデッサン．絵を描く場合は，鉛筆などで紙の上に線を描くことで形をとらえることができるが，歯科技工の現場では頭の中で作業用模型の上にイメージしなければならない．これを容易にするには，上下28本の歯冠形態と各歯の関わり方を知る必要がある（5～11頁参照）

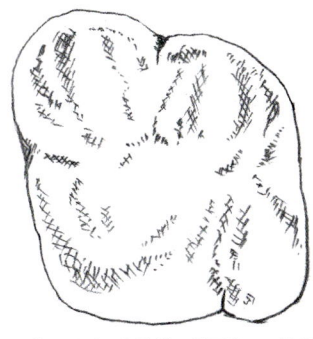

38-b　歯冠外形と各隆線の位置決め．筆記においては影を与えること（凹凸の表現）で各隆線が強調されるが，その影は消しゴムを使えば十分に変更・調整が可能である．ワックスアップでも歯冠外形との調和が得られる位置に盛り直すことができる

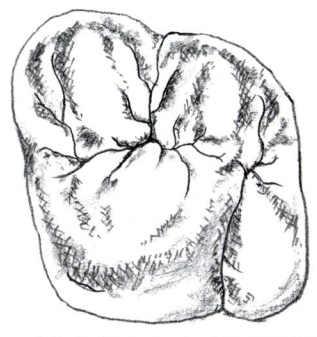

38-c　各隆線が決まることで溝・小窩裂溝の位置が見えてくる．また，形成するときの力加減が重要であり，溝においては比較的軽い形成器遣いを心がけ，小窩裂溝においては力を加える（溝より深めになる）ことで，立体的な表現が実現できる

Part 1 フルキャストクラウン製作の勘所 / 2 ワックスアップ

## 形成器の形態と種類

ワックスアップには「盛る」「削る」「えぐる」などの操作があり，これらを1本の形成器だけで賄えればよいが，実際にはなかなかそうはいかない．

料理包丁にもたくさんの種類があるが，刺身包丁でリンゴの皮を剥く人はいないだろう．作業に適した形成器選びという意味で，歯科技工でも同じことが言える．筆者は自身で改良を加えた**39-a～d**に示す4種類の形成器を駆使してワックス形成をしているが，市販の形成器でも自分に合ったものであればそれはそれでよいと思う．いずれにしても長い間使い続ければ切れ味などが甘くなるので，その都度，調整する必要がある．歯科技工に関わるすべての器具・材料については，コンディションを整えておくことが成功への近道になる．

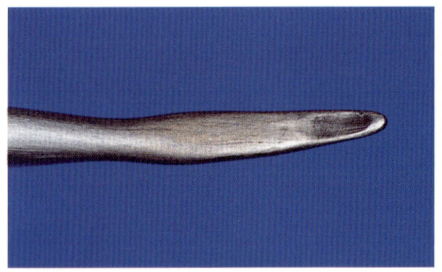

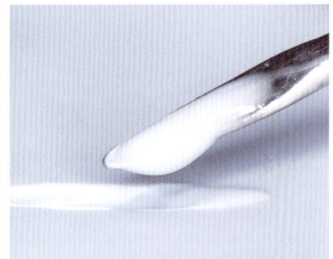

39-a, a' 盛り上げ用．1咬頭分程度のワックスを溶かし採るための窪みを片面に与え，ワックス表面に効率よく接触しやすい角度を与えてある

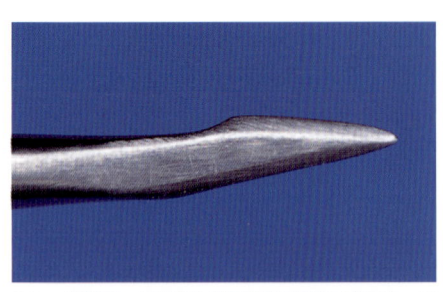

39-b 削除用．天然歯は凸面形態の連続で成り立っている．形成器機能面が凸面になっていると凹面形態の連続になってしまうので，削除用の形成器はこのような直線形態にしてある

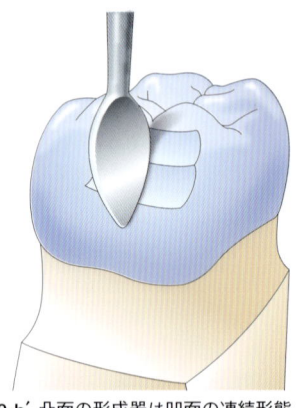

39-b' 凸面の形成器は凹面の連続形態を作り出してしまう

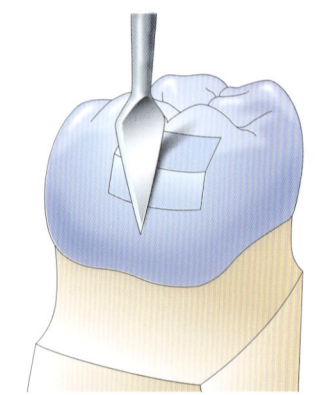

39-b" 直線の形成器は凸面の連続形態を作ることができる

39-c, c' なぞり用．人間が創造した修復物は，天然歯の溝などと違い，研磨（口腔内ではブラッシング）が容易でなければならないため，研磨器材や歯ブラシが届く溝が形成できるような先端加工が施してある

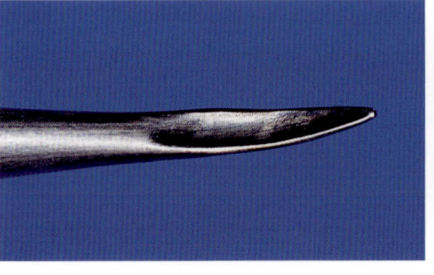

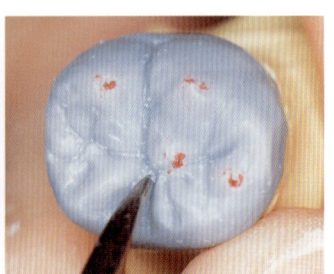

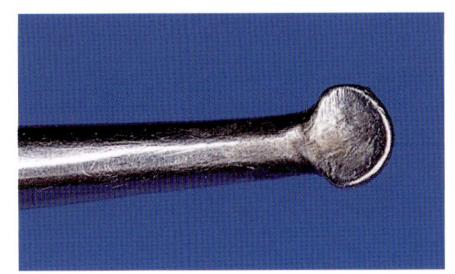

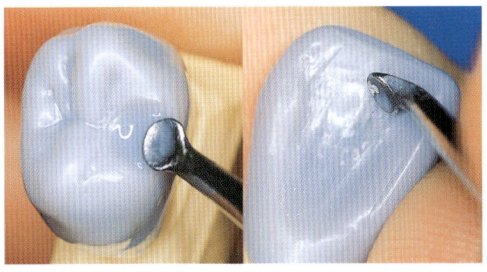

**39-d, d', d"** 前歯部舌側面とレストシート用．前歯部舌側面は凹面状になっているため直線的な形成器より丸いほうがえぐりやすい．レスト部分には形成器を軽く加熱して所定の位置にあてがい，ワックスを溶かし採ればレストシートが形作られる

## 工程10　歯冠部のワックスカービング

せっかく盛り上げたワックスパターンを削ることは，製作工程を後戻りすることに近い．余分なワックスアップをしなければ削る作業は必要ないが，なかなか思うようにはいかないもので，やむをえず削ることになるが，それを必要最小限に留めることができれば作業効率は大きく向上する．形成器のポジションは形成面に対して常に一定にして，ワックスパターンを形成方向に回転するようにして作業を進める．

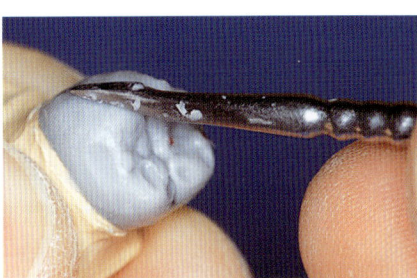

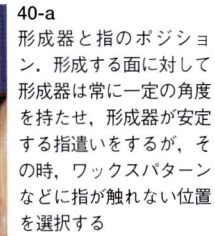

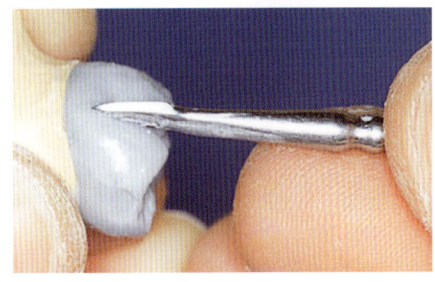

**40-a**
形成器と指のポジション．形成する面に対して形成器は常に一定の角度を持たせ，形成器が安定する指遣いをするが，その時，ワックスパターンなどに指が触れない位置を選択する

**40-b**
ワックスパターンを回転させる．形成器や指の位置はそのままに，ワックスパターンを形成したい方向に傾けることで形成しやすくなる

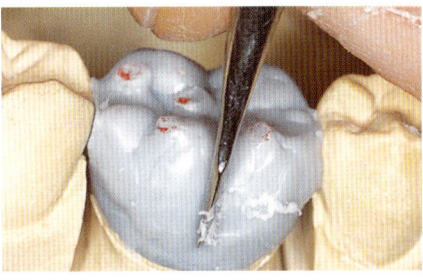

**40-c**
形成器と歯冠軸の関係．形成器の作業方向は常に歯冠軸と同じにしないと，歯冠軸を歪めることがある

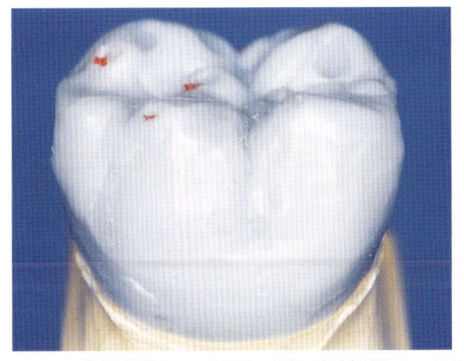

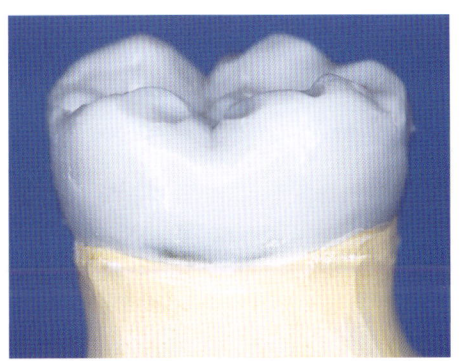

**41-a, b** 歯冠外形のワックスカービングが完了した．ここから初めて溝・小窩裂溝の形成に取りかかることができる

## 溝と小窩裂溝

咬合面以外の歯冠形態外側がほぼ決定したことにより，咬合面部の各隆線形態のカービングに進むことができる．この時，歯冠外形のおおよその形態が決まることで咬合面部各隆線をカービングするときの目安となるので，咬合面からカービングを開始したり，対合歯模型との咬合接触部位に触れたりしてはならない．

天然歯咬合面を観察すると，主隆線が下顎骨の運動経路に導くような位置に（隆線の斜面に沿って）排列され，それに対して副溝は咀嚼効率が高まるような位置，すなわち運動経路に対して直角方向に排列され，隆線を横断するようになっていることがよくわかる．また，溝と小窩裂溝の境界は曖昧であり，近遠心および中央に深く切れ込んだ窩を裂溝と呼び，咬合面中央から除々に歯冠部に向かって浅くなることで溝を形作っている．

歯科技工士は天然歯を模倣することで歯牙を学び，学び得た知識を補綴物の形態として表現し，機能させ，結果として患者の審美的要求を満たさなければならない．

模倣することには限界があり，補綴物は天然歯に適うものではないが，天然歯が齲蝕（カリエス）になる素材である一方で，歯科技工士の使う素材＝歯科材料は齲蝕になることはない．だからこそ，支台歯型への不適合や不適切な形態といった齲蝕を招く要因を知らず知らずのうちに歯科技工

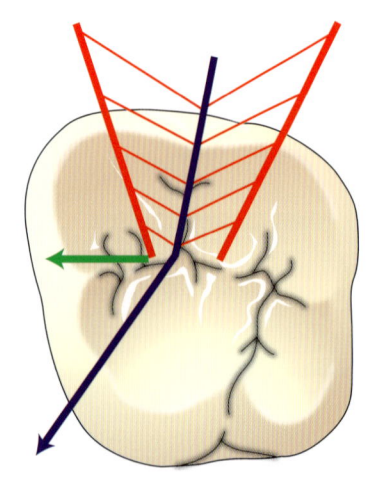

**42-a** 咬合面上における作業咬頭の咀嚼運動経路．頰側咬頭の近遠心隆線（—）に形づくられた斜面に下顎作業咬頭が誘導されて，頰側遠心寄りから近心舌側方向に（→）下顎作業咬頭が抜けていく．この繰り返しが咀嚼運動経路となる（→前方運動経路）

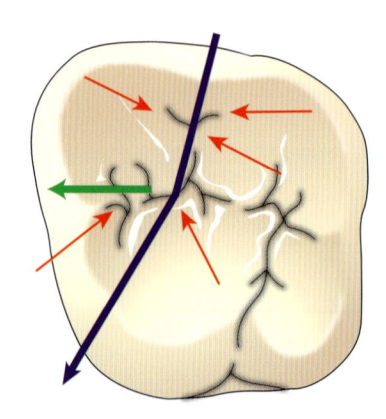

**42-b** 機能的咬合面．咀嚼運動経路（→）に対して直角方向に副溝などが形成され，下顎作業咬頭が横断して（→）咀嚼効率が向上する．

士が見過ごしてしまうことは避けなければならない．

**42-c**では，上顎6前歯舌側面と上顎臼歯咬合面上における下顎歯の運動経路を示しているが，矢印の方向に直線的に継続的に接触滑走をしているわけではなく，中心位あるいは咬頭嵌合位から側方運動を始めたその瞬間から離開が起こるとされている．しかも1日24時間のなかで上下顎の歯牙が接触しているのは10〜12分と言われており，このことからすれば咬合とはすなわち，"離れ方の学問"ともいえる．これらを理解するには，上下顎28本の歯牙をワックスアップできなければならない．なぜなら，ワックスアップする技術があって初めて，自分が今までに学んできたさまざまな知識がカタチ＝歯冠形態として生かされるからである．

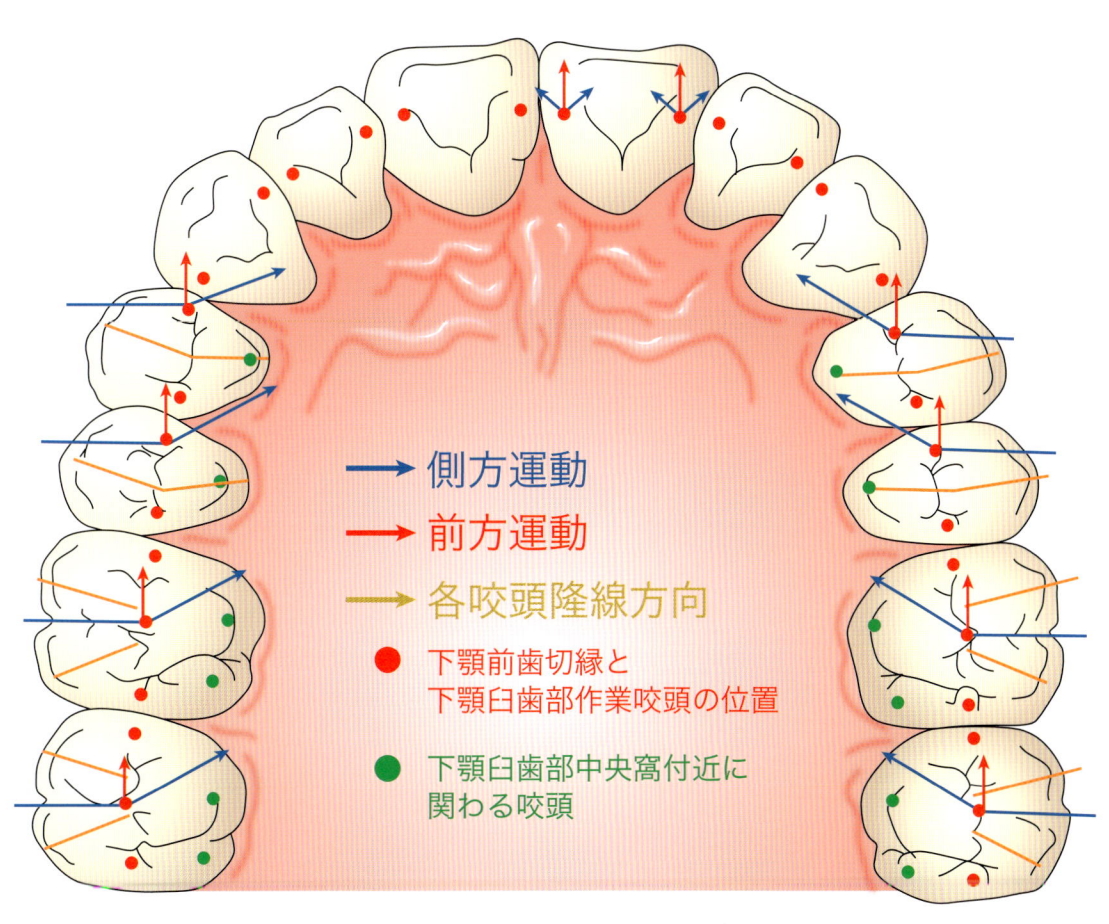

⟶ 側方運動
⟶ 前方運動
⟶ 各咬頭隆線方向
● 下顎前歯切縁と下顎臼歯部作業咬頭の位置
● 下顎臼歯部中央窩付近に関わる咬頭

**42-c** 上顎咬合面における下顎歯の運動経路．上顎の歯牙は頭蓋骨に，下顎の歯牙は下顎骨に植立している．互いに骨に植立しているということは連動して動くということであり，個別に一本の歯が独立してバラバラな運動経路をたどるということはないはずである．特に下顎骨は，両側顆頭に関節円板を介して宙に浮いた状態と言ってもよい

### 工程11　咬合面部のワックスカービング（trace＝なぞる）

　上下顎咬合面各隆線と溝に咬み砕かれた食片の多くは，咀嚼運動と相まって舌側寄りに誘導される．残りの食片は誘導されるというより，上顎に対して下顎歯列が接近することで頬側寄りに押し出され，頬側は頬粘膜に，舌側は舌にブロックされて，できるだけ咬合面上に食片が留まるような仕組みになっている．したがって，溝のトレースは咬合面中央から外に向かって形成器を使い，また，溝と溝が交叉する場所は，隣の溝から重複するようにトレースすると段差が生じない．

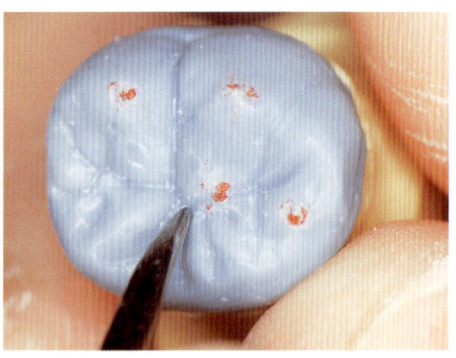

**43-a　溝のトレース．**
常に外に向かって行くような形成器遣いをするが，その時に溝の最深部凹凸が形成器先端部を伝って指先で感じ取れるような使い方が求められる．形成器にかける力はその凹凸をなくす程度の力でよい．また，近遠心あるいは中央窩付近ではやや強めに力をかけ，外に行くにしがたって力を抜いて浅い溝となるような力加減を形成器に与えるが，天然歯の小窩裂溝のような深く切れ込んだ溝を修復物に与えてはならない．研磨が困難な修復物では，口腔内において十分なブラッシングができないからである

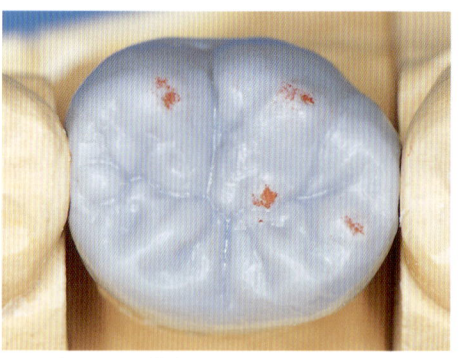

**43-b　トレースの終了．**
形成器が形成面をトレースしている時に，形成面の凹凸を指先で感じ取るような繊細な気持ちと操作加減が大切である．この時すでにメタル研磨が始まっていると思いながら，形成を進めるとよい

### 工程12　歯冠外形の仕上げ法

　濡れた綿花でワックスパターン表面を軽く拭くのが一般的であるが，拭くときの力加減を誤まると，咬合接触部位を低くしてしまうこともあるので注意したい．また，丸めた綿花は仕上げようとする場所に限定した作業がしにくく，形態を壊したくない箇所（対合接触部位）にまで影響を及ぼすことがあることも覚えておきたい．

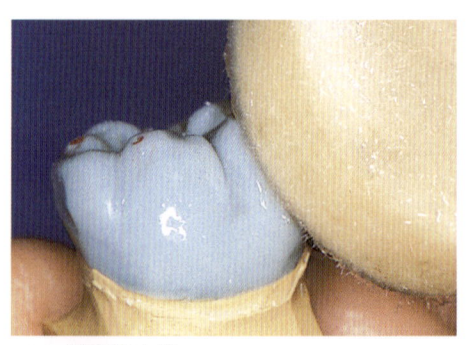

**44-a　歯冠部仕上げ．**
筆者はフェルトコーンにワックス分離材を浸み込ませ，フェルトコーンの平坦部では歯冠外形を，エッジ部では咬合面などの細部仕上げに使っている．この素材は適度な硬さがあり，作業コントロールがしやすい

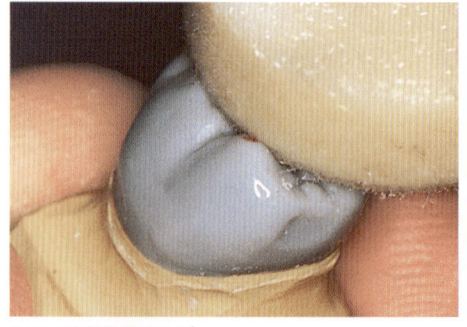

**44-b　咬合面部仕上げ．**
対合歯との接触部位を避けるようにエッジを使うと接触関係を失うことは避けられる．さらに，細部の仕上げには綿棒などを使うのも有効である

### 工程 13　マージン部仕上げ

　ここまでは，マージン部の形成はそれほど意識してこなかった．なぜなら，歯冠形成をしている最中はワックスを盛ったり削ったりなどの作業が反復して変化しやすいため，繊細で確定しづらいマージンの最終形成は最後の作業としてとっておいたのである．

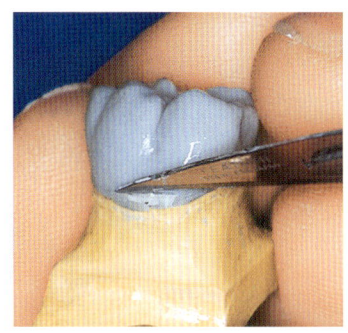

45-a　切るというよりも割るという感覚で，割れた瞬間に力を抜けば支台歯型表面を傷つけないですむ

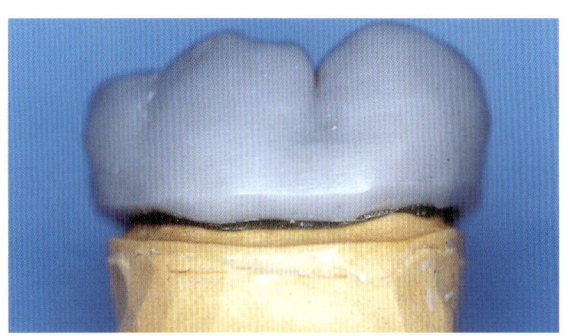

45-b　スムーズな面にしておくことで，内面に皺が寄りにくくなる

45-c　ソフトワックスを高めの温度で溶解し，流し込むようにする．流し終えた後に滑沢な面に仕上げ，湿らせた綿花で押さえるように拭いておく

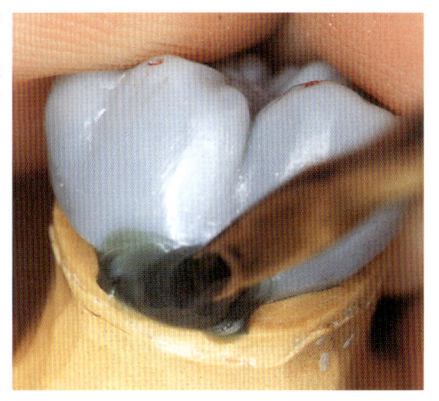

45-a〜c　マージン部のカット

### 工程 14　マージン部仕上げの最終確認

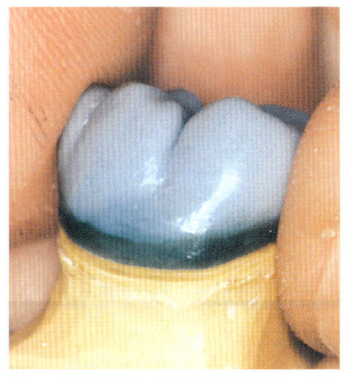

46-a　支台歯型よりわずかに着脱し，さらに過不足がないか診査する

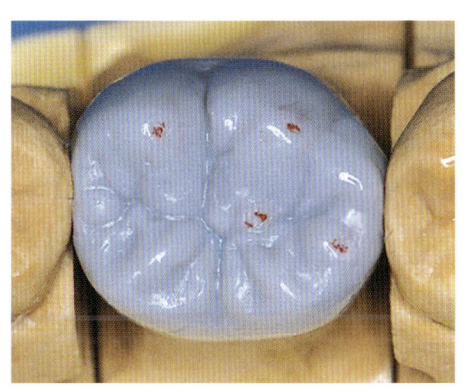

46-b　最終確認段階でも，接触関係は失われていない

Part I フルキャストクラウン製作の勘所

# 3 失敗しない！ 埋没・加熱テクニック

## 適切な歯冠形態

　隣在歯隣接面との距離があればあるほど，余計にワックスを盛り足す必要が生じて技工操作が難しくなり，形態を壊すこともある．しかし，歯冠形態において隣在歯との接触関係が得られていれば，補足するワックスの量は最小限ですみ，鋳造後の接触域調整も容易になる．ここで言う"適切な歯冠形態"とは，頰舌歯頸マージン部から対合歯との接触部位までと，修復部位隣接面における隣在歯接触域までを指す．つまり，歯冠部豊隆（Crown Contour）とは唇頰舌面にだけ存在するものではなく，隣接面（Inter Proximal Contour）をも含めた形態のことであり，隣在歯と接していればよいというものではない．

### 工程1　隣在歯接触域へのワックスの補足

　ワックスパターンにおける隣在歯との接触域形態は，歯冠形態において隣在歯接触域と確実に接触していなければならない（**47-a**）．隣在歯と歯冠形態において空隙があるものにワックスを盛り足しても，鋳造後にコンタクト調整を行う際に接触関係は再現できても，唇舌頰側における理想的隅角徴を得ることはできない．これでは，隣接面においてフードインパクション（食渣嵌入）が生じることが予見される（**47-b**）．

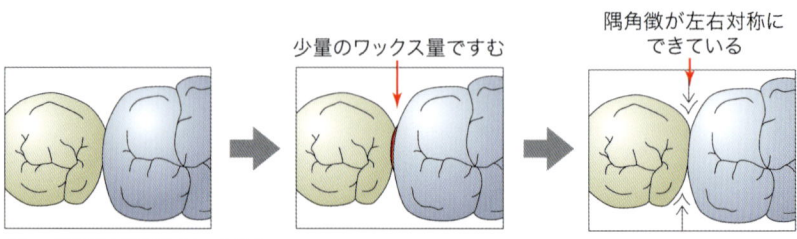

**47-a** 形態的に接触している場合．
　隣在歯と歯冠形態上の接触関係が得られているため，少量のワックス補足ですむ．よって，理想的隅角徴を再現しやすい

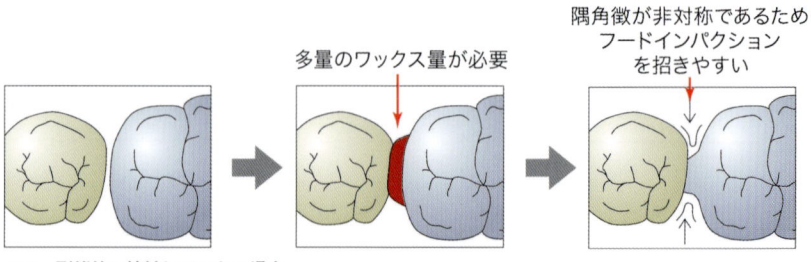

**47-b** 形態的に接触していない場合．
　ワックスを盛り足すことで隣在歯との接触関係は得られるが，理想的隅角徴は得られにくい

## リムーバブルノブの形成

リムーバブルノブとは言うまでもなく，完成した補綴物が口腔内で試適される際に，歯科医師が補綴物を着脱しやすいようにするための装置である．その形態は，先端に丸みを与え，頰粘膜に対して直角方向に向けると傷つけてしまうこともあるので，鼓形歯間空隙方向に向けて植立させる．

また，リムーバブルノブといえども求められる形態があり，常に同じ形態付けを行う必要があることも忘れてはならない．

歯科医師の指示により，頰舌対角線方向2カ所にリムーバブルノブを付与することもあるが，ここでは頰側面近心隣接面寄りに付与する一般的なケースにおける，技工操作上の注意点を述べる．

### 工程2　リムーバブルノブの位置

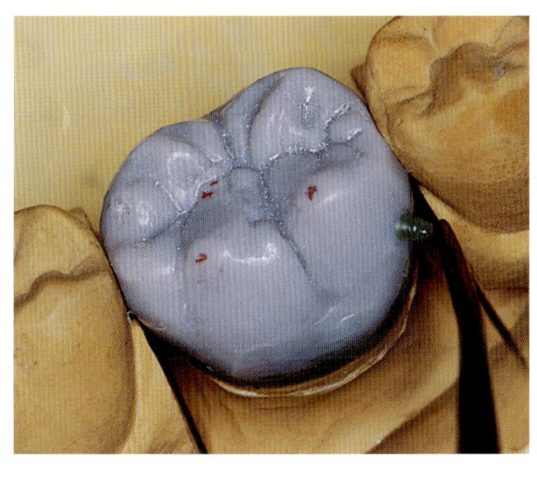

**48-a　邪魔にならない位置．**
形成器にすくい取られたワックスの表面をパターン表面にわずかに接触させ，息を吹きかけながら形成器をパターンから遠ざけることで，溶けたワックスは氷柱（つらら）のように成長する．歯科医師は補綴物の接触度合を測るためにコンタクトゲージを隣接面に挿入するが，このとき，方向はノブがぶつからないような位置・方向で植立しなければならない

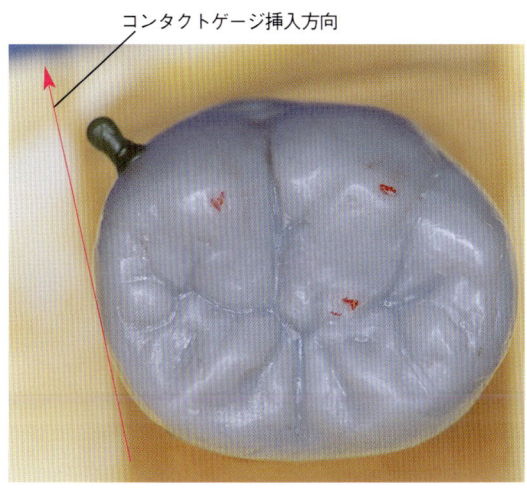

コンタクトゲージ挿入方向

**48-b　コンタクトゲージの方向．**
完成した補綴物の接触度合を測るためにコンタクトゲージが口腔内で使われるが，その挿入方向にノブ先端部などがあるとゲージが使えなくなってしまう．挿入方向からわずかでも離れた位置に植立し，先端部は丸く加工しておく

Part I **フルキャストクラウン製作の勘所**

3 失敗しない！埋没・加熱テクニック

### ワックスの選択

ラボによってさまざまな色調のワックスを採用していると思うが，「なぜ，このワックスを使っているのだろうか？」と思うことも多々ある．材料コストなども理由の一つかもしれないが，歯科技工を進めるうえで見やすく扱いやすいということには，永い目で見れば材料コストを上回る作業効率の向上があり，結果的には低コスト化につながるはずだ．いま一度，手元のワックスを見直してみよう．

**工程 3** ワックスの見やすさ

歯科技工士は一日の大半をワックス形成の時間に割いているだけに，使いやすいということだけではなく，見やすく，目にも優しいワックスの選択が求められる．

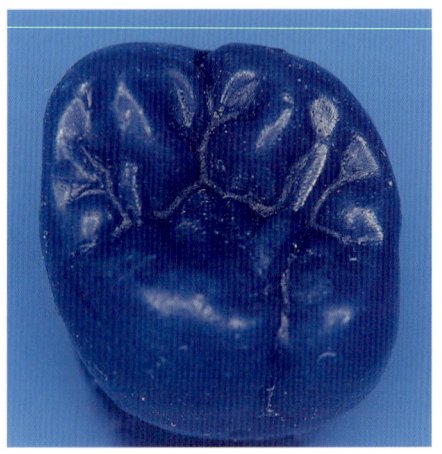

**49-a Blue.**
明度が低いため細部が見えづらく，長時間の作業では目が疲れてしまう

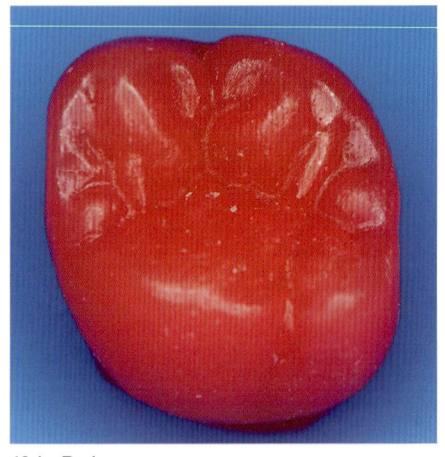

**49-b Red.**
これも黒味の強い赤であり，細かい形態をとらえにくい

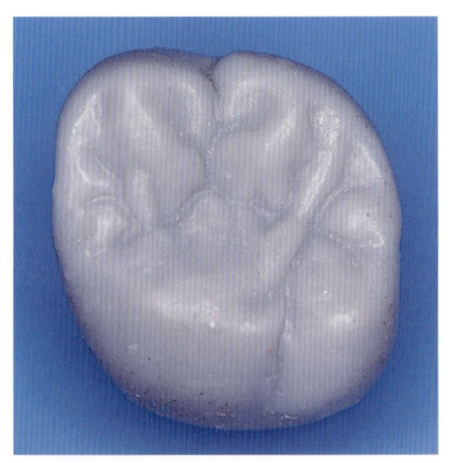

**49-c Gray.**
明度が高く，細かい形態をとらえやすい

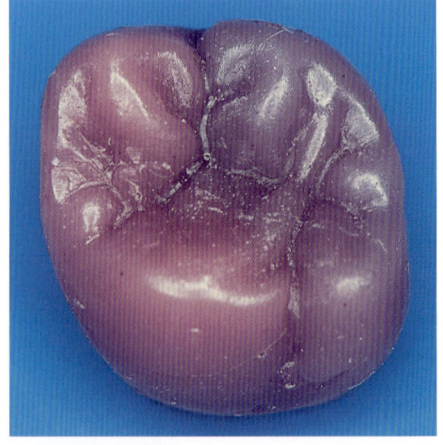

**49-d Spot（ぶち）.**
色調が違えば削り加減にもバラツキが生じるので，論外である

49-a～d　ワックスの色調の違いによる見え方の相違

## 鋳造前準備

鋳造は目に触れない場所（鋳型）への作業であり，金属が溶けたその時までは目視確認が容易だが，鋳造圧をかけた瞬間から目による確認が困難となり，埋没材から掘り出すまで確認することができない．

それだけに，鋳造するための前後の下ごしらえ（円錐台の形や状態と加熱スケジュールなど）が，結果に大きく影響する．

### 工程4　円錐台形状と選択

歯科技工士における鋳造方法は「遠心鋳造」と「圧迫鋳造」に大別されるが，遠心鋳造には円錐台陽型により形作られた埋没リング上のるつぼ形状の上で直接溶解する方法と，別のるつぼ上において融解する方法があり，採用する鋳造法により円錐台形状やスプルー線直径に配慮が求められる．

#### 遠心鋳造の場合

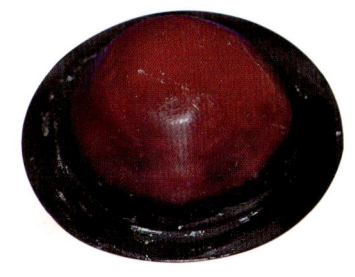

50-a　埋没リング上で直接金属を融解する．
（例；単独インレーやコアなど）．熱効率などを考慮し円錐台陽型部形状は鈍角にするが，浅すぎると遠心圧がかかる際に融解した金属が飛散することがある．

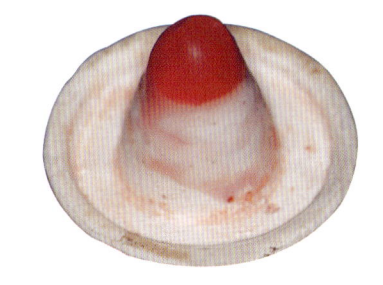

50-b　別皿上で融解する．
（例；厚みのある鋳造冠など）．遠心圧がかかると同時に，鋳込み口に融解した金属が集中するような形にする．埋没リング上で溶解する場合と比較すると，鋭角な円錐台陽型形状が必要で，融解する金属量が多いケースに有利．スプルー線は太いものを使える

#### 圧迫鋳造の場合

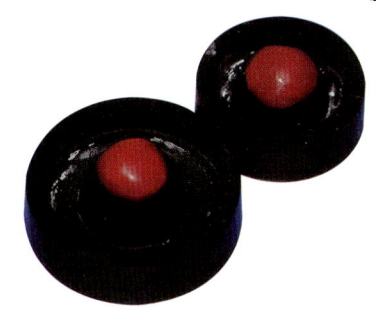

50-c　炭素るつぼやセラミックるつぼ上で金属を融解する．
（例；すべてに対応）．金属が融解したらマッフルを反転させることで，鋳造陰型に金属が注ぎ込まれる．と同時に，空気がマッフル内に注入され，鋳造圧が金属全体に均等に作用するといわれている

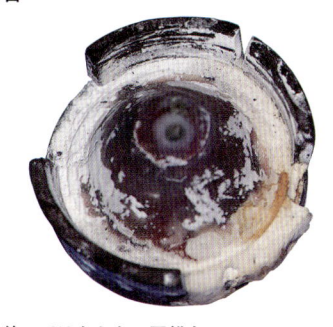

50-d　使ってはならない円錐台．
使用後に清掃することを怠ったため，埋没材が表面にこびりついたままである．やがて埋没材は円錐台（ゴム）に食い込み，使えなくなる．歯科材料や器具は大事に使うことで，そのコストは大きく下がるものである

50-a〜d　鋳込み方法が違えば円錐台形状も異なる

## 工程5　スプルーの選択

砂利道とアスファルト舗装された道のどちらが運転しやすいか，考えてみてほしい．オフロードを走る趣味がある人は好んで砂利道を選ぶだろうが，補綴物製作における鋳造の場面に置き換えてみるとどうだろうか．溶解された金属を車とすれば，走る道（＝スプルー線）はきちんとアスファルト舗装され，目的地（＝鋳型）にできるだけ早く到達したほうが，よい結果が得られる．

また，大きなプールに水を入れるときに，家庭にあるような小さな蛇口を使う人はいないだろうし，逆にコップに水を注ぐのにプールにあるような太い蛇口を使う人もいない．つまり，鋳造体陰型の体積によってスプルー直径を選択して行くことになるわけだが，筆者は基本的には太いほうが有利であると考えている．

接合の後にはトーチを使ってワックス表面全体に火をかけ，滑沢にしておく．これで融解された金属はスムーズに埋没材表面を傷めることなく鋳込み道を走り抜け，鋳造体陰型に到達するだろう．

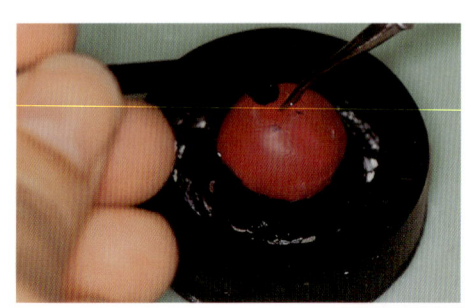

**51-a**
左手でsprue wax R40を円錐台上の植立する方向に向け，円錐台上のワックスを形成器で溶解する

**51-b**
円錐台上のワックスが硬化する前にsprue wax R40を差し込む

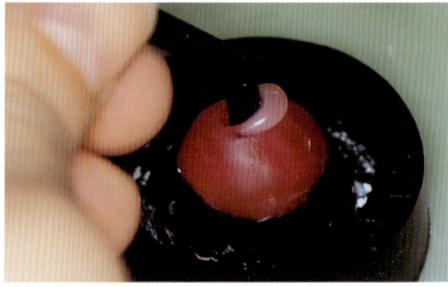

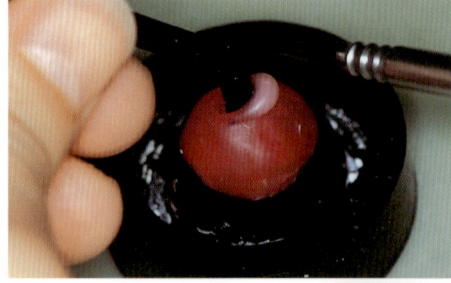

**51-c**
接合部周辺を形成器によって溶かしながら滑沢に仕上げる

**51-d**
さらにトーチを使い全面を滑沢にし，溶解した金属が滑りやすいようにする

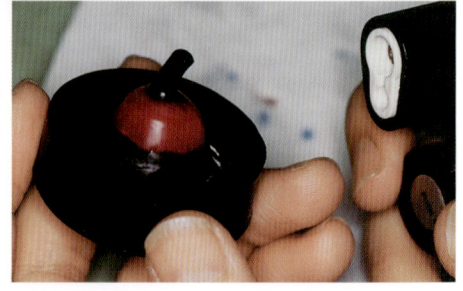

**51-a〜d　円錐台陽型上には太いスプルー線**

（sprue wax R40；東洋化学研究所）

## 工程6　ワックスパターンへのスプルー線植立

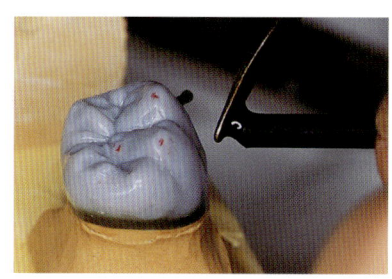

52-a　スプルー線を接合部分に向け先端部を軽く溶解する

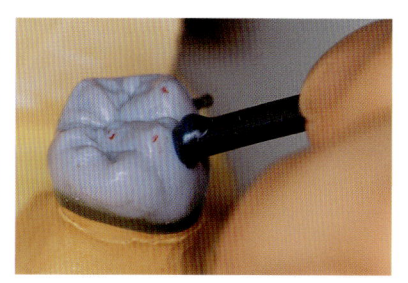

52-b　溶けているうちにワックスパターン接合部に接触させ，仮着する

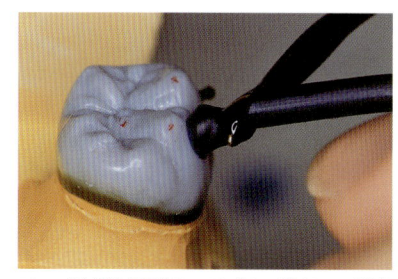

52-c　形成器を加熱し，スプルー線を3mm程度の長さに溶かし切る

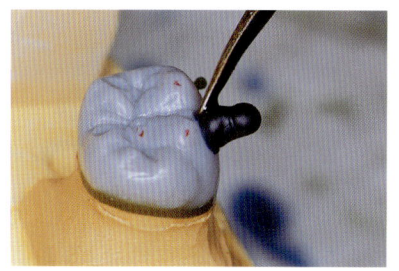

52-d　再び形成器を加熱し，仮着部を溶解しワックスパターンと一体化する

52-a〜d　ワックスパターンとのスプルー線接合（sprue wax R25；東洋化学研究所）
鋳造体陰型に溶解された金属が鋳造圧によって鋳込まれることを成功に導くための重要な場所となるため，操作は確実かつ慎重にしなければならない．また，ワックスパターンの肉厚部を選択し，さらに鋳造圧方向を考慮し咬合面寄りに植立する

## 工程7　円錐台へのワックスパターン植立

　すべての歯科材料はある一定の厚みや体積を持つことで各製作工程において求められる性能を発揮する．

　埋没材においては加熱されることで膨張し，埋没材中におけるワックスパターンの位置によってはバリが発生したり，適切な膨張が得られなかったりして，不適合な鋳造体に繋がることを忘れてはならない．

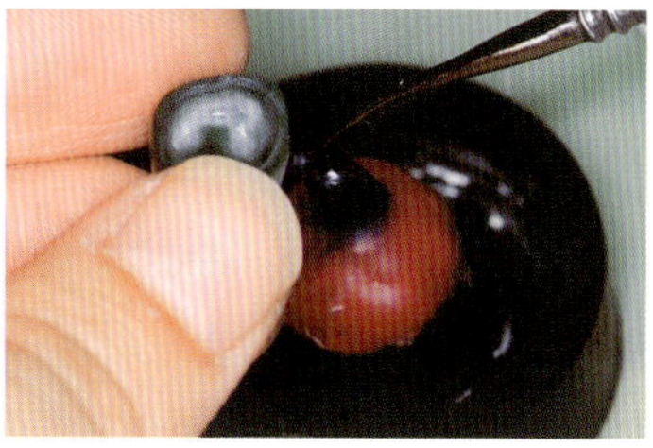

53-a
円錐台上のスプルー部先端を形成器で溶解し，そこへワックスパターンのスプルー先端を差し込み，位置決めする

53-b
埋没リングを装着して埋没材中におけるワックスパターンとの位置を確認する

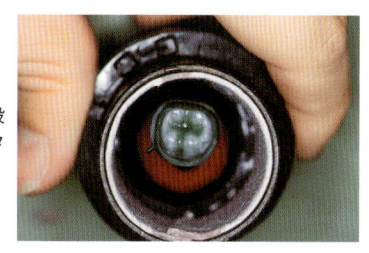

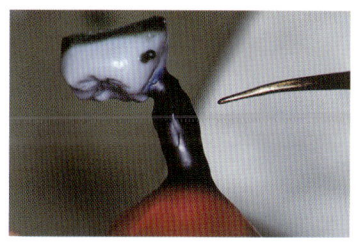

53-c
埋没リングを撤去し，再び接合部を形成器で確実に再溶着しておく

## 工程8　埋没リングの選択

鋳造体にどれだけの膨張を与えるかについては，埋没材の混水比を変えるのか，あるいはライニング材に工夫を与えるのかによって結果に違いが現れる．どちらかを選択するためには，すべての製作工程において，一定の条件下における補綴物への影響や結果を，歯科技工士自身が基礎知識として知っておかなければならない．

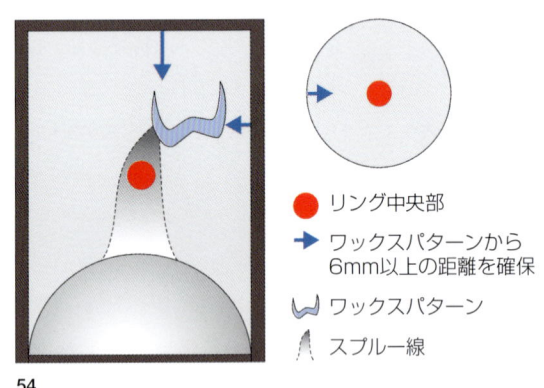

- ● リング中央部
- → ワックスパターンから6mm以上の距離を確保
- ◡ ワックスパターン
- ⦚ スプルー線

**54**
ワックスパターンはできるだけ埋没材中においてリング長軸方向から見て中央より上に位置させ，リング内側面より6mm以上離れた所に植立できるようなリングを選択する．さらに，リング上部からワックスパターンまでの埋没材の厚みを6mm以上確保できる位置を選択する

## 工程9　ライニング（リング内側への裏装）

リング内側に何もライニングせずに鋳造すれば，埋没材膨張が抑制されて補綴物の支台歯型への適合はきつくなり，逆にライニング枚数を増やしすぎると緩くなる．与えられた支台歯型の形，補綴物を製作する環境が内側性・外側性のいずれであるか，ライナーの厚さ，枚数の違いなどで結果に相違があり，さらに湿らせるのか乾いたままで埋没するのかでも相違があるので，さまざまな条件下を考慮して選択しなければならない．

**55-a**
ライニング材をリング内側へ均等に密着させることが求められる

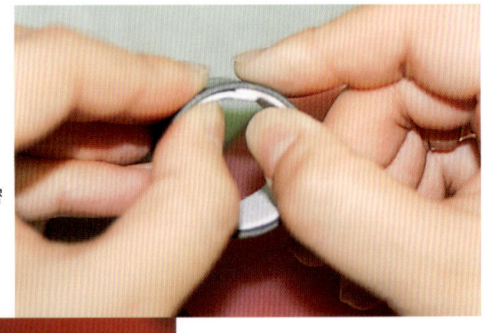

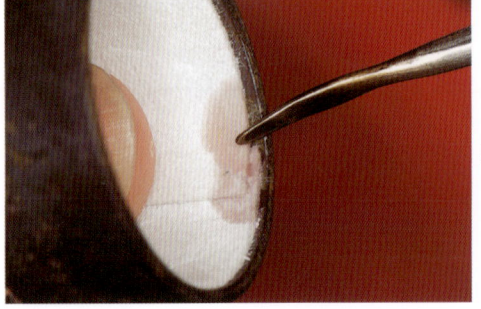

**55-b**
ライニング材をリング内側に密着させたら，接合部をワックスで固定させ水で湿潤状態にしておく

### 工程10　埋没材練和

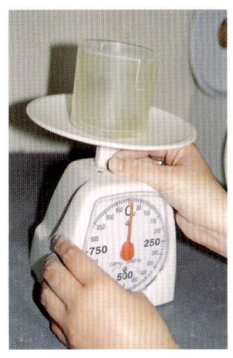

**56-a　ハカリによる計量.**
料理の時に使うハカリの精度で十分である．ミキシングカップをハカリに載せてゼロに設定しておく

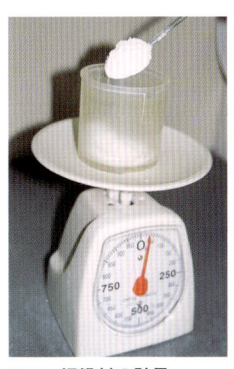

**56-b　埋没材の計量.**
ゼロ設定をしておいたので，ミキシングカップに入れた量が埋没材の量になる

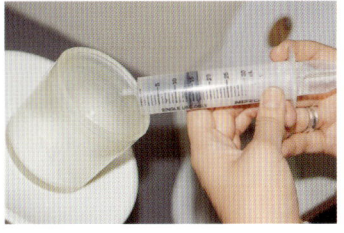

**56-c　混水比.**
埋没材が梱包された袋や箱には必ず混水比が示されている．原則としてはこれを守ることが必要だが，作業環境や状況によっては必ずしも厳守しなければならないものでもなく，臨機応変な対応が求められることもある

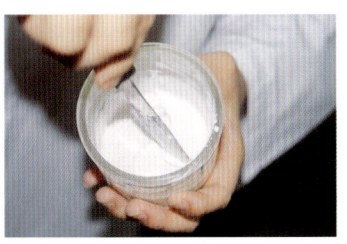

**56-d　予備攪拌.**
水が埋没材中においてまんべんなく行き渡るように，スパチュラにより軽く攪拌しておくが，ミキシングカップの底にはスパチュラが届きにくい場所があるので注意を要する

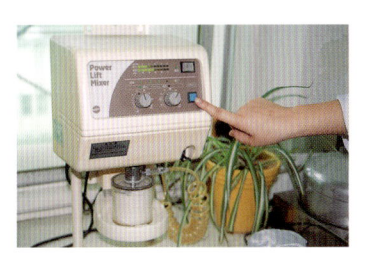

**56-e　攪拌器による練和.**
（Power Lift Mixer；松風）．機械による攪拌は攪拌効率が高いために埋没材の膨張率を上げてしまうこともあり，攪拌時間や混水比で調整することも必要となる

　埋没材の練和において使用する水や専用液の温度を年間を通して室温に保つことにより，一定の結果を得ることが可能になる．さらに，この攪拌器は終始減圧下において攪拌するが，回転初期においては低速回転し，埋没材と水を馴染ませた後に回転速度を上げ，設定した時間まで攪拌してくれる．一定の埋没材練和度合を得るのに優れた器材である．しかし高速回転により練和されるために，やや膨張が大きくなりやすいことから，筆者はメーカー指示による練和時間よりも15秒程度短く設定している．

### 工程11　ワックスパターンへの埋没材塗布

　気泡の混入などを防止するためにパターン表面に表面活性剤などを吹きつけて埋没する方法もあるが，表面粗れを起こしたりすることもあるので，基本的にパターン表面には何もしないほうが賢明である．練和された埋没材に気泡が混入していなければ，パターンにも気泡は入らない．

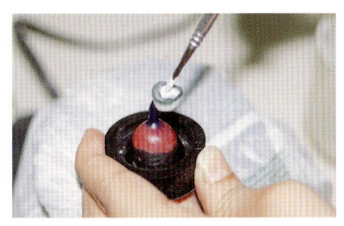

**57-a　パターン内外面への埋没材塗布.**
所定時間の攪拌が完了したらミキシングカップをバイブレータ上で振動させ，さらなる脱泡を促しておく．次に，形成器先端部に少量の埋没材を掬い取り，パターン内面に埋没材表面（形成器は触れない）を接触させて振動を利用して行き渡らせ，内面に満ちたら歯冠外形部にも埋没材を塗布するようにして包み込む

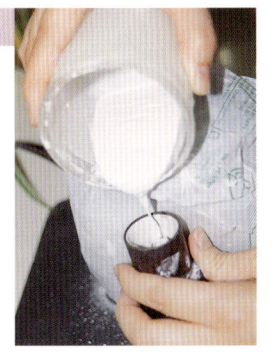

**57-b　埋没リングへの埋没材注入.**
ミキシングカップのみに振動を与え，リング方向に傾けながら注入するが，リングの底の部分から注入し，やがてリング上部に達するような埋没法がよい

## 加熱前リング処理

リング側面などに溢れた埋没材がこびりついたままでは，リング加熱を始めることはできない．そのまま加熱すれば，ファーネス内を汚すばかりか，鋳型内部に埋没材のかけらが潜り込むなどの危険を招く．常に失敗と隣り合わせである歯科技工という仕事においては，周到で入念な下ごしらえがいかなる製作工程においても求められることを肝に銘じておきたい．

### 工程12　埋没材緻密層の削除

リング上縁に溢れている埋没材表面には，緻密層が存在し通気性が悪い．そのままで加熱を進行すると，溢れ出ている埋没材にひびが発生し，鋳造を失敗（なめられ・バリなど）しやすくなるため，加熱を始める前に石膏刀やスパチュラなどでリング上縁まで削除しておく．さらに，リング周辺にこびりついた埋没材も取っておけば，ファーネス内を汚さないですむことになる．

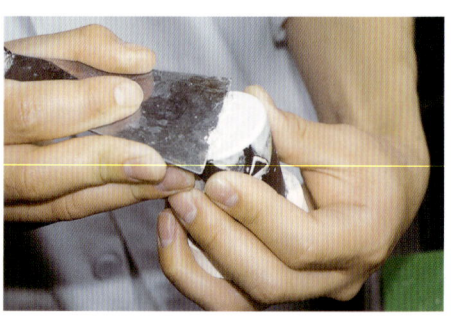

58　リング上縁の処理．
溢れ出ている埋没材の上部から徐々に削除し，リング上縁に揃えるようにしておく

### 工程13　予備乾燥

急激な加熱を行うと埋没材中の水分が沸騰し爆発してしまうこともあるので，リングファーネスに入れる前に十分な予備乾燥を経ることが重要だ．特別な装置を用意しなくても埋没材中のワックスが溶け出す程度まで，写真照明用のアイランプ（岩崎電気；100V 500W）などの下で乾燥させ，できるだけ水分を飛ばした後にリングファーネスに入れるとよい．

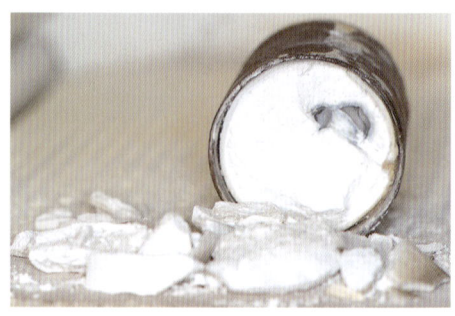

59-a　急加熱のために埋没材中の水分が膨張し，爆発してしまった

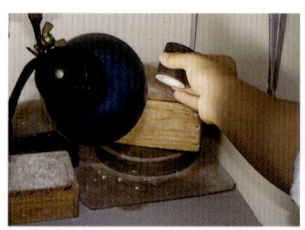

59-b
乾燥箱の中は80℃以上になる．ワックスが溶け出すにはちょうどよい温度で，埋没材にも過度な影響を与えずに水分を蒸発させることができる

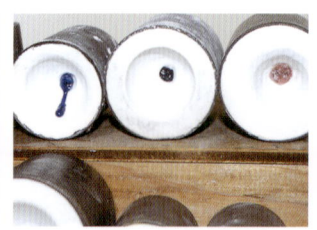

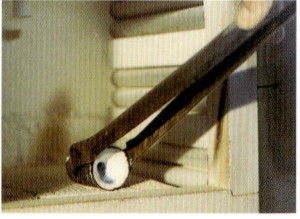

59-c
乾燥箱で約30分経過した様子だが，リングサイズが違えば乾燥度合も加熱スケジュールも違ってくる

59-d　リングファーネス．
仕事量によっては複数のリングを同時加熱しなければならない．リングファーネスは大きいサイズのものを使うことでファーネス内の温度も安定する

## クリストバライト埋没材の性質

　金属は鋳込まれることで凝固収縮し，その分だけ埋没材が加熱膨張することで収縮を補い，適切な適合精度を得ることになる．また，混水比を小さくすれば膨張は大きくなり，鋳造体表面も緻密な面が得られる．

　しかしその反面，埋没操作時間が短くなったり，通気性に劣ったりなどのデメリットも生じる．逆に，混水比を大きくすれば埋没操作時間に余裕ができ，あるいは通気性にも優れるなどのメリットが得られるが，鋳造体表面に面粗れなどを引き起こしやすくもなる．しかも，クリストバライト埋没材は急加熱や過熱に対して脆い性質があり，加熱初期には緩やかな加熱進行が求められる．また，700℃を超えて長時間ファーネス内に係留されると埋没材強度も失われ，鋳造体に面粗れなどを生じやすくなる．

　すべての技工操作に通じることかもしれないが，製作工程や歯科材料おいては常に熟練が求められ，これを叶えるには嫌になるくらいの反復作業を行うしか道はない．室温が20℃だとするとリングファーネスのそれは30倍以上であり，急加熱することと同じである．

　昨今では埋没乾燥の後に一気に700℃の環境に加熱できるクイックタイプの埋没材が登場しているが，これとて非常事態（再製作時間をとれないなど）のための埋没材である．埋没材という素材においては，ゆっくり加熱することに勝るものはないと考えたい．

### 工程 14　加熱開始

　リングファーネスの温度設定を200℃にあらかじめ設定し，徐々に500℃まで上げていくが，リングサイズによって加熱時間は変わるので埋没材の加熱による色調の変化を観察することが重要となる．

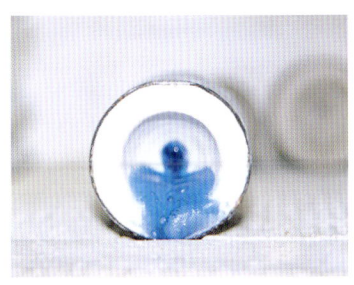

**60-a　200℃〜300℃・約10分．**
この段階ではワックスや水分も焼却乾燥されきっていないため，煙を上げていたり，埋没材に水分が多く含まれていて，鋳込口あたりに沸騰している様子が見て取れるだろう．また，ファーネス内における埋没リングは鋳込口を手前に向けて倒しておくことで，鋳型内に埋没材のカスなどが入り込まず，加熱状態を観察しやすくなる

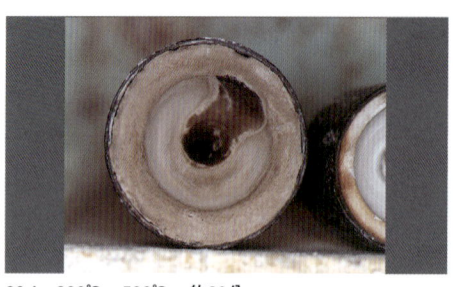

Part I　フルキャストクラウン製作の勘所

3 失敗しない！埋没・加熱テクニック

**60-b　300℃〜500℃・約20分．**
すでにワックスや水分の大部分は焼却し，埋没材に浸み込んだ分の加熱焼却の段階になる．白い埋没材が黒く焦げたような色調になり，加熱温度が上昇するごとに薄茶色に変化していく

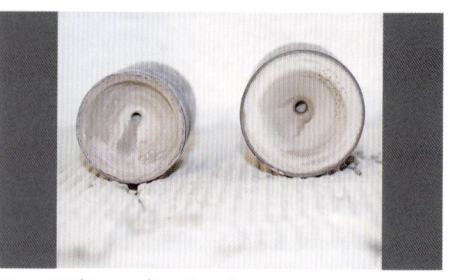

**60-c　500℃〜700℃・約30分．**
鋳込口あたりに見られる薄茶色がかなり白に近づく．加熱状態を見極めるためには，鋳込口からのぞける埋没材内面を観察しなければならない．赤黒い状態であれば十分な加熱ができていないことになる．黒味が薄れ赤味が増していくごとに，加熱状態はよくなっていくといえる

### 工程15　鋳造前準備

　埋没リングの加熱後，鋳造作業に入るが，必要な器具や材料はあらかじめ前準備をしておけば過熱してしまうこともなく，鋳造操作をスムーズに行える．経験の浅い歯科技工士にとっては緊張することもあるが，そういう時は一呼吸おいて，必要な器材や材料について十分な確認をしておけば慌てることもないだろう．「金属は用意されたか」，「鋳造機の準備はできているか」などをチェックしよう．

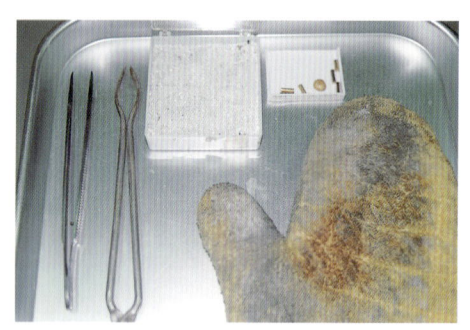

**61-a**
メタル，ピンセット，リング鋏，グローブなど．
マラソンランナーもコースの下見をしてからスタートラインに立つようだ．歯科技工士としても，自分が今どのような技工作業をしようとしているのかを頭の中でしっかり考え，その作業をイメージしてみよう．そして，それらの必要器材を鋳造機の脇に並べよう

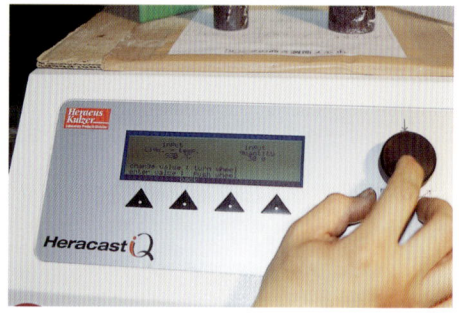

**61-b**
鋳造機のセット（Heraeus Kulzer；Heracast iQ）．
目に見えない鋳型のなかに溶解された金属を圧入するわけだから，金属の溶け具合や鋳造タイミングを見極めるのは難しいものがあり，初心者にとっては緊張の一瞬になる．特に，遠心鋳造機などは自分ですべてのタイミングを捉えなければならず，いつも同じ結果を得るためにはかなりの経験も必要になる

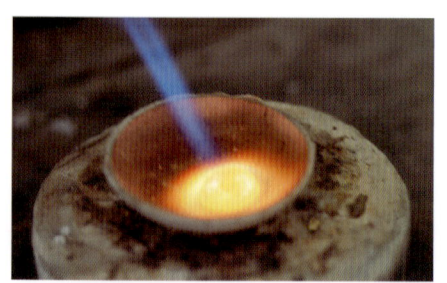

**62　白金加金が溶解した状態．**
十分に溶解した金属は表面張力により鏡面状になり，揺らすと回転する．しかし，金属によって溶け方や鋳造タイミングが異なるため，ここでも経験が求められる．しかも，溶融点の低い銀合金などによっては鋳造時における埋没リングの温度を下げて鋳造することもある

### 遠心鋳造の金属溶解と鋳造のタイミング

　歯科技工士には，さまざまな歯科用金属を使いこなすことが求められるが，口頭で聞いたり文章を読んだりしても理解することはなかなか難しい．金属は加熱溶解されることで液相点に達し，表面張力で丸く集合して表面は鏡面状になる．このあたりが鋳造のタイミングだが，ブリッジなどの鋳造時には筆者はやや溶かしすぎ気味で鋳造している．

### 工程16　鋳造操作

これまでにさまざまな場面で目標設定や用意周到な前準備が重要であることを繰り返し述べてきた．失敗の要素はすべての製作工程に潜んでおり，これをクリアしていくことは容易ではない．失敗すると心の余裕をなくして次の作業に大きく影響し，さらなる失敗を繰り返すことになる．それだけに慎重の上にも慎重を重ね，気持ちを落ち着かせ，鋳造操作に臨みたい．

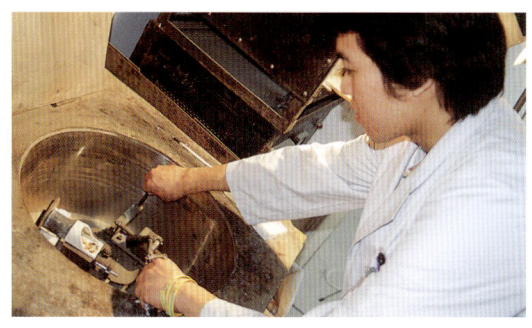

**63**
**遠心鋳造の場合．**
バネの力を利用して回転させ，反対方向に作用する遠心圧で溶解した金属を鋳込む方法であるが，かなりの経験と慣れが必要となる

### 工程17　鋳造後のリング処置

歯科材料は消耗品ではあるが，大事に使うことを心がけていれば長持ちするものだ．特にリングは冷やされたり，加熱されたりと過酷な環境にさらされ傷みやすい．鋳造後に鋳造体を取り出したらリング表面の埋没材をきれいに取り除き，濡れたままにせず雑巾などで水分を除去しておく．

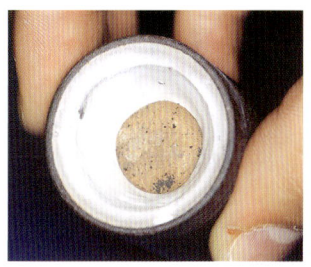

**64-a　リングの除冷．**
鋳型のなかに鋳込まれた金属を急冷すると，鋳造体の大きさにもよるが，内部応力が高まり，変形を来たすことがあるため，室温にてリングを手に触れても大丈夫な温度まで除冷する必要がある

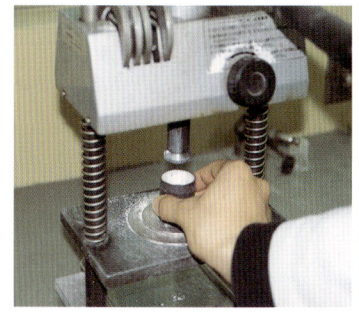

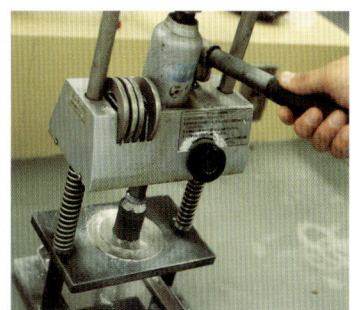

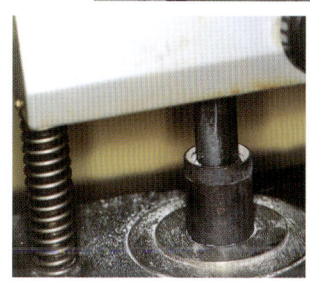

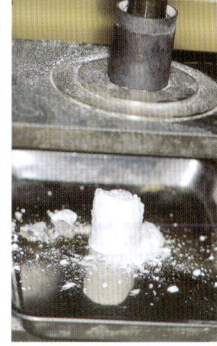

**64-b〜e**
**鋳造体の取り出し．**
埋没リングが変形するほど叩いて鋳造体を取り出している人をたまに見かけるが，鋳造体マージン部などの薄くデリケートな部分を変形させてしまうことがあるので，決してやってはならない．ここでは，歯科技工用に考案された油圧プレス（大山デンタル考案）を使ってリング内の鋳造体を取り出している

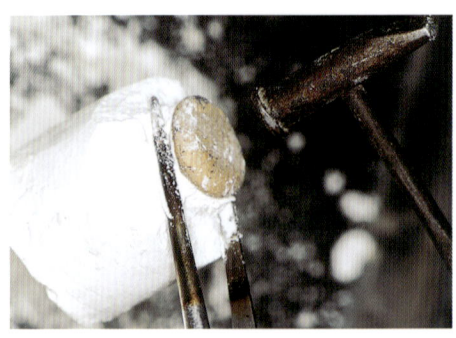

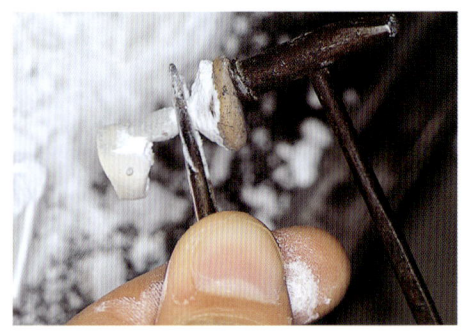

Part I　フルキャストクラウン製作の勘所

3 失敗しない！埋没・加熱テクニック

**64-f, g　鋳造体からの埋没材除去.**
鋳造体を傷つけることがあるので，鋭利な物で埋没材を除去してはならない．ピンセットでスプルー部分をつまみ，軽く湯残り底部に振動を与えると，見事に埋没材が剥離するように除去される

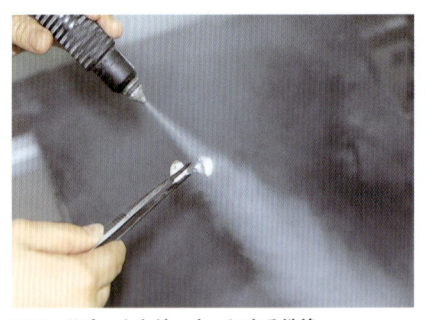

**64-h　スチームクリーナーによる洗浄.**
取り残した埋没材は高圧スチームを鋳造体全面にまんべんなくかけることで，傷つけることなく取り出すことができる．内面などを鋭利なもので清掃しようとすると傷つけることになる

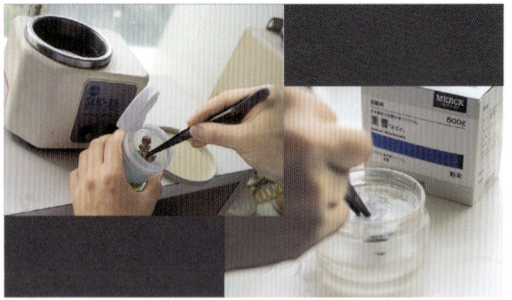

**64-i　超音波洗浄器による鋳造体酸洗浄.**
鋳型から取り出した鋳造体表面には埋没材や金属酸化物が付着している．一般的には塩酸の2倍水溶液中で除去するが，洗浄においては密封できる容器を使い，換気の行き届いた場所が必要だ．処理後には重炭酸ソーダ溶液中に浸して中和しなければならない

## 鋳造体の内面確認

人間の目は素晴らしい機能を持っているが，見えていないことも数多くある．特に，鋳造体内面に潜む微細な気泡やバリの存在を認めることは苦手なようだ．そこで拡大鏡を使うことになるが，初めて拡大鏡を使って内面確認すると，きっとあまりの光景に驚くだろう．それらに気づかないまま支台歯型に鋳造体を装着すれば，支台歯型を傷めることになる．

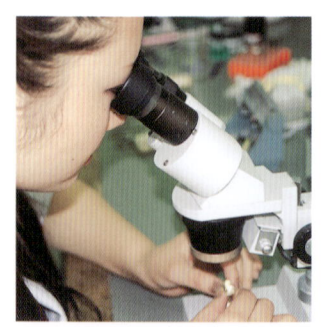

**65-a　拡大鏡による内面確認.**
製作工程のすべてでしつこく確認する癖をつけておくと，しなくてもよい失敗を未然に防ぐことができる．製作工程とは，するべきことすべてを行うことを指し，それにかかる時間を製作時間と呼ぶが，確認を怠って失敗すれば，無駄な製作時間を費やすことになる

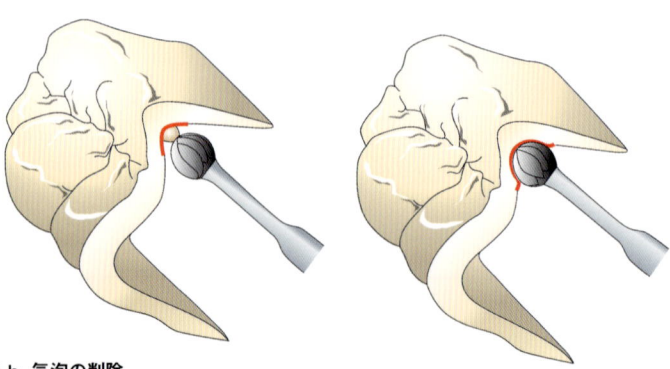

**65-b　気泡の削除.**
内面に入ってしまった気泡を削除するためには，気泡の形状，大きさ，位置によって切削器具を選択しなければならない．小さい気泡を削除するのに大きなラウンドバーを使うと内面をいたずらに変えてしまい，適合精度を下げてしまうことになるし，ラウンドバーに対して大きすぎる気泡の場合は作り変える必要が生じる

## 支台歯型への適合審査

　支台歯型の歯軸方向に鋳造冠内面を向け，ゆっくり歯頸部方向に装着して行くが，途中で引っかかったり擦れたりするような異変を感じたら，無理に押し込むのではなく，もう一度内面を拡大鏡でのぞいてその原因を見つけなければならない．力任せに押し込んでしまうと，支台歯型を損壊するなどして取り返しのつかない事態を招く恐れがある．

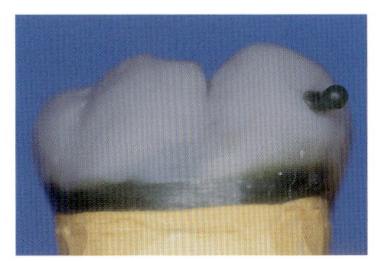

**66-a　ワックスパターンの状態**

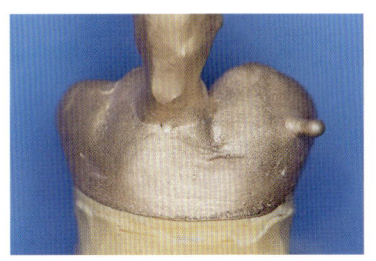

**66-b　マージン部の適合確認．**
支台歯型マージン部までしっかり適合しているかどうかは拡大鏡で審査する．歯根方向からのぞき込むようにすると，支台歯型軸面との密着度合も確認できる

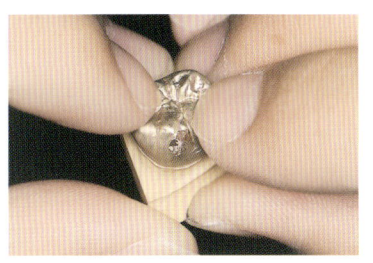

**66-c　支台歯型への適合確認．**
支台歯型の左右を親指と中指でしっかり支え，人差し指で鋳造冠の咬合面部辺縁部を左右対角線上に配し，左右の人差し指を交互に力を掛けるとよい．変形している場合はシーソーするし，適切な適合が得られていれば，鋳造冠は微動だにしないだろう

## 湯残り部分からの切り離し

　市販されているさまざまな技工用切削ポイントにはそれぞれに異なる切れ味があり，その切れ味に任せるような使い方をしないと思わぬ失敗をすることになる．

　ここではディスクを使って切り離すが，早く切ろうと思って力を掛けるとディスクが破折したり，鋳造冠の思わぬ箇所を切ってしまったりする．ひどい時には大事な指先に傷をつけ，仕事にならなくなることもある．切り離しの瞬間は危険が伴うことを自覚しておきたい．

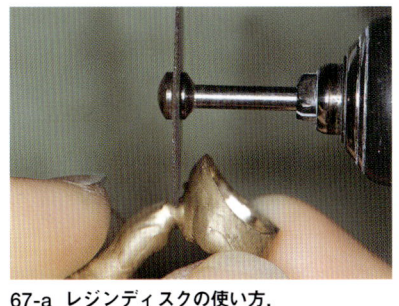

**67-a　レジンディスクの使い方．**
レジンディスクは横からの力に弱い．手指によって修復物をしっかり掴み，一定の力加減によって操作しないと割れたりする．また，無理な力をかければ磨耗が激しい．割れたディスクは作業時にディスクの裏まで見えるので便利だが，寿命は短い

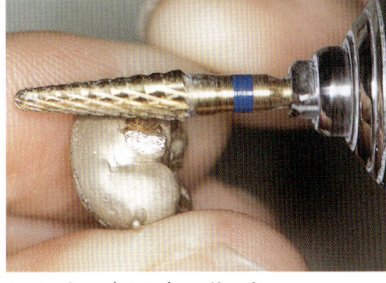

**67-b　カーバイドバーの使い方．**
カーバイドバーは切削能力が高く，無理な力をかければ傷の深い粗雑な面が得られるだけでなく，そのままでよい部分を削除してしまうことがある．力任せに使うのではなく，軽い力で能力を引き出すような使い方をしよう

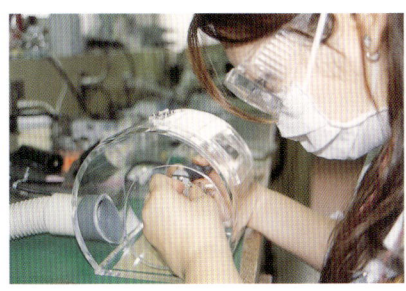

**67-c　防護メガネやマスクの着用．**
歯科技工は汚れやすく，部屋の空気も粉塵だらけになりやすい．特にメタル切削時には鋭利なメタル切削屑が飛び交い，目に飛び込むこともあって危険なことこのうえない．したがって，マスクを必ず着用して吸塵器のもとで作業をすることになる．また，歯科用金属は歯科材料のなかでも高価な部類である．切削時には微細な切削紛状態であるため目立たないが，チリも積もれば山となり，お金をドブに捨てるようなものであるから，回収箱のなかで切削作業などをするとよい．そうすれば，防護メガネやマスクの効果も高くなるだろう

Part I フルキャストクラウン製作の勘所

# 4 歯科技工士の"咬合調整"

## 0.2mmの技術

「口腔内に勝る咬合器はない」と言われるが、これは作業用模型上に再現しえない動きが口腔内歯列に存在するがゆえの言葉と思われる。再現しえない動きとは、各歯牙における生理的動揺（200μm程度）のことであり、別の表現をすれば、200/1000、つまり0.2mmの情報がラボサイドへ届いていないということである。しかも、咬合器上の運動経路は常に一定で、口腔内における咀嚼運動経路とは似て非なるものとも言える。これらの情報をチェアサイドからラボサイドへ届けようとしても、間接法下における印象採得法では困難で、その部分は口腔内における歯科医師の調整によって補われる。

口腔内で接触域調整をするのは歯科医師であり、それはチェアサイドにおける必要不可欠の作業であるが、これを容易にさせるか否かは、歯科技工士がどれだけの知識と技術をもって修復物を製作したかにかかってくる。

歯科技工士としては、口腔内における調整は、微調整でありたいものだ。

## 鋳造体における咬合紙の使い方

咬合紙とは上下に接触する咬合面や隣在歯との接触域を目標設定し、それが目標設定どおりにワックスパターン上に再現されているかどうかを確認する道具であり、咬合紙を使うことで「あっ、ここが嚙んでいたのか」「ここが接触していたのか」と後から気が付くような使い方は好ましくない。

ワックスパターン上で指先に感じた接触感と鋳造後のそれとには違いがあり、ワックスと硬石膏模型、あるいは歯科用金属と硬石膏模型が接触したときの接触感は違ってくるため、ワックスパターン製作時と同様な確認作業を繰り返すことが欠かせない。また、隣接面にはワックスを補足しているため、着色のされ方も大きく違ってくる。

ここまで一般的に行われていると思われる咬合紙による近遠心の接触域調整が完了したことになるが、はたして近遠心接触域の接触度合は同じだろうか。

実は近遠心接触域の調整時には、分割空隙に鋸刃を介在させても、分割鋸刃の厚みが分割幅より

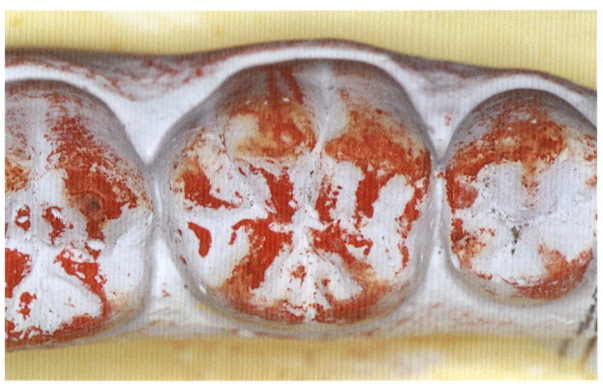

68-a 製作工程で目標設定がしっかりなされていれば、このように対合歯模型を汚すことはないだろう。これでは作業の質ばかりか、歯科技工士の資質までも伺い知れる

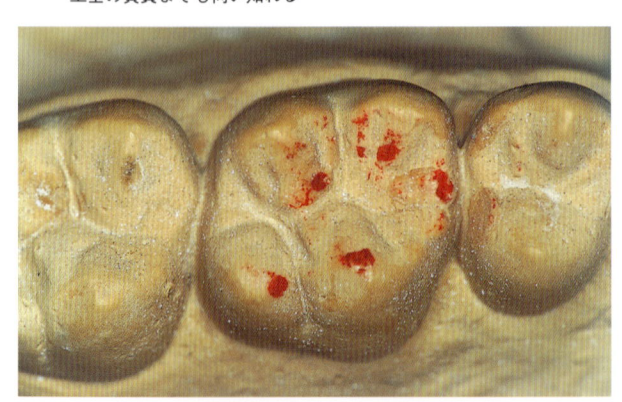

68-b しっかりとした目標設定がなされると対合模型を必要以上に汚すことはなく、その結果、修復物にもよい影響が与えられる

薄いために隣在歯模型にたわみが起こっており，これをしっかり防止する手だてが必要になる．この精度を確認するには，次のような作業が必要になる．

接触度合とは接触強さであるが，この強さは具体的な数値がないうえ，強い接触度合を好む歯科医師もいれば緩めの接触度合が好みの歯科医師もいるので，一概には言えない．しかし，補綴物に品質価値を求めるならば，ある一定の接触度合を常に与えるべきである．「昨日の補綴物はちょうどよかったが，今日の補綴物は緩かった」では許されないし，歯科医師の信頼はいつになっても得られないだろう．

もし，読者諸氏が臨床の現場で咬合紙のみで，分割箇所を固定しないままに調整をしているなら，手許にある作業用模型をパターンレジンで固定し，接触度合を精査してみてほしい．きっと，咬合紙のみの調整がいかに曖昧なものであったかに驚くだろう．そして，歯科医師による口腔内調整にも手間をかけさせないですむようになるはずだ．

### 工程1　咬合紙による隣接面の接触域調整

近遠心接触域は同じ強さで両隣在歯と関わらなければならないが，果たしてそのようなことが可能なのだろうか．結論から言うと，難しいと言わざるをえない．作業用模型製作時の歯列位置の狂い（弧状変形や分割作業）などがその原因として考えられるが，模型精度の向上や作業の熟練度を高めれば，あるいは工夫を凝らせば，その狂いは限りなく小さくできる．

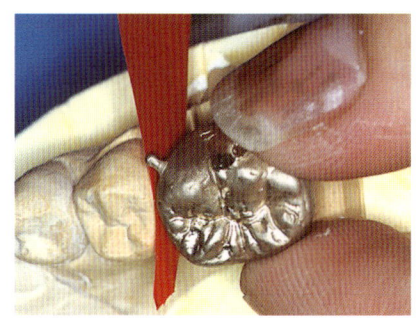

**69-a　1カ所ずつの接触域調整（近心側）．**
近遠心2カ所の接触域を同時に調整することは，技術的な難易度が増すのでしてはならない．なぜなら，作業中，常に近遠心接触部位のいずれにも咬合紙による着色がなされ，どちらを調整してよいのか見極めづらくなるからである．そこで，遠心部隣在歯模型のみを歯列から取り除けば，遠心隣在歯模型による影響を排除し，近心部接触域調整に専念することができる．7̄の隣在歯列は撤去しておく

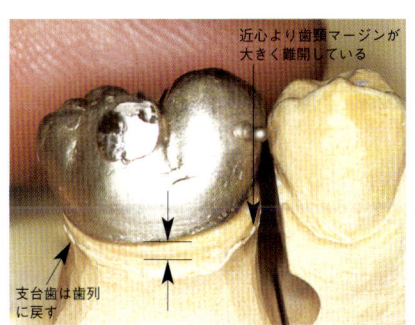

**69-b　近心部隣在歯との接触域調整．**
支台歯型に補綴物を装着したままで，歯列位置に戻しながら接触域の調整を行ってはならない．それは，口腔内歯牙には歯根はあるものの，当たり前のことだがダウエルピンは植立されておらず，口腔内歯列位置からの着脱はできないからである．ここでは口腔内と同様の条件下で接触域調整を行うことが重要であるので，支台歯型は歯列位置に戻しておき，咬合紙を隣接面部に介在させ，補綴物を支台歯型に軽く挿入して着色させる．この時，近心隣接面にはワックスが補足されているために遠心方向に補綴物は押され，近心歯頸マージンが大きく離開している．前歯部などの比較的細い支台歯型の場合，無理な力をかけると破折したり隣在歯隣接面が損傷したりするので注意が求められる

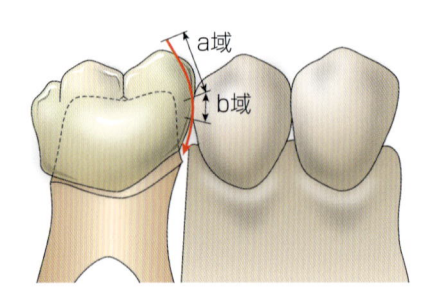

**69-c 接触位置の変化.**
接触域調整の初期には，補綴物は遠心方向に強く押され，歯頸マージン部は近心が遠心と比較して持ち上がった位置にある．これは，補綴物近心接触域を削除していくことで，やがて図中の矢印方向に弧を描くように支台歯頸マージンに適合していくことになる．このときに，接触域に接近していくエリア（a域）と離れていくエリア（b域）が補綴物近心隣接面の着色位置周辺に同居しているので，着色部位であればどこでも調整してよいというわけではない．この作業は調整部位をしっかり目視しながら進行しなければならない

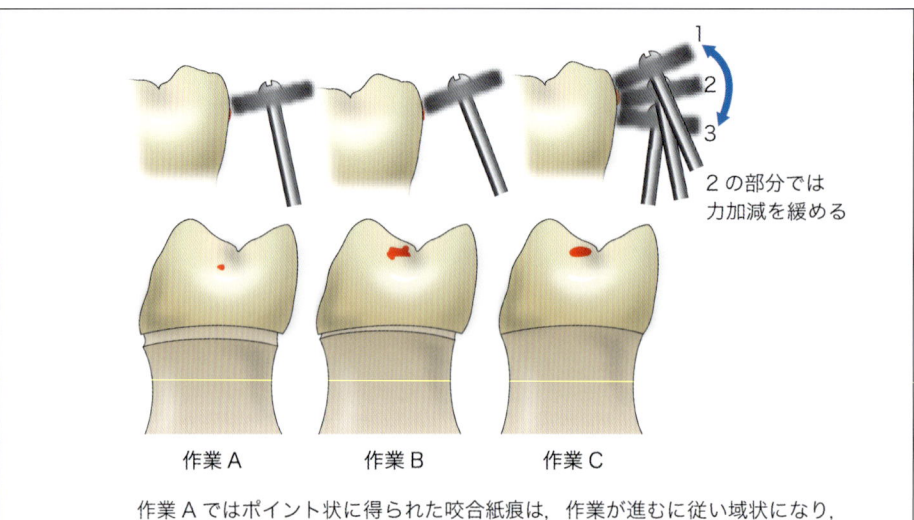

2の部分では力加減を緩める

作業A　作業B　作業C

作業Aではポイント状に得られた咬合紙痕は，作業が進むに従い域状になり，徐々に咬合面寄りに移動していきながら支台歯型に適合していく

**69-d 着色部のどこを削除するのか !?**
弧を描きながら歯頸マージンに適合していくということは，咬合紙による着色部位の下方部分（69-cのb域）は調整前には接触しているが，接触域調整が終了したときには隣在歯隣接面部とはやがて離れていくことになる．したがって，着色部位のやや上方（69-cのa域）を調整削除しなければ，得るべき接触関係は失われやすくなる．ポイントは比較的表面積の大きいものが作業しやすい．また，図中の作業A，B，Cは多面体にならないよう連続して行い，作業Bのあたりでは力加減を緩めて接触部位を失わないように注意する必要があり，同時に歯冠形態も意識しながら作業をしなければならない．そして，この接触域ははじめに接触した箇所から徐々に咬合面寄りに移動していくことになる

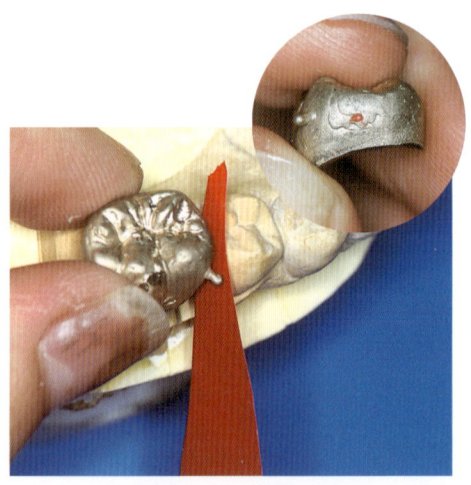

69-e　はじめに支台歯型を歯列位置に納めておき，咬合紙を所定位置に介在させながら補綴物を支台歯型に装着していく．ワックス補足されているため，この着色位置は最終的な接触域ではない

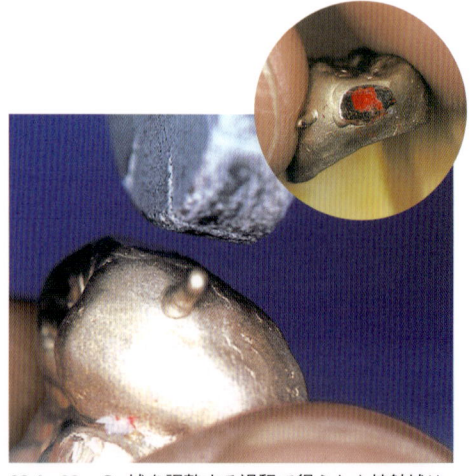

69-f　69-cのa域を調整する過程で得られた接触域は，はじめに求めた接触域に近づいている

**69-e，f　実際の作業**

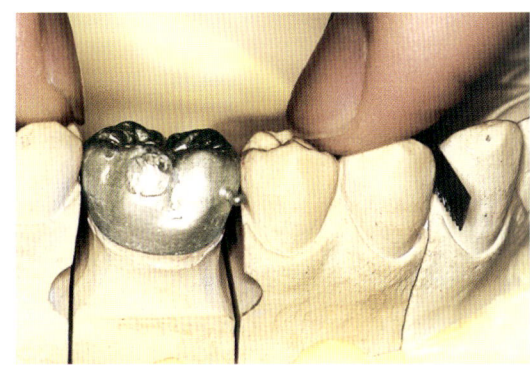

**69-g 遠心側の接触域調整**
近心側隣在歯との接触域調整がすんだら，分割空隙に鋸刃を挟み込み，遠心隣接面の接触域調整時の影響（たわみ）を抑制し，遠心側隣在歯との接触域調整を行う

### 工程 2　歯列位置の固定

　補綴物を支台歯型に装着すると，強すぎる接触度合があっても，分割されているために，たわむことで装着できてしまう．これでは分割前の正確な歯列位置による接触域調整はできていないことになり，口腔内で患者は圧迫感を感じ，チェアサイドでは装着するための歯科医師の調整時間をいたずらに増大させてしまうことになる．そこで，作業用模型がたわまない対策をラボサイドで講じなければならない．

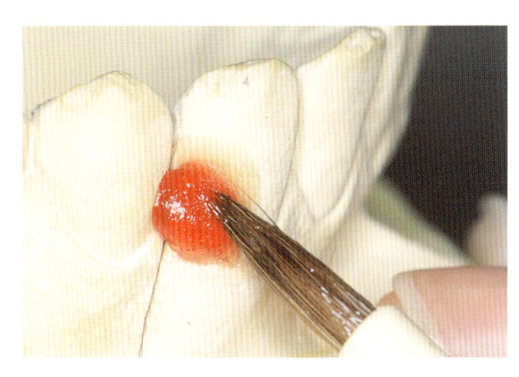

**70-a　近心面からの固定．**
実際には分割幅は分割鋸刃の厚みより幅広いので，厳密にはたわみは否定できない．この否定できない要素を排除しなければならないわけだが，筆者はパターンレジン（ジーシー）を分割空隙に浸み込ませ，たわみをなくして接触度合を精査している．このとき，近遠心双方の分割空隙を固定するのではなく，1カ所ずつの固定にとどめ，その都度接触域度合を精査するようにしている

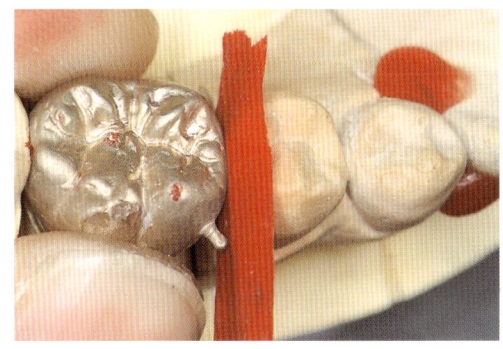

**70-b　補綴物近心接触域の接触度合確認．**
この時すでに隣在歯模型は歯列上にしっかり固定されているので，補綴物を支台歯型に納める指先に接触度合の変化を感じながら装着しなければならない．そして，いつも同じ力加減の操作を心がけることで，さまざまな補綴物において同様の接触度合（＝補綴物の品質管理）を与えることになる．このときに，分割位置を固定する前と後における接触度合に変化がなければ，精度の高い接触域調整がなされていたことになる．分割位置を固定した後に，接触度合が強くて支台歯型に装着できない場合はさらに微調整を加える

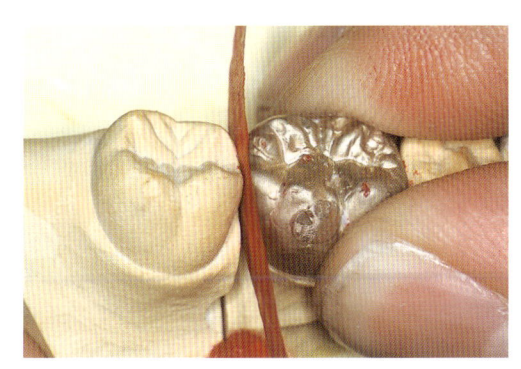

**70-c　補綴物遠心接触域の接触度合確認．**
遠心側隣在歯を歯列位置に戻し，**70-a**と同様にパターンレジンにより遠心分割空隙を固定し，遠心の接触度合を確認することになる．さて，これで咬合紙による確認が完了となるが，求める精度は得られたのだろうか……

Part 1 フルキャストクラウン製作の勘所

4 歯科技工士の"咬合調整"

### 工程3　さらなる接触度合の精査

　咬合紙は40〜70μm程度の厚みを持ち，所定の位置に介在させることで着色して接触位置などを視覚的に歯科技工士に教えてくれる便利な道具である．しかし，着色するだけでは接触度合までは教えてはくれない．そこでShimstock（8μm；茂久田商会）を使うことになるが，これは通常の咬合紙とは違い，着色しないメタルフォイルでできており，隣接に介在させて指でつまんで隣接間方向に引っ張ることで，接触度合を審査できるものである．

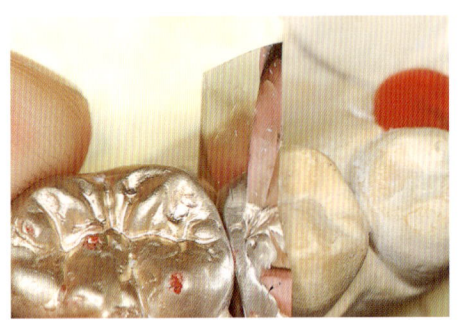

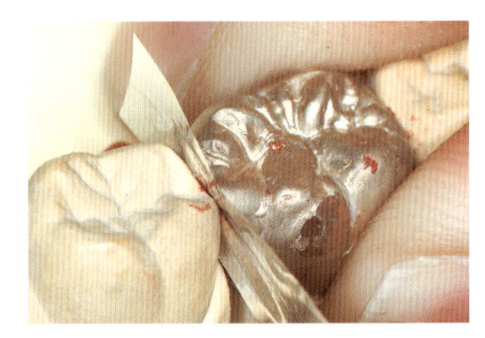

**71-a，b　近遠心接触度合の精査．**
咬合紙の使い方とほぼ同様であるが，メタルフォイルの場合は着色させることではなく引っ張ることで接触度合を精査することに主眼が置かれる．引っ張ったときの抵抗感を十分に指先に感じ取ることが求められるので，親指と人差し指で直接メタルフォイルを持つ必要がある．このことで近遠心の接触度合を同じようにすることができる．接触度合をしっかり診査するために分割空隙をパターンレジンで埋めたので，たわみは限りなく抑制されるはずである．支台歯型から補綴物を撤去して隣接間にShimstockを介在させ，再び補綴物を支台歯型に装着する．次に，補綴物咬合面を指で（常に同じ力加減で）押さえ，Shimstockを手前に引っ張る．そのとき，指先にしっかりとした抵抗感を感じ取れるはずである．この抵抗感を自分なりの基準として覚えておき，それを近遠心接触域に再現する

## 咬合面接触部位にワックス補足をしない理由

　ワックスパターンの埋没作業をする前に，隣在歯との接触部位にはワックスを補足したが，咬合面には補足しないのはなぜだろうか．これは，咬合面上の複数にわたる接触部位にワックスを補足して，鋳造後に厳密に調整することが限りなく不可能に近いことなどが理由に考えられるが，一般的に鋳造された補綴物は埋没材の加熱膨張がより歯冠長軸方向に作用し，その結果，咬合が高くなることが多いからであろう．

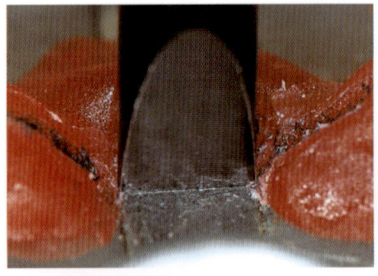

**72-a　補綴物を歯列から撤去したときの顎間距離．**
歯列上に補綴物が存在しないので，インサイザルピンはアンテリアガイダンステーブルに接触している

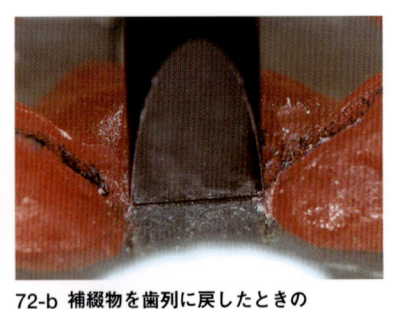

**72-b　補綴物を歯列に戻したときの顎間距離．**
ワックス形成時に目標設定し，慎重にパターンを製作したにも関わらず，インサイザルピンは浮き上がっている

ラボサイドでのさまざまな調整の技術レベルが高ければ高いほど，チェアサイドにおける調整時間が短縮され，歯科医師や患者からの信頼度も向上する．先に述べた隣接面部の調整も難しいが，それを上回る難しさが咬合面部にはある．なぜなら，咬合面上には複数の対合歯咬合面との接触関係が存在し，それらを同じ接触度合にしなければならないし，さらに，咀嚼運動が始まる瞬間には離開しなければならないからである．これを達成するには，よほどの集中力と知識が必要となる．

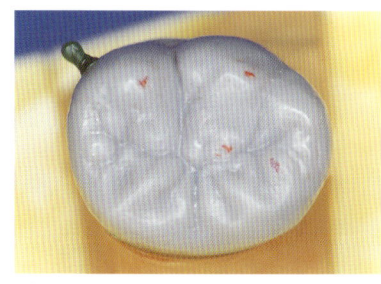

**72-c**
ワックスパターン製作時に得られた接触痕

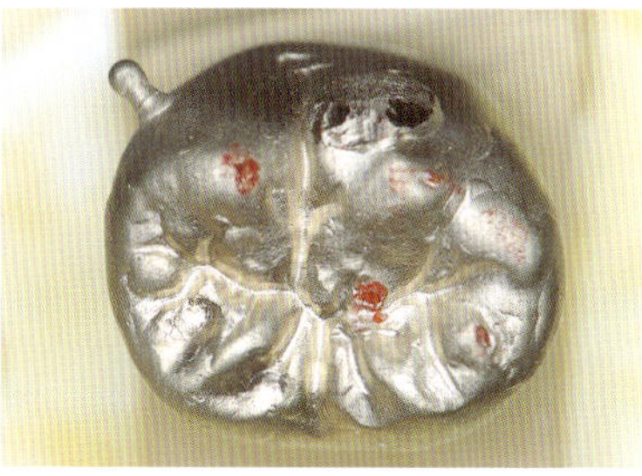

**72-d**
鋳造後に得られた接触痕

**72-c, d　ワックス表面と鋳造後の補綴物表面における着色痕の違い.**
ワックスパターン製作時に得られた接触痕（72-c）と鋳造後に得られる接触痕（72-d）には多少の変化が見て取れる．これは，素材の違いによる着色のされ方の違いなども考えられるが，ワックス形成時の目標設定とほぼ同様の位置に再現されている．鋳造体咬合面上の接触痕は埋没材の加熱膨張などにより顎間距離を上げていることが考えられるので，これらを調整することになる

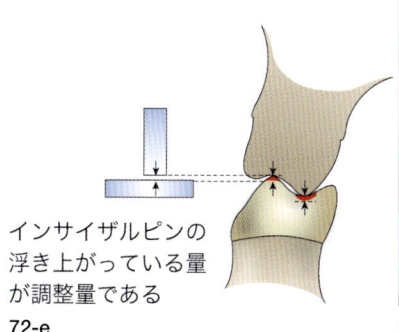

インサイザルピンの浮き上がっている量が調整量である

**72-e**
**咬合調整が可能な距離.**
ワックスパターン製作時にアンテリアガイダンステーブル上にしっかりと接触していたことが確認されていたが，鋳造後にはわずかではあるが浮き上がっている（71-a, b）．歯科技工士はインサイザルピンが浮き上がっている量の範囲で咬合調整をしなければならないが，ワックスパターン製作時にしっかりとした目標設定がなされていれば調整量はわずかですむだろう．しかし，目標設定がない場合は膨大な調整時間を必要とし，いつまで経ってもインサイザルピンが接触しないことにいらだち始め，強い力で咬合器を開閉（上下顎模型を衝突させている）し，石膏模型による対合歯模型咬合面を結果的に凹ませ，やがて歯科技工士は調整することを放棄し，いい加減なところで補綴物を歯科医師に送り届けてしまうことが少なくない

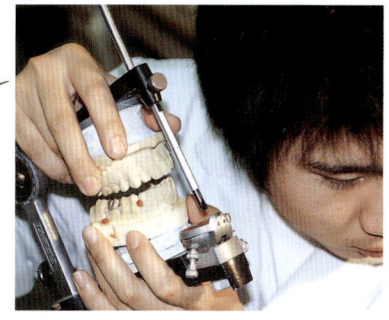

**72-f**
**咬合調整時の音の変化.**
物と物が衝突すると衝突音が発生するが，その音は物と物の相違や衝突するスピードによっても違ってくる．インサイザルピンがアンテリアガイダンステーブルに接触すると，互いに金属であるために高く乾いた音がする．上下顎作業用模型同士のみが接触すると，石膏特有のゴツッゴツッとした鈍い音がする．補綴物（歯科用金属やレジン，ポーセレン）の素材によっても違うようだ．インサイザルピンは製作工程中に顎間距離を常に一定に保つ役目を担っているが，補綴物を歯列位置に装着してもアンテリアガイドテーブル上に発生する音は変化してはならないし，補綴物咬合面上の接触域も対合歯と接触していなければならない．もし音が変化したとすれば，それは咬合を挙上していると疑ってよいだろう

### 工程4　実際の咬合面部の咬合調整（咬合紙）

　咬合紙を上下咬合面部に介在させ，強い力で咬合器を上下させている人を見かけるが，対合歯は硬石膏などでできており，補綴物が歯科用金属でできているときに強い力でぶつけ合わせたらどうなるだろうか．きっと，対合模型は歯科用金属に押しつぶされて凹んでしまうだろう．これでは今までの努力が水泡に帰することになる．それに気が付かないまま完成してしまった補綴物は，きっと口腔内で歯科医師の手を煩わせるはずだ．力で着色させるのではなく，咬合紙の厚みで着色させるような気持ちで操作しよう．

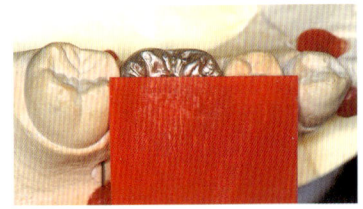

**73-a　接触部位の個別診査．**
咬合紙を三角にカットするのは，咬合紙の幅が24mmもあるので，このまま咬合面部にあてがえば咬合面のすべてが咬合紙に覆い隠されてしまい，どこがどのように接触しているかが判別しづらくなるからである．ここでは複数の接触域を調整することになるが，重要なことは接触域の調整によって調整された箇所あるいは未調整の箇所が，さらには周辺歯列模型における接触度合が，調整されるたびにどのように変化しているのかを感じることである

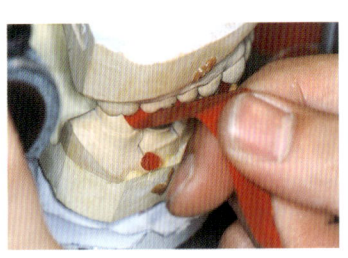

**73-b**
上顎方向に持ち上げるようにすると咬合接触していない箇所にも着色しやすい

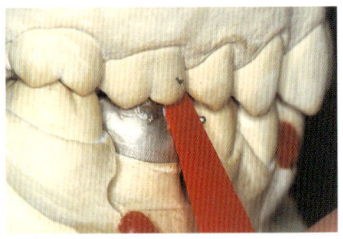

**73-c**
下顎方向に下げて使えば汚すことが少なくなる

**73-b，c　三角形の咬合紙の使い方．**
対合歯模型が補綴物と接触していないのに着色してしまうのはなぜだろうか．それはきっと手前に咬合紙を引っ張るときの方向に問題があると筆者は考えている

## 咬合面部着色部位のどこから削除するのか

　咬合紙は名前のとおり紙でできているため，引っ張り力が強いと破れてしまうことが少なくない．破れない程度に引っ張る（接触していることを確認）ことが求められるわけだが，着色した咬合面部をよく観察すると着色度合に強弱があることが見て取れる．接触が弱ければ薄く着色し，強く接触すれば濃く着色するが，実は強すぎると対合模型や修復物の咬合面上に着色した着色素材が対合

**74-a**
ワックス形成時に目標設定された箇所が，咬合紙により鋳造体咬合面に着色されたが，その色調はさまざまであり，これだけでは関わり度合を判別することが困難な場合がある

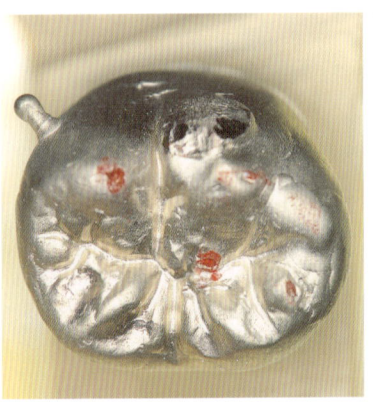

**74-b**
その場合には，軽く下顎方向に引っ張ることで判別が容易になる．そして，指先に一番強く抵抗感を感じる箇所を初めにラウンドバーなどで削除調整することになる．この際，近遠心隣在歯模型を歯列から撤去しておくと歯列位置に影響を受けない

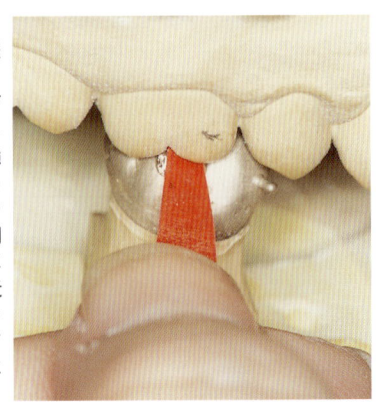

模型咬合面に剥ぎ取られて色調が薄くなってしまい，その表面性状は他の箇所よりもやや艶やかになっていることもある．つまり，それらの違いを十分に観察し，接触調整する箇所を選択していかなければならない．

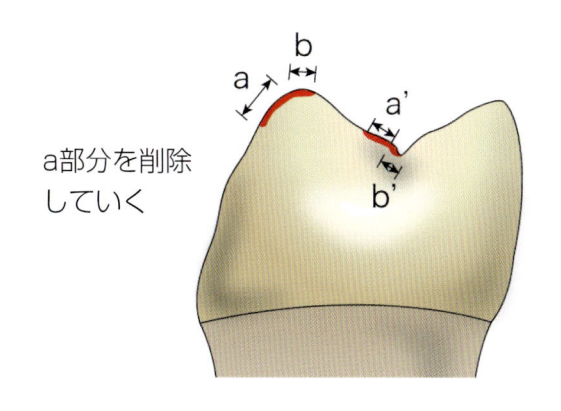

a部分を削除していく

**74-c　実際の削除調整箇所.**
上下の咬合関係は"杵と臼"の関係にあると言われ，上下顎において作業側咬頭が杵に，中央窩付近が臼になる．そして，その咬合関係における咬合圧の作用する方向は，互いの歯軸方向にしなければならないとされる．外斜面（a域）あるいは内斜面寄り（a'域）に咬合圧がかかると側方圧が作用しやすく，やがて歯冠は脱落しやすくなるので，ラウンドバーなどにより削除調整して歯軸方向に咬合圧を作用させる

## 咬合接触部位のさまざまな調整

ワックス形成時に慎重に目標設定された接触部位が，鋳造体に置き換わると**72-b**のようにインサイザルピンを浮き上がらせてしまっていた．つまり，これだけ鋳造体は膨張したことになる．だが，このことが実はさまざまな調整を可能にすることになるが，高さの調整や移動が必要だとすれば，浮き上がってしまった高さの中でしかできないことになる．その量はきわめてわずかだし，その操作は生半可なことではない．

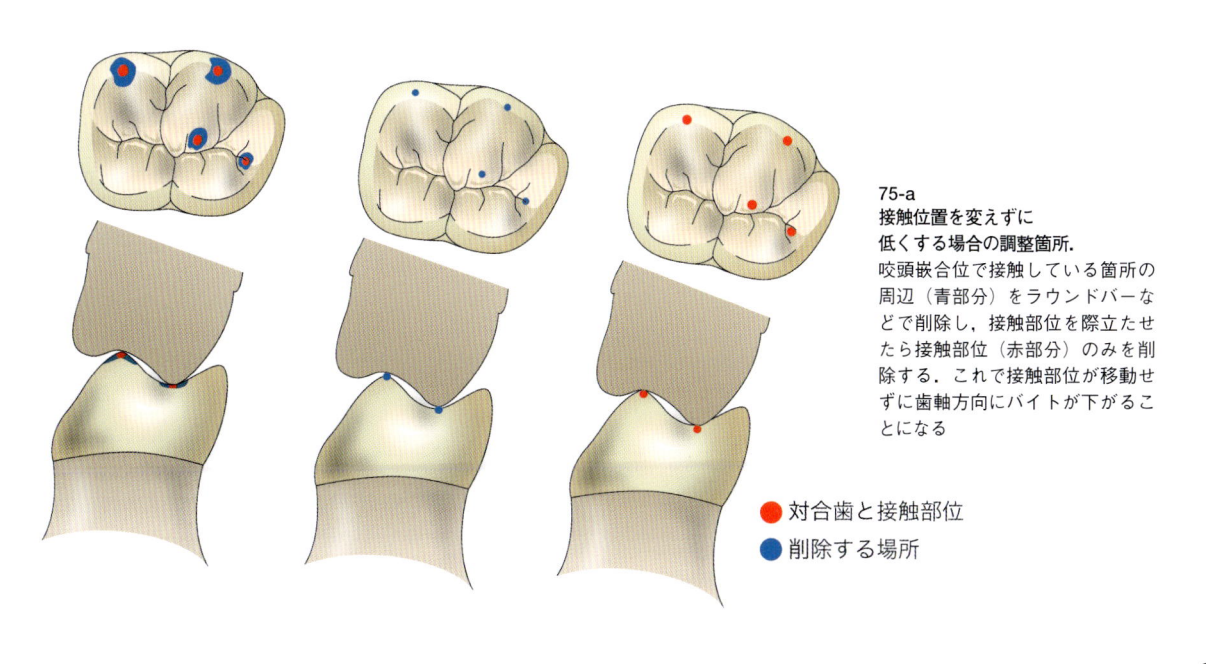

**75-a**
**接触位置を変えずに低くする場合の調整箇所.**
咬頭嵌合位で接触している箇所の周辺（青部分）をラウンドバーなどで削除し，接触部位を際立たせたら接触部位（赤部分）のみを削除する．これで接触部位が移動せずに歯軸方向にバイトが下がることになる

● 対合歯と接触部位
● 削除する場所

Part I フルキャストクラウン製作の勘所

4 歯科技工士の"咬合調整"

接触している位置に問題がないならば低くするような調整作業ですむが，大臼歯の咬合面上には複数の接触関係が存在し，それらを同時に同等に調整することはかなりの難しさを伴う．単独冠ならまだしも，修復本数が増えれば増えるほど難易度が高くなるので，ワックスパターン製作時の見極めが要となる．

この一連の作業を繰り返し繰り返し行うことで補綴物は熟成していくが，咬合器を開閉した時の上下顎作業用模型の接触加減や，咬合紙あるいはメタルフォイルなどを引き抜く力加減をいつも一定に保つことが重要である．そして，調整による変化を感じ取る繊細さも歯科技工士には必要だろう．

いずれにしても，やさしい製作工程などはどこにもないため，確かな目標設定のうえでの作業が残された唯一の道となる．

**75-b 接触部位の移動．**
多くの場合，咬頭嵌合位にて修復物の製作がなされているが，咀嚼運動が始まると同時に臼歯部は離開が生じなければならないが，そのときに，運動方向に咬頭嵌合位で接触していた場所より高い形態があると咬頭干渉となり，歯冠に対して側方圧をかけることになってしまう．それらを避けるためには，接触部位の移動という手段を採らなければならない

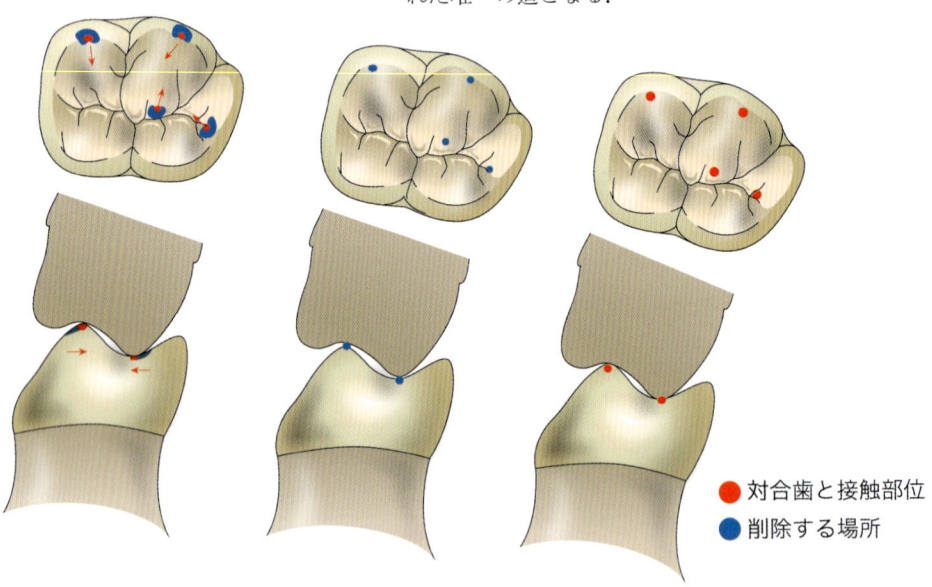

● 対合歯と接触部位
● 削除する場所

### 工程5　咬合調整度合の確認

咬合紙で着色させるだけでは，咬合接触度合を確認し，その程度を推し量るには不十分である．そこで，工程3でも使用したShimstock（メタルフォイル）を咬合面部にあてがい，引き抜いたときの抵抗感をそれぞれの接触部位に求めることになる．このときに，対合歯と鋭角的な接触関係だとメタルフォイルが破れたり，引っ掛かるような感触が指先に伝わったりしてしまう．丸み（面ではない）を持った接触関係なら，引き抜くときにヌメっとした感触が得られるので，著者は後者を選択している．

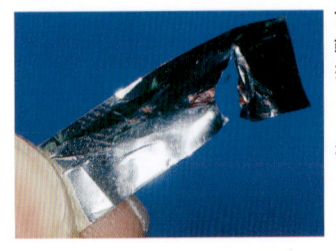

**76-a 鋭角的な接触関係．** メタルフォイルといえども引き抜くときに破れることがある

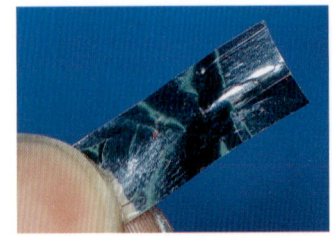

**76-b 鈍角な接触関係．** 接触咬頭に咬合が集中しないので破れることは少ない

## 咬合面部の接触域調整

　咬合面部の対合模型咬合面との調整における完成度は，歯科医師の口腔内における咬合調整を容易にするか手間取らせるか，その成否を担うことになる．両隣接面の調整は1カ所ずつの調整ですむので比較的容易な作業だが，咬合面という同一平面上には複数の接触域調整が歯科技工士を待ち受けており，これらすべてに同様の接触度合いを構築することは容易なことではない．しかし，基本的な作業方法や材料・器材の取り扱いは隣接面における接触域調整と大きく変わることはなく，今まで本書でたびたび述べている"目標設定"が，ここではよりリアルに，真に迫って求められるだけである．

　口腔内で行われる調整こそが接触域調整あるいは咬合調整であることに間違いはなく，その意味からすれば，ラボサイドで行われる咬合面上での調整作業は"咬合予備調整"と言える．そして，ラボサイドでのさまざまな調整レベルが高ければ高いほど，チェアサイドにおける調整時間が短縮され，歯科医師からの信頼度が向上するうえ，患者の満足も得られるだろう．先に述べた隣接面部の調整も難しいが，咬合面部の接触域調整にはそれを上回る難しさがある．なぜなら，咬合面上には複数の対合歯咬合面との接触関係が存在し，それらを同じ接触度合いにしなければならないし，しかも，咀嚼運動が始まる瞬間には離開しなければならないからである．これを容易に達成するには，補綴物製作時の技術力と集中力，そしてそれらを支える知識が必要となる．

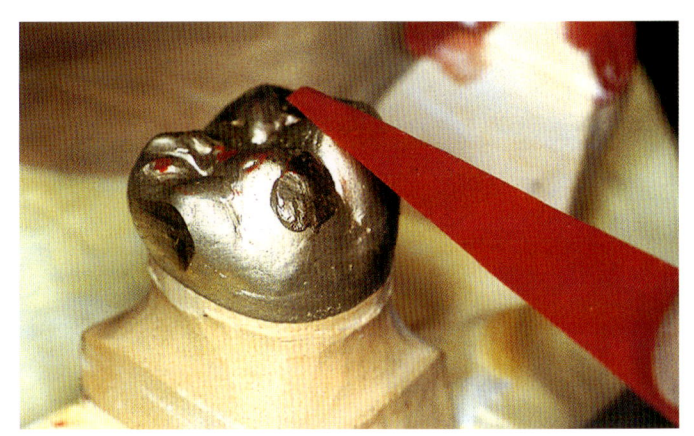

**77　頬側から咬合紙を使っている様子．**
複数の咬合接触域を同時に調整することは不可能である．個別に診査するとすれば，咬合紙などの形や作業方法にも工夫が求められるとともに，歯科技工士としての意識も高くなければ，優れた修復物製作はなしえない

### 工程6　隣在歯模型隣接面からの影響を排除する

　人間の行うさまざまな行為が完璧と言われることはきわめて少なく，もしそれがあったとすれば，それは偶然の産物であり予測されたことではない．歯科技工作業においても偶然を期待するのではなく，あらかじめ予測される作業を心がけることで失敗を未然に防止することができるは

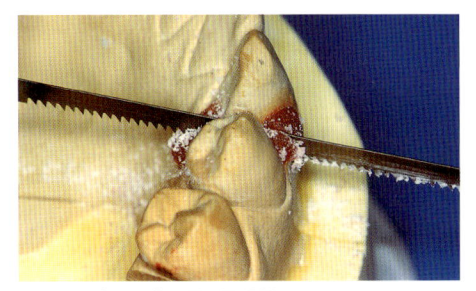

**78-a　隣在歯固定位置の再分割．**
両隣接面の接触域調整時に，たわみをできるだけ防止するために分割位置をパターンレジンで固定したが，これでもたわみが皆無になるとは言い切れない．そこで，咬合面接触域を調整するときには再び固定位置を分割鋸にて分割し，歯列位置から両隣在歯模型を撤去することでその影響を排除し，咬合調整に臨まなければならない

**Part I　フルキャストクラウン製作の勘所**

**4　歯科技工士の"咬合調整"**

**78-b　隣在歯模型の歯列からの撤去.**
隣在歯模型 7⏌, ⌊54 を模型歯列から撤去することで，隣在歯隣接面から受ける修復物 6⏌ への影響（＝位置的な狂い）がなくなる．正しい歯列位置に無理なく補綴物が存在することで，無駄な咬合調整を行わずにすむようになる

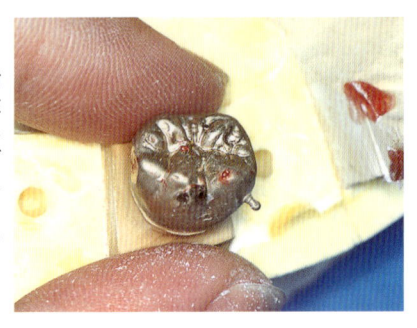

ずである．ここでは，隣在歯模型を歯列から撤去し，隣接面からの影響を排除することで，補綴物咬合面は純粋に対合歯咬合面との接触域調整に臨む．

### 工程7　咬合紙による咬合面上の接触域確認

　隣在歯模型が歯列から撤去されているので，修復部位にのみ専念できる理想的な作業環境となる．しかも，近遠心隣接面部方向からの対合歯模型との関わり方も目視しながら作業を進められる．この時に，歯科技工士は五感（視・聴・嗅・味・触）のうち少なくとも視る・聴く・触る，の三感を働かせなければならない．79-a〜cのような作業を繰り返すことでやがて接触域を見極めていくことになるが，いつも同じ操作を繰り返すことを心掛けないと同じ結果が得られないので，細心の注意を払いたい．

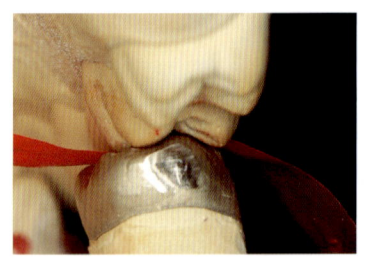

**79-a　視る：しっかりと目視するためには見る環境が必要．**
歯科技工士は口腔内ではありえない方向（舌側）からの観察が可能で，修復物製作においてこの行為は特に大切だ．なぜなら，それは歯科医師が口腔内で見たくても見ることができない方向だからである

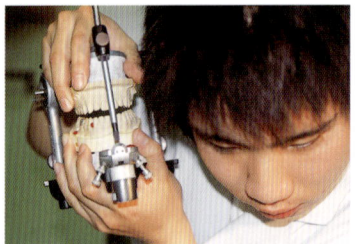

**79-b　聴く：音を聞き分けるためには聴こうとする意識が必要．**
強い力で咬合器の開閉を行えば，作業用模型を損傷するばかりでなく，その際に発する音の強弱を聞き分けることが難しくなる．力任せでない優しい咬合器操作と，音の変化を聞き分けようとする意識があると，音の変化が咬合器を持つ手指にまで振動として伝わってくる

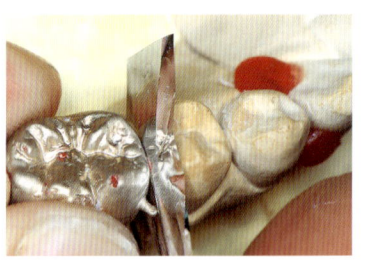

**79-c　触る：抵抗感などの感触度合いを判別するには繊細な指使いが必要．**
同じ材料・器械を使っても同じ結果が得られないということは，同じ操作をしていないとも言える．修復物を押さえる手指とメタルフォイルを持つ手指はいつも同じ持ち方，押え方をし，同じ結果を導き出すような操作が求められる

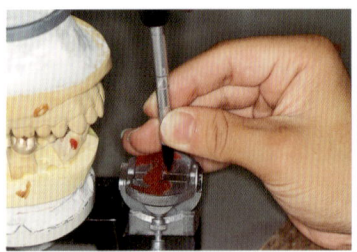

**80-a　咬合調整時における咬合器上の手指の位置．**
右手親指と人差し指，中指でインサイザルピンを持ち，薬指はアンテリアガイダンステーブルの縁に触れておき，さらに手の甲は技工机上に委ねるようにしておくと，作業時に手指が安定する

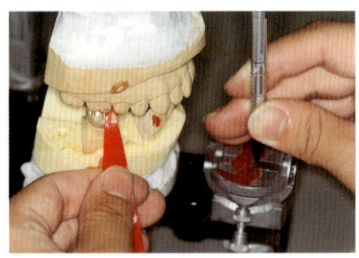

**80-b　インサイザルピンと咬合紙の持ち方．**
上顎作業用模型をわずかに持ち上げ，離開した上下咬合面上の接触域の1カ所に左手指に持った（同じ力で把持した）咬合紙を介在させ，インサイザルピンをアンテリアガイダンステーブル上に静かにふわっと降ろすような感覚で操作する．ここでは接触している数だけ操作を繰り返すことになる

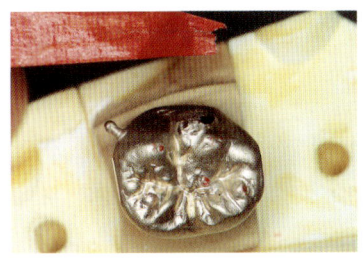

**81-a** 弱い閉じ方をすれば着色痕は薄くなる．
対合模型は硬石膏という脆く脆弱な素材であるため，修復物素材（ここでは白金加金）との接触度合いを審査する際には，上顎模型の重みをかける程度の作業で着色痕を得るようにすれば，いつも同じ作業度合いとなるだろう

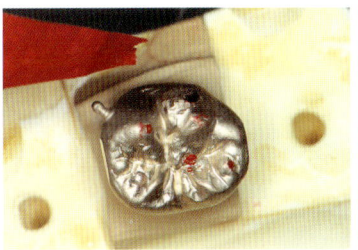

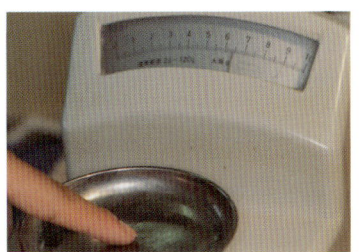

**81-b** 強い閉じ方をすれば着色痕は濃くなる．
しっかりとした着色痕を見ると正確に接触していると思いがちだが，実は汚していることが多いようだ．咬合器を強い力で開閉させ上下顎作業用模型を接触させることは，その度に対合歯模型を破壊することにつながる

**81-c** "力"は原理．
試しに指先でハカリの目盛りをある位置で固定させようとしてみてほしい．きっと同じ位置に針は止まることはないだろう．しかし，ある重量を持った物（ここでは対合模型の重さ）を乗せると，針は同じ位置に静止してくれる

**81-a～c** 実際の着色痕．
咬合面上に着色されると目で確認できるようになるが，着色しただけではそれぞれの接触箇所における接触度合いの見極めはできないし，咬合器の閉じる時の"当たり"の強弱によっても着色のされ方は違ってくる．ここでも歯科技工士として自分なりの基準を持つことが重要であり，それがなければ結果を求められないことになる

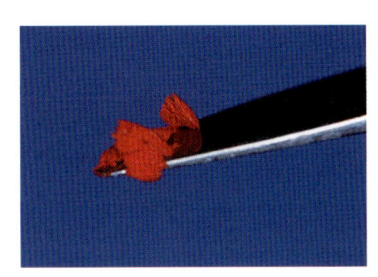

**82** 着色痕とその厚み．
閉じ方一つでも着色のされ方が違ってくることがわかったが，強い閉じ方で着色操作を繰り返すと接触域に着色層ができて，咬合紙本来の厚み（40～70μm）を上回ることすらあり，「その着色層を剥ぎ取ると実は接触関係が失われていた」ということもあるので注意したい

### 工程 8　接触度合いの審査

　Shimstock（8μm；茂久田商会）を手前に引っ張ることで抵抗感を指先に感じ取り，どこが一番強い接触度合いを示すのかを診査する．ここでも1カ所ずつの診査が求められ，これを認識しないとどこを削除してよいのかわからず，次の工程に進むことができない．

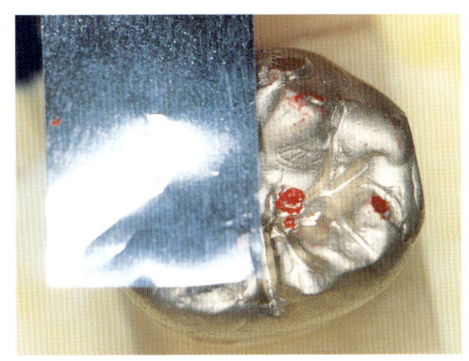

**83-a**
咬合面を横断するような使い方はいたずらに抵抗感を増すだけであり，接触域をそれぞれに限定した診査はできようもない．接触はしていなくても小さい空隙にあるだけで抵抗感を増すので，見極めが難しくなる

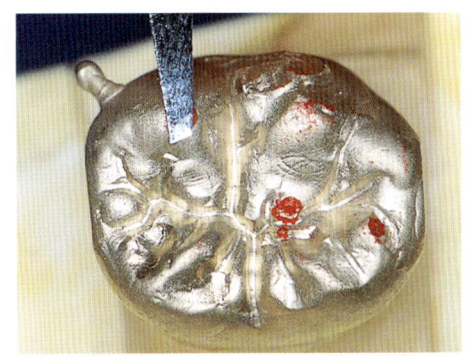

**83-b**
その接触している咬頭のみを診査するのだから，接触しているそこだけの抵抗感を感じ取るためにはあまり舌側方向に持っていかないほうがよいし，時には咬合紙と同様に三角形にカットして作業することも必要になる

**83-a，b　Shimstockの咬合面上における配置**

Part I フルキャストクラウン製作の勘所

4 歯科技工士の"咬合調整"

## 咬合紙などから得られた補綴物の状態

咬合接触域調整のための環境を整え（隣在歯模型の歯列からの撤去）たうえで、咬合紙やShimstockを使って箇所ごとに繰り返し抵抗感を計ることで接触度合いを認識し、補綴物咬合面上の対合歯模型咬合面との複数接触域の現況、すなわち、「高すぎる」か「低すぎる」かが、歯科技工士にとって欠かせない情報として得られる．

### 着色痕①
　着色痕の位置がそのままでよく，インサイザルピンの浮き上がっている距離の中で低くするのであれば，着色痕のピークを残すように周辺部を削除し，次に，際だたせたピーク部分と周辺部を含めて円を描くように1層削除する．ここで咬合紙により着色度合いや抵抗感がどのように変化したかを確認するが，調整前まで一番強い接触域だった着色痕①はその席を着色痕②に譲ることになる

### 着色痕④
　着色痕①〜③までの作業の結果，やがて着色痕④が強く接触するようになるが，この時と同時にインサイザルピン先端部がアンテリアガイダンステーブル上に接触するような作業が求められる

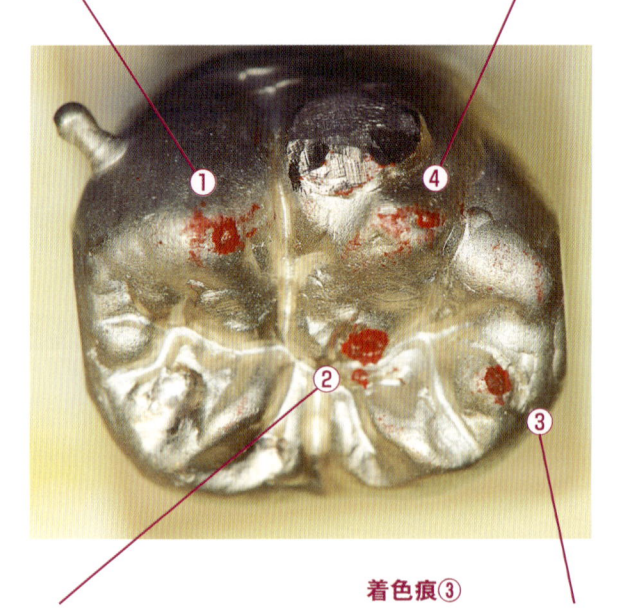

### 着色痕②
　接触度合いが一番強かった着色痕①が調整により弱感低くなったので、今度は着色痕②が一番強い接触度合いになるとともに、他の接触域も抵抗感が変化しているはずである．そこで一番強い接触域になった着色痕②の作業に移ることになるが、ここでも着色域の周辺部から削除してからピークを丸く円を描くように落としていく．そしてここでも、着色痕①と同様に咬合紙やメタルフォイルにより着色度合いや抵抗感の変化を認識しなければならない

### 着色痕③
　咬合は"杵と臼"の関係と言われるが、杵が咬頭頂（あるいは各隆線のピーク）であり、臼が上下の中央窩付近となる．着色痕③ではピークで接触していない（遠心斜面で接触している）ために、このままの接触関係では杵としての効率的な接触関係は構築されにくい．そこで、着色痕がピークとなるような調整が必要になる

---

**84　診査結果．**
咬合紙とShimstockを駆使し、さまざまな場所の接触度合いを診査したおかげで、どこがどのように高いかの判別ができ、どこをどのように削除調整すればよいのかが認識できたことで、ようやく次の工程に進めることになる．補綴物咬合面上の咬合紙の着色痕①は中央部分が周辺部と比較すると薄くなっており、強く咬合接触していることを物語る．着色痕②は満遍なく着色しており、着色痕①よりも弱い接触度合いを示している．着色痕③は副隆線の遠心斜面で接触しており、着色痕の近心寄りを削除し、接触域がピークになるような形態修整を行った後に咬合域調整をすることになる．これらを繰り返していくと、やがて接触痕④がさらにはっきりとした着色痕として現れてくるだろう

## 咬合調整に必要なポイント類

　切削用ポイントはさまざまな用途に沿って多くの種類が用意されている．それを使いこなすか否かは，作業を担う歯科技工士自身が各ポイントの持つ特性をきちんと認識して選択することができるかどうかにかかっている．

　また，ポイント類は力任せに使うと思いもしない箇所に滑っていき，形態を壊してしまったり傷を深くしてしまったりするので，力をかけすぎずにポイント類の切削能力に任せるように扱わなければならない．

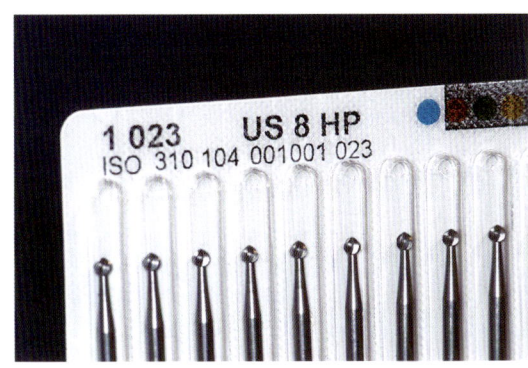

85-a　ラウンドバー・大（マイジンガー；ヘレウスクルツァージャパン）．
ここでの作業は限定的な作業なので，そこに限定した使い方のできる大きさのポイントを選択しなければならない．しかも，咬頭形態を形作りながらその咬頭頂には接触域を構築しなければならないので，作業咬頭頂などの大きい形態部分によいだろう

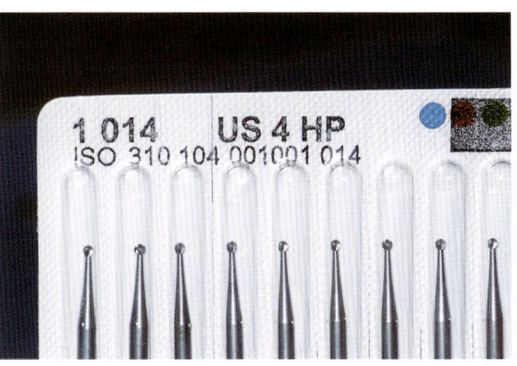

85-b　ラウンドバー・中（マイジンガー；ヘレウスクルツァージャパン）．
咬頭内斜面などの狭くて届きにくい場所に適しているが，力任せに使うと凹面になり不自然な形態を作りやすいので注意が必要である

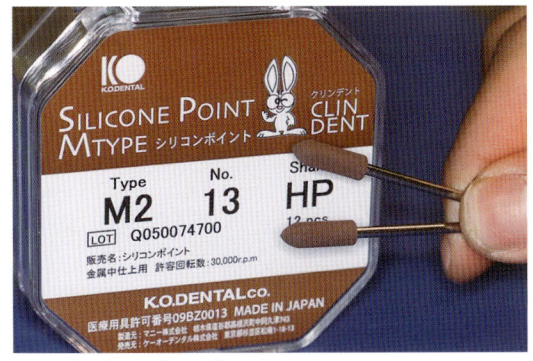

85-c　ブラウンシリコンポイント（ケーオーデンタル）．
傷ついた箇所を咬頭形態に修正するため，また，ワックスパターン製作時に気づかなかった形態的不備を修正するために使われるが，筆者は主に咬合面部（複雑な形態部分）に限定して使うことをお勧めする．なぜなら，歯冠部頬舌側面や両隣接面部などの大きく緩やかな形態部に使うと多面体になり，求める形態を失いやすいためである

85-a～c　咬合調整に用いるポイント

## 工程9　実際の咬合調整

　咬合接触している箇所がたとえば頰側外斜面にまで接触している場合は，始めから接触しているピーク（咬頭頂になるであろう接触域）には触れずに頰側外斜面のみを削除する．なぜなら，ピークを始めに削除してしまうと接触させるべきピークを見失い，その結果，しかるべき咬合関係をも台無しにしてしまうからである．これは咬頭内斜面でも同様である．

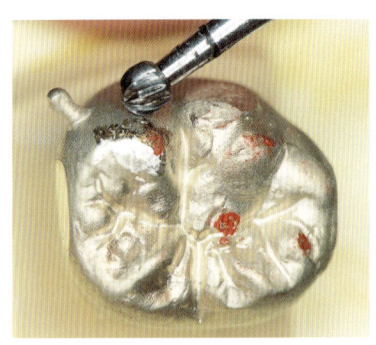

**86-a　近心頰側外斜面の削除**
（マイジンガーラウンドバー・大 ST1 HP023）．
咬頭頂を残し外斜面のみを削除するが，咬合紙痕のみを削除すると形態を壊すことになるので，着色された範囲のみでなく，かなり広範囲に歯冠形態を考慮しながら削除する

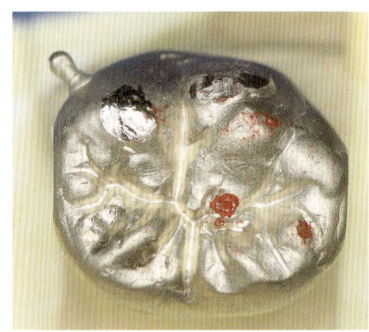

**86-b　ピーク周辺の削除．**
外斜面の形態的削除ができたら，咬頭頂を際立たせるようにその周辺部を削除する．ピークだけを削ると凹面になってしまう

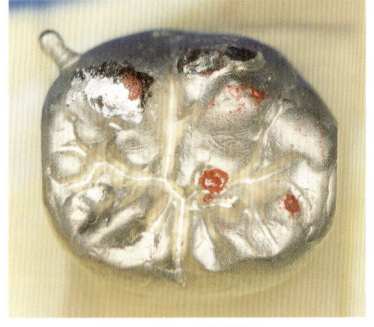

**86-c　ピークの削除．**
ピーク周辺が削除されたので，咬合接触着色痕はそこに限定され，見極めやすくなっている．そこでもう一度咬合紙を介在させ，接触度合いを診査し，インサイザルピンの浮き上がっている範囲で丸く円を描くように調整削除する．これで接触している先端部は凸面になり，近心頰側咬頭頂の調整が終わったことになるが，他の接触域調整が行われていないので顎間距離に大きな変化はなく，インサイザルピンは浮き上がったままである

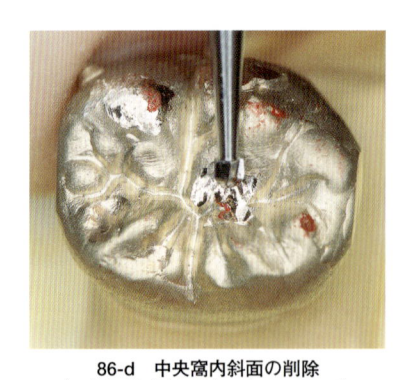

**86-d　中央窩内斜面の削除**
（マイジンガーラウンドバー・中 ST1 HP014）．
ここの形態は狭く限定されているので，ラウンドバーを中くらいの大きさの物に換え，頰側内斜面から調整をした後に86-cと同様の操作を繰り返すが，頰側第二咬頭接触域の変化はまだ見られない

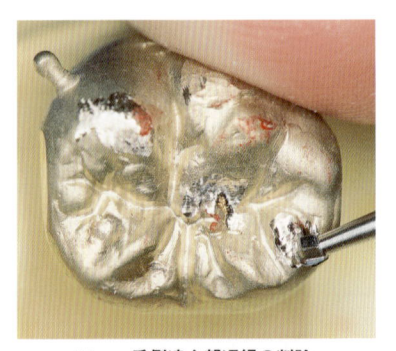

**86-e　舌側遠心部辺縁の削除**
（マイジンガーラウンドバー・中 ST1 HP014）．
やや斜面で接触しているため，接触域を触らずに近心斜面から削除し，ピークを際立たせるようにして調整する

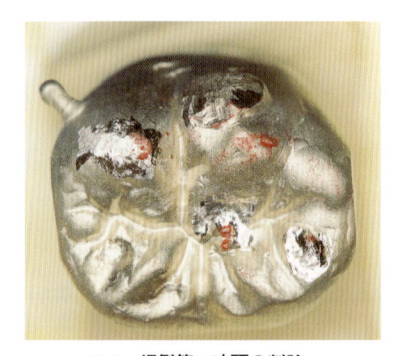

**86-f　頰側第二咬頭の削除．**
頰側第二咬頭頂の咬合紙による着色は大きく変化させるものではなかったので調整しなかったが，Shimstockによる抵抗感は増しており，インサイザルピンはアンテリアガイドテーブル上に接触しているので，これ以上の調整は必要がないと判断できる

## 接触度合いの変化を読み取る

ここまでの作業では，調整した位置のみで，咬合紙による接触度合いが緩くなっているはずである．しかし，他の接触域は調整されていないのだから，顎間距離は高いまま変化していないことになる．この顎間距離を保持している接触域を調整すると，始めに調整した接触域の接触度合いがまた変化してくる．この変化を見極めながら工程を進め，やがてすべての接触域が同じ接触度合いを示したときには，インサイザルピンもアンテリアガイドテーブル上に接していなければならない．

もし，インサイザルピンが接触していて，咬合面上の接触域における診査をしたときに咬合紙やShimstockが何の抵抗感も示さず抜けてしまうようであれば，これは作業用模型上においては咬合が低い（40μm以上低い）ということになる．

しかし多くの場合，臨床的には低いというより高いという結果が生じることが多い．この原因としては，補綴物の口腔内装着時のセメントによる浮き上がりなどが考えられるが，しっかりとした目標設定のもとに製作されていれば問題とはならないだろう．

技工指示書において「咬合を低めにして」という歯科医師からの指示を頻繁に見受けるが，これはきっと，歯科技工士の製作した補綴物が，口腔内で何らかの理由で顎間距離を変化させていることを物語っているに違いない．この"何らかの理由"は，歯科医師側と歯科技工士側に共存しているが，いずれの原因も実は互いの作業領域を理解し，歯科医師側には歯科技工士が製作しやすい環境を，歯科技工士側には歯科医師の口腔内装着を容易にする補綴物の製作を，それぞれ心掛けることで解決する問題であろう．

ただ互いの努力によりこれらの原因がすべて解消し，素晴らしい作業用模型のもとで素晴らしい補綴物が歯科医師側に届けられたとしても，口腔内歯列と作業用模型歯列には違いが存在するので，口腔内における咬合調整は避けられるものではない．だからこそ歯科技工士は製作工程のすべてにおいて目標設定を行い，たとえば咬合接触度合いについても常に一定の度合い（＝品質）を補綴物に与えることが求められる．

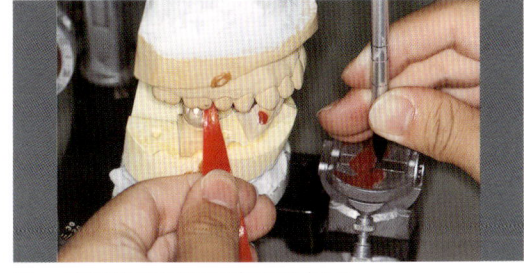

**87-a 咬合紙を2枚にすれば咬合は低くなる．**
普段は咬合紙1枚で接触度合いを測ることが製作基準になる．歯科医師から「低めに」という指示があった時には，咬合紙を2枚あるいは3枚使うことで咬合接触度合いは低くなる．ただ，接触位置に変化があってはならない

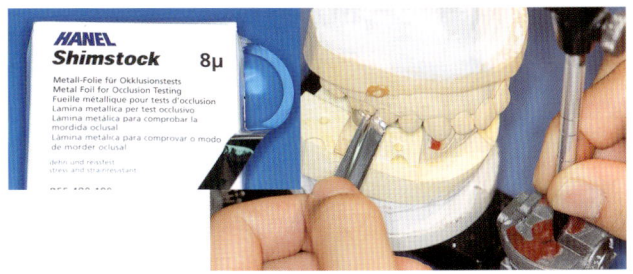

**87-b メタルフォイルによる確認．**
くどいようだが，ここでもメタルフォイル（Shimstock）による接触域の抵抗感を診査しなければならない．咬合紙とメタルフォイルは技工作業において一体のもので，欠くことのできない材料である．そして，その結果（口腔内での接触度合い）を歯科医師に尋ね，次の補綴物製作に活かしていけば，歯科技工士にとっての新たな製作基準が構築されていく

Part I フルキャストクラウン製作の勘所

# 5 納品前の研磨と仕上げ

## 擬似歯肉による歯冠部形態の再確認

　研磨は補綴物の価値を決定づける，避けて通れない工程である．ワックス形成の工程ですでに研磨は始まっており，そしてそれは鋳造後には修正しきれるものではない．一方で，ワックス形成の段階で吟味に吟味を重ねても，鋳造してみると「こんなふうに形成したかな？」と思わされることもしばしばであることを考えれば，それらの形成不備を補うような研磨作業も必要となる．こうした諸要求に応える研磨を実現するには，歯科技工士としての自身の技術を鍛錬し，知識を積み上げるしか道はない．

　ワックス形成の段階でも擬似歯肉を使い，正しい歯冠部豊隆の再現に努めるが，鋳造してみるとまた違って見えることが少なくない．しかし，ここに擬似歯肉がなければ歯冠形態の確認はしようにもできないことになる．

　桑田は『The Harmonized Ceramic Graffiti』（医歯薬出版，1995年）のなかで「歯冠の各側面は3つの面によって構成される，という考え方をスリープレーンコンセプトという．このような考え方に基づいて，修復材料を用いて歯冠外形を再現する方法がスリープレーンデザインである」と述べている．確かにそのような視点で天然歯を観察すると，そのように見えてくるようだ．

　ここでは，それらを参考にして歯冠部豊隆の再診査をすることになる．

88-a　咬合面などの複雑な形態は，対合歯との接触関係を失わないようにするとともに，研磨が容易な咬合面形態にしなければ口腔内でのブラッシングも困難にしてしまう

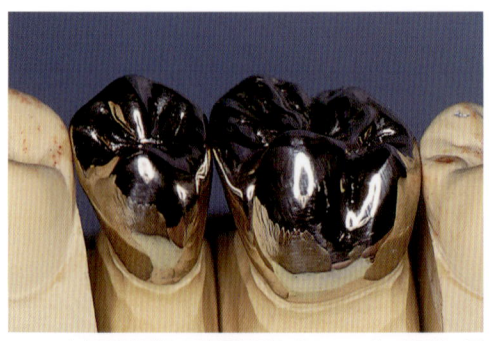

88-b　咬合面と比較して歯冠外形などのシンプルな形態は研磨が容易と思いがちだが，実は不自然さが際立つ部分であり，歯科技工士の技量が問われる箇所でもある

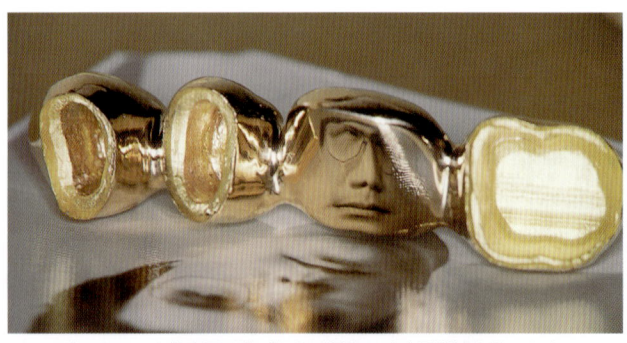

88-c　ポンティック基底面は歯ブラシが届きにくく不潔域を作りやすいので，人が人として写りこむような滑らかで緩やかな凸面による研磨面を作らなければならない

88-a〜c　研磨と歯冠形態

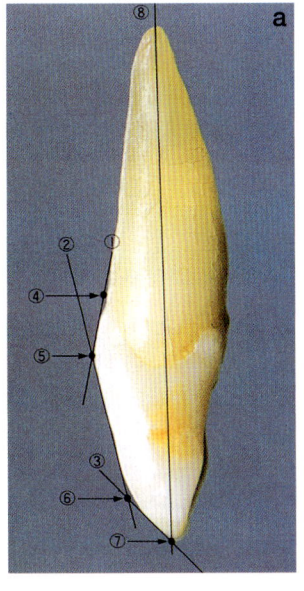

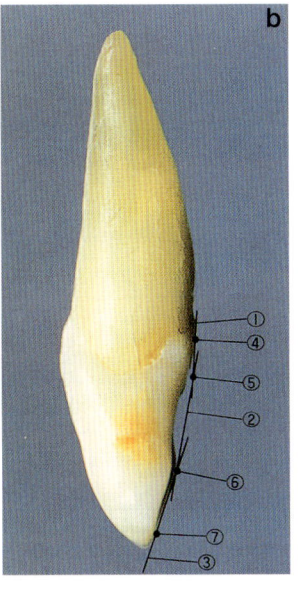

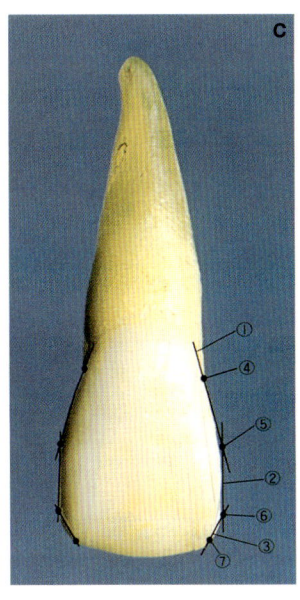

**89-a～c　前歯の各側面観.**
各側面は3つの面によって構成されている．3つの面が交差するところには2つの基準点（ピーク）がある

a；唇側面は①，②，③の3つの面から構成され，それらが交わるところに2つの基準点（ピーク）⑤，⑥がある．また，⑤は唇側歯頸基準点となり，④は唇側境界基準点となり，切縁部⑦は乳頭頂を通り根尖部⑧と直線で結ばれている．

b；舌側にも①，②，③の3つの面があり，②はシャベル状であって凹面形態をなしている．

c；隣接面も同じように①，②，③の3つの面からなり，これらは緩やかに歯冠側面全体に連続して存在している．

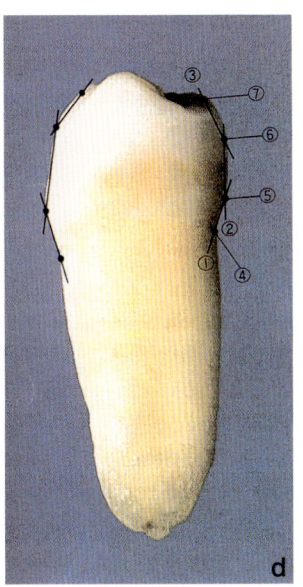

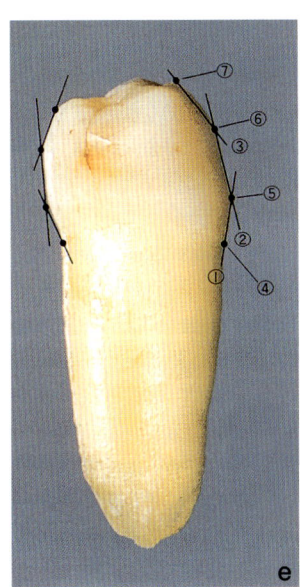

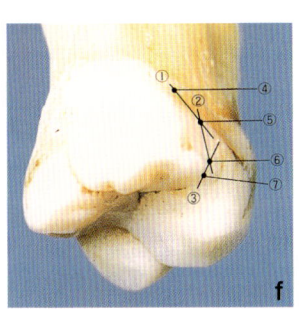

**89-d～f　臼歯の各側面観.**
近遠心的にも頰舌的にも3つの面と2つのピークで構成されている．また，隣接面もほぼ同様の形態であることがわかる

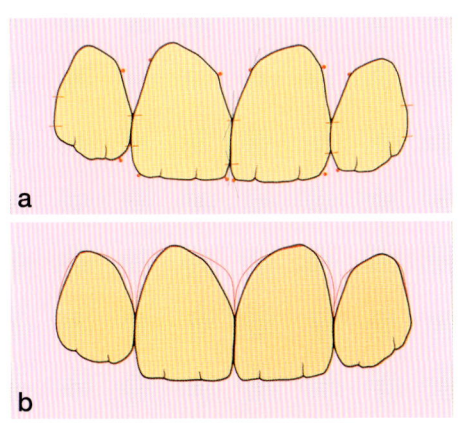

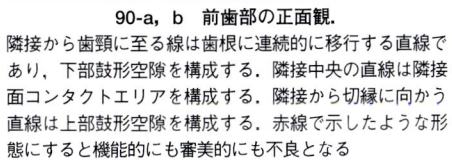

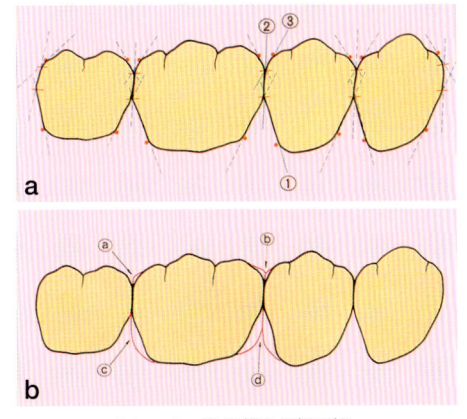

**90-a，b　前歯部の正面観.**
隣接から歯頸に至る線は歯根に連続的に移行する直線であり，下部鼓形空隙を構成する．隣接中央の直線は隣接面コンタクトエリアを構成する．隣接から切縁に向かう直線は上部鼓形空隙を構成する．赤線で示したような形態にすると機能的にも審美的にも不良となる

**91-a，b　臼歯部の頰側面観.**
臼歯部も前歯部と同様に各直線によって各部位が構成されている．前臼歯部ともにこれら直線の長さや角度が歯の形に大きな影響を与える

＊89～91は『The Harmonized Ceramic Graffiti』(医歯薬出版) より

Part I フルキャストクラウン製作の勘所
5 納品前の研磨と仕上げ

### 工程1　擬似歯肉による豊隆度合の確認

　作業用模型に擬似歯肉を装着し，近心隣接面方向から歯冠部豊隆を観察すると，プレーン②の遠心部豊隆がやや強いようである．このような面を削除調整する際には，大きい面積にわたって緩やかな形態を構成するのだから，少ない作業回数で切削できる大き目のカーボランダムポイントがよい．小さいポイント類を使うと効率が悪いだけでなく，求める形態が得にくくなる．人間の行動にはどうしても不備があるものだが，それらを未然に防止するためにも，具体的なチェック項目を自分なりに用意しておくと，不備を見逃すことが少なくなる．ここでは，あらかじめ用意されている擬似歯肉を使い，88〜91で見た基準（スリープレーンデザイン）をもとに豊隆を見極めていこう．

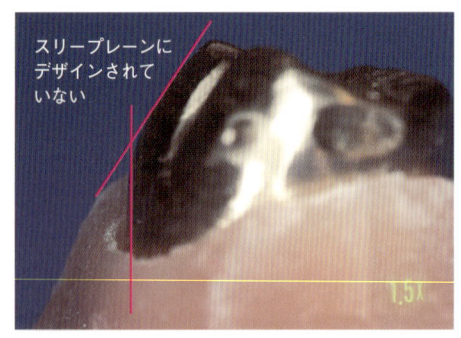

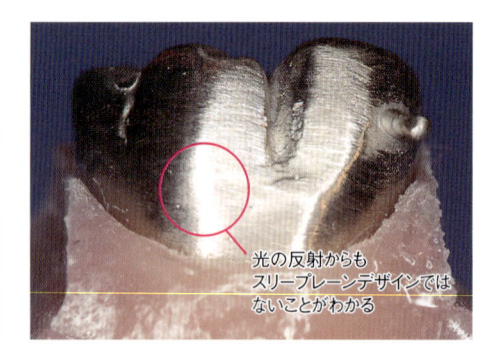

**92-a, a'　過豊隆（over counter）．**
桑田は歯冠の各側面は3つの面によって構成され，3つの面が交差するところには2つの基準点（ピーク）があると述べている．その考え方に基づいて近心方向から頬側歯冠側面を観察すると，遠心よりに2つのプレーンしか存在しておらず，交わる箇所がやや凸面状を呈しているので，ここを調整削除する

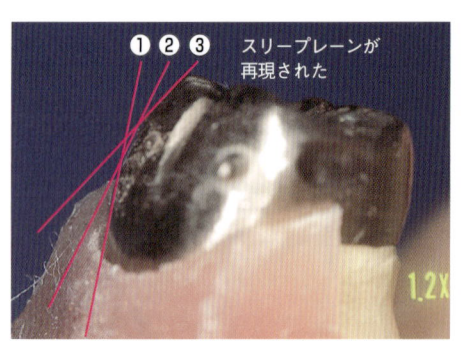

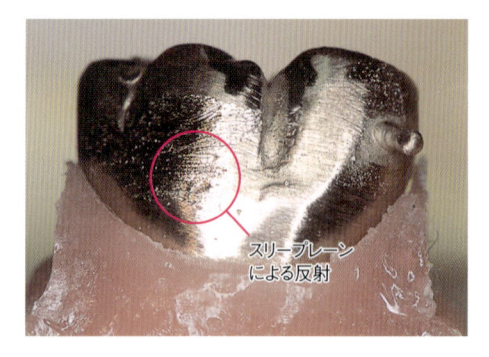

**92-b, b'　過豊隆の削除．**
92-a, a' で歯冠部遠心側面が2つのプレーンで形態付けされていることがわかったので，交わるあたりを削除してスリープレーンデザインに修正する．そして，その後にペーパーコーンを掛ける

### 工程2　歯冠部豊隆の再診査と削除

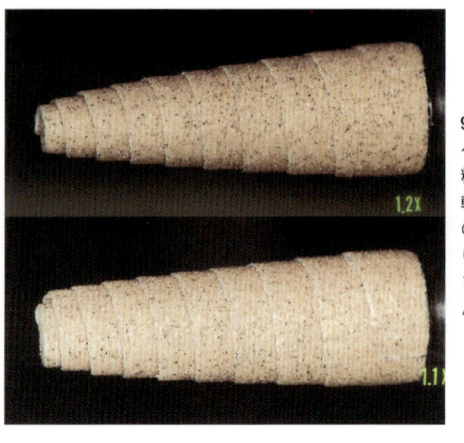

**93-a, a'**
ペーパーコーンおよびペーパーマンドレルは精密さが欠けており，回転させて見ると回転軸がぶれているのがわかる．このまま修復物の頬舌面などにあてがえば，ペーパーをかけるというよりも叩いていることになってしまう．また，向きを変えて見ると，大きく歪んでいるのがわかる

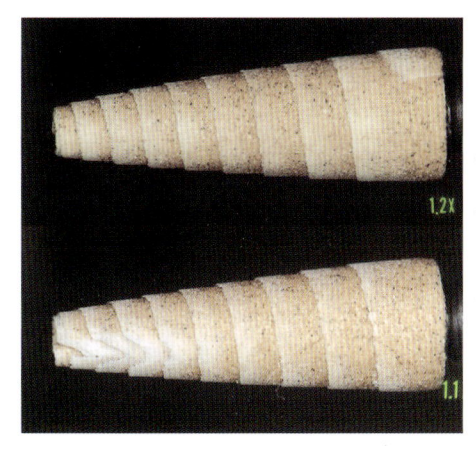

**93-b, b'**
ダイヤモンドドレッサーで表面を整えてから使うと回転軸のぶれも収まり、凹凸も少なくなり、作業結果は自ずとよくなる．図6-b'のように強く大きく削られていることからも、歪みが大きかったことがわかる

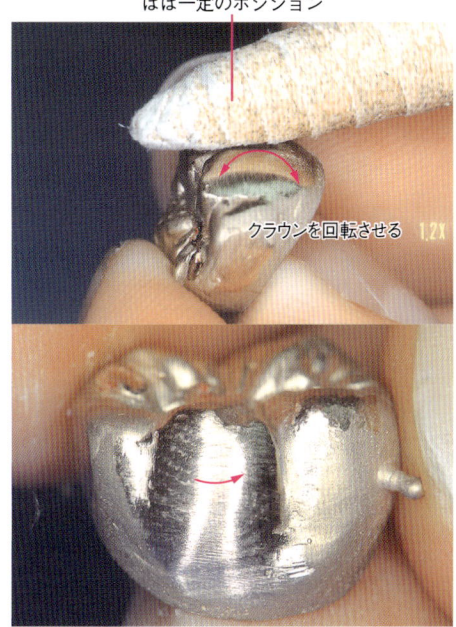

ほぼ一定のポジション

クラウンを回転させる

**93-c**
常に歯冠形態（スリープレーンデザイン）を念頭に置きながら作業するが、ここでも同一方向（歯冠軸に対して直角）に作業することで求める形態が見極めやすくなる．また、このとき、ペーパーコーンのポジションはほぼ一定にし、修復物の作業面を回転させるようにする

**93-c'**
ペーパーコーンはほぼ一定のポジションで作業しているが、矢印部分を見ると歯冠側面形態に沿って微妙な作業をしていることが光の反射でわかる

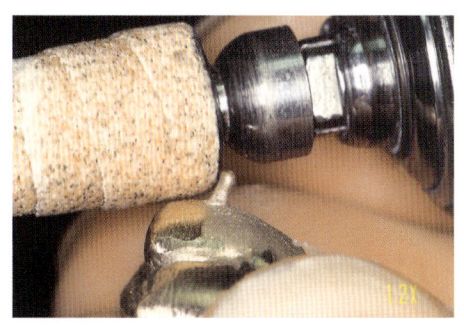

**93-d**
リムーバブルノブ周辺部は各ポイント類が届きにくい厄介な場所である．基本的にはワックス形成時にしっかりと形成しておかなければならないが、それでも厄介な場所であることに変わりはないので、筆者はペーパーコーンのエッジを機能させて作業している

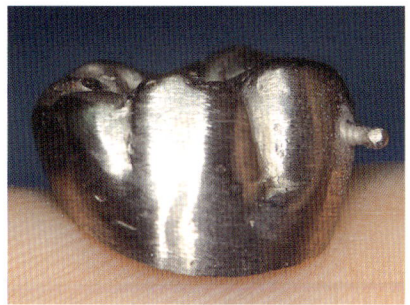

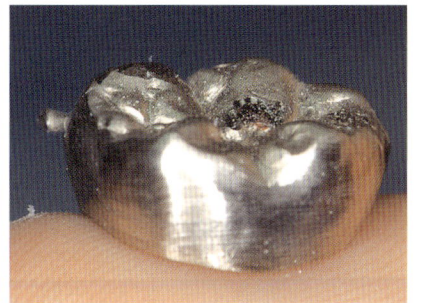

**93-d', d''** 認められる形態的不備を修正しながら、ペーパーコーンによる作業が終了する

---
**93-a～d　ペーパーコーンの使い方**

Part I フルキャストクラウン製作の勘所

5 納品前の研磨と仕上げ

### 工程3　咬合調整による傷の除去

　咬合面にはラウンドバーを使った咬合調整による傷や，鋳造における面粗れなどがあるので，シリコーンポイント（ブラウンシリコンポイント；ケーオーデンタル）でこれらを求める形態に修正するとともに，滑沢な面に仕上げなければなければならない．

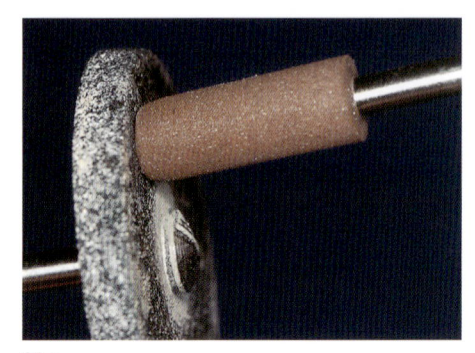

**94-a**
先端部を軸面に対して直角にする

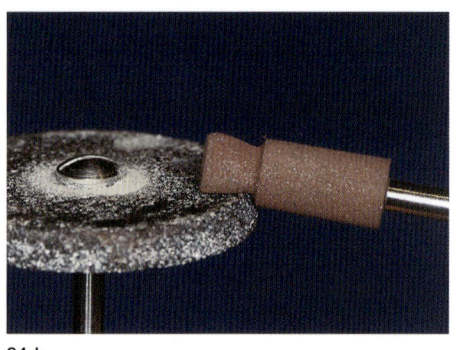

**94-b**
カーボランダムポイントのエッジを使い，逆三角形に形づくる（この逆三角形の大きさは，作業する場所の形態や面積によって変える）

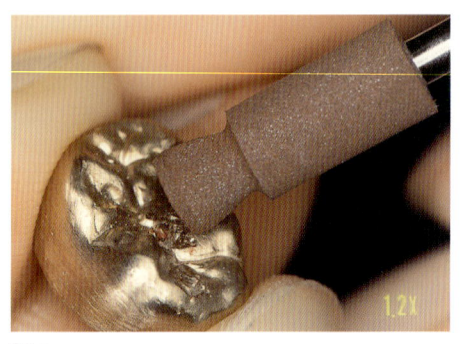

**94-c**
この形態は，歯頸マージン付近や届きづらい場所を作業するのに役立つ

**94-a～c　シリコーンポイントによる形態修正．**
そのままでシリコーンポイントを使える咬合面形態もあるが，ほとんどの場合はそのままでは使うことができないので，ダイヤモンドドレッサーで先端形態を修正する必要がある．また，修復物の軸面を滑沢にするために軸面全体にシリコーンポイントを掛ける人もいるが，これは表面を多面体にするので，歯頸部付近や咬合面などに限定した使い方が望ましい

## 機能的咬合面と解剖学的咬合面の相違

　溝は咬合面という限られた面積の中で効率よく食物をとどめておくためにもある．咬頭傾斜角という角度を持った形態のなかで，直線よりも曲線のほうがとどまりやすい．

　機能的咬合面では咀嚼運動経路に対して直角方向に副溝などが形成され，そこを互いの作業咬頭が横断することで咀嚼効率が向上し，その結果，機能的咬合面形態が得られる．確かに，一定方向に掘られた連続する溝の上で「リンゴをすり潰しなさい」と言われたら，溝と同じ方向にリンゴを動かす人はいないだろう．そして，この機能的咬合面形態には歯科技工士の"クセ"が反映されることが多い．

一方，天然歯の咬合面形態を観察して見ると，厄介なことに千差万別であり，どれをとっても同じ形態は見当たらない．もしかすると，地球上に存在する人間の数だけ形態があるのかもしれない．ところが，どんな形態であろうとも天然歯は天然歯に見えるから不思議である．この無数の天然歯から学び取れる公約数的な形態こそが，解剖学的咬合面と言えるのだろう．臨床技工の際には，患者さん自身の修復部位に対する反対側同名歯やその周辺歯群から形態を学ぶことで，解剖学的形態を得ることになる．そこには歯科技工士の"クセ"が反映されてはならない．

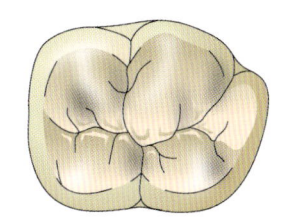

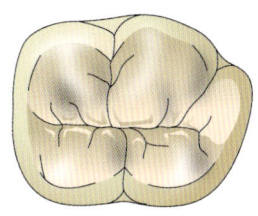

95-a，b　曲線の溝（左）と直線の溝（右）．
たとえば，中央窩付近にあった食物が咀嚼運動の最中に唇頬舌方向にたどり着くまでの溝が曲線であれば，直線のそれよりも時間がかかるはずである．つまり，曲線による溝は食物を咬合面上に止めやすいことになる．しかも，唇頬舌粘膜面が歯冠部唇頬舌側面に密着し，粉砕された食物を唇頬舌歯頸部寄りに行かないようにブロックしている

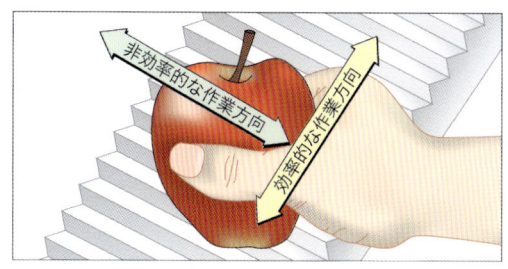

96　リンゴをすり潰すときの作業方向

## 天然歯形態のIrregular

　天然歯の形態はどれも歯科技工士学校で習った形態と同一ではないだろうが，それぞれの歯列位置における形態的特徴を見て取ることで部位を特定することができる．天然歯は少しずつさまざまな箇所でイレギュラーしているようだ．

　"イレギュラー〔irregular；不規則な〕"という基準は人間が作ったものであり，生体は色調におけるイレギュラー（正常ではないが異常でもない）は認識しない．しかし，歯頸マージンの不適合や形態の周辺歯群との不調和には，敏感に反応するといわれている．

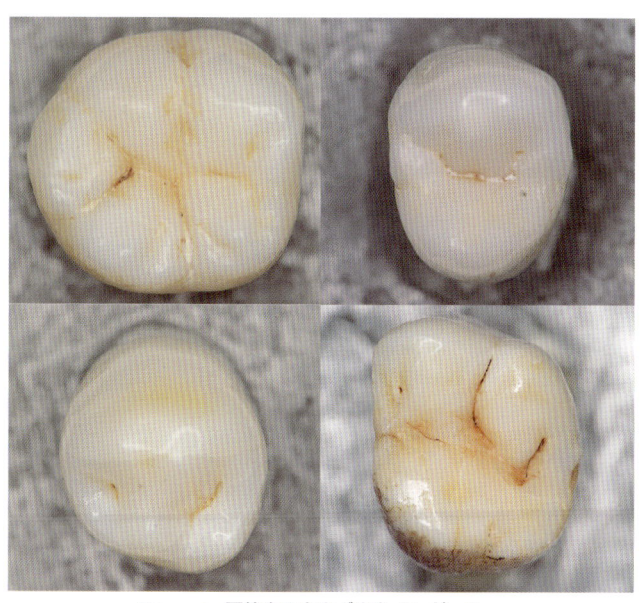

97-a〜d　天然歯のさまざまなイレギュラー

Part I　フルキャストクラウン製作の勘所
5　納品前の研磨と仕上げ

### 工程4　溝・小窩裂溝の修正

　咀嚼運動の際に粉砕された食物は隆線や溝に誘導され，唇頬舌および両隣接方向に押し出される．しかし，唇頬側においては唇頬粘膜に，舌側面においてはそれ以上押し出されないように舌にブロックされ，咬合面上に食物が止まるように仕組まれているようだ．この繰り返しを咀嚼運動（Chewing Cycle）と呼ぶ．これらの機能を適切に得るためには，溝や小窩裂溝，そして隆線などが滑沢な面に仕上げられなければならない．

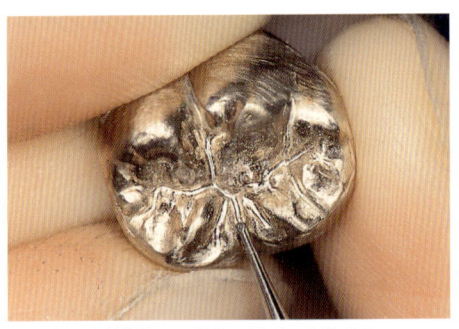

**98　溝・小窩裂溝へのラウンドバーの当て方．**
上顎歯列咬合面に下顎歯列咬合面が接近するにしたがい，粉砕された食物は逃げ場を求めるように，ある物は頬側に，ある物は舌側に，そしてある物は咬合面上に止まるだろう．そして，下顎が上顎に対して離開を始めると，それら粉砕された食物は頬粘膜や舌によって咬合面上に押し戻され，さらに食物は粉砕を繰り返し，より細かくなっていく．これらの機能を意識しながら作業するが，ラウンドバー（ラウンドバー・マイジンガー小 ST1 HP 006；ヘレウスクルツァー）が底を通過するときに凹凸を指先で感じ取るために，力任せに当ててはならない．ラウンドバーの切削能力に任せながら，底を滑らせるように操作する

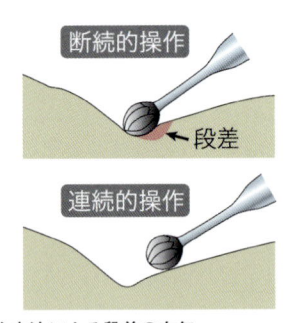

**99　操作方法による段差の有無．**
小窩裂溝付近ではやや力を掛けるようにしながら溝の底部分を何度も往復させるが，溝と溝が交差する箇所で作業を中断すると段差が生じるので，間断のない作業を心掛ける．力をかけすぎるとバリが発生して研磨がしにくくなるので，底を削るというよりは，滑らせるような感覚で操作するとよいだろう

### 工程5　メタルマージンの処理

　メタルマージンは咬合面と同じようにデリケートな箇所であり，細心の注意を持って研磨しなければならないが，あらかじめシリコーンポイント（ブラウンシリコンポイント；ケーオーデンタル）を掛けておけば艶出し操作が容易になる．このときにも，先端部分を三角形にしておくと，そこに限定した操作が容易に行える．また，目視しながらの作業を行うことで，アンダーマージンになってしまうことが少なくなる．

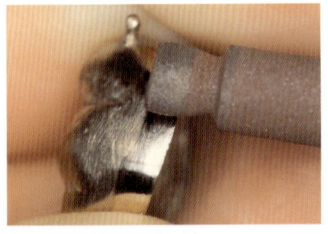

**100-a　歯頸マージン部．**
ポイント類の使い方はパワーコントロールである．その力加減のあり様が形態に生き生きとした力強さを与えたり，逆に生気を殺してしまったりする．ある一定の力で連続して操作すると形態に力強さが生じるが，断続的な操作では「かくあるべし」という形態的主張が希薄になる

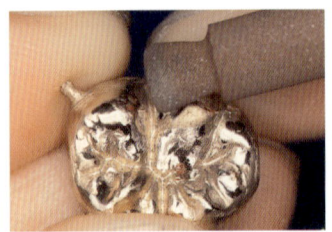

**100-b　咬合面．**
歯頸マージン部はある一定の力で操作するが，複雑な咬合面部には箇所によって力の強弱が求められる．たとえば，比較的平面に近い場所なら力を掛けてもよいが，凸面には力が強く掛かりやすいので力を緩める

**100-a，b　シリコーンポイントの掛け方**

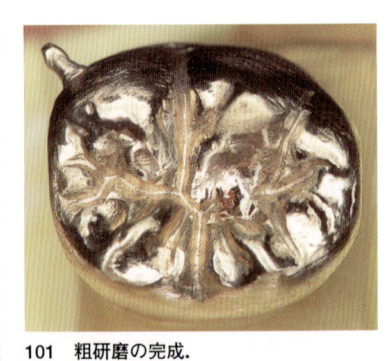

**101　粗研磨の完成．**
粗研磨だから雑でよいわけではなく，補綴物に求められる諸条件には ①生理的適合（支台歯型マージン部の適合や歯肉との調和），②機能の回復（対合歯咬合部との適切な接触関係）があり，その結果として歯冠外形（咬合面も含む）が光沢を放つことが，三つ目の条件，③審美的回復につながる

## 「作業する」とは「手が届く」ということ

さまざまな作業工程において事細かに技術指導をしてもなかなか上達しない歯科技工士が少なくないが，その人たちの作業を脇から観察しているとある共通項が垣間見えてくる．それはたとえば，シリコーンポイントを使って細かい傷を取る作業をしているはずなのに傷が取りきれていないとか，汚れを取り除くためにスチームを掛けているのに汚れが取れていないとか，そういった場面である．それはつまり，指導されたとおりに作業をしていない，確認をしていないということである．咬合面上の細く狭い溝や小窩裂溝を研磨するような作業を成しうるためには，その細かく狭いところに届く技工器具が必要で，そこに届く器具があれば必然的に研磨材料はそこに届くことになる．だが，残念ながら既製の技工器具でそのようなものは見当たらない．そこで著者は，"届く器具（綿棒）"を製作している．

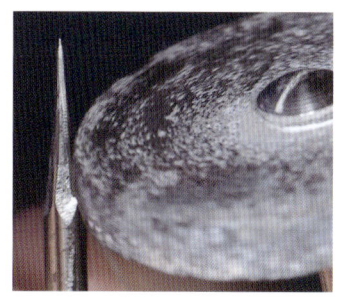

**102-a**
先端1cmほどの長さを4つの平面に削る．このときにバー長軸に対して直角方向に削合すると綿花が絡みやすくなり，平行方向に削合すると綿花が取れやすくなる

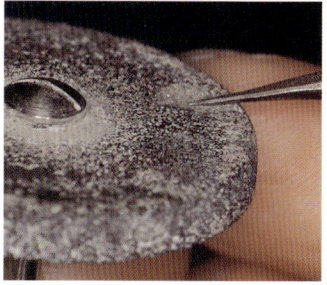

**102-b**
ラウンドバーを回転させながら綿棒の先端部の中心軸を求めなおし，作業中に先端部がブレないようにする

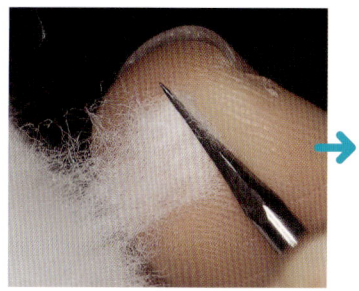

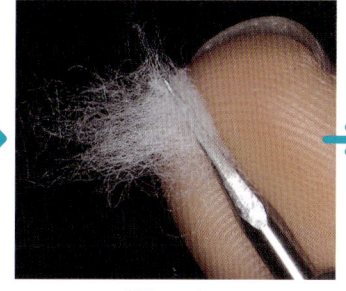

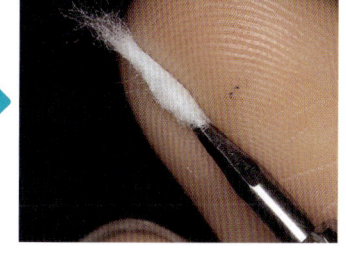

**102-c, d, e**
必要量の綿花を指の腹と綿棒に挟み込み，引き抜くようにして回転させて綿棒に絡みつかせる

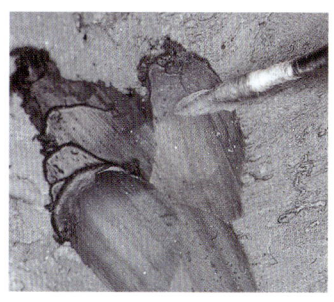

**102-f**
回転させながらタイコーを綿花表面に付着させるが，綿棒に必要以上に研磨材をからみつけると，研磨材の油分が汚れを招き，研磨効率が下がるので，綿棒表面にはわずかな量の研磨材をからませる

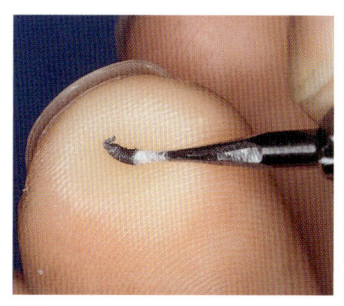

**102-g**
タイコーを綿花表面に付着させたら，指の腹を使って巻き付けた綿花が綿棒先端部を十分に覆っていることを確認する．覆っていないと，作業時に補綴物の溝などを傷つけることになってしまう

102-a〜g　綿棒の製作手順〜使い古しのラウンドバーの改良

Part I　フルキャストクラウン製作の勘所

5　納品前の研磨と仕上げ

## 研磨材料

　徐々に傷を取り除いて滑沢にすることが研磨作業であるが，工程によって使う研磨材料や器具に違いがあり，その使い方や材料の選択を間違えると良好な研磨に結びつかないことになる．さらに，タイコーやグリーンルージュなどを大量に使えば艶に結びつくわけではなく，多く使いすぎるとかえってそれらに含まれる油分などで艶が抑えられてしまうことも少なくない．

　研磨の苦手な歯科技工士は必要以上に研磨材を使い，作業の質を落としてしまっているだけに留まらず，技工機周辺だけでなく自分自身の手指や顔まで汚してしまっているのだ．こうして艶をだす一歩手前までの作業が完了したが，ただ単に補綴物表面を滑沢にするだけではなく，形態の不備などを研磨作業中に修正しながら進行し，さらに逐一確認作業をすることが完成度を上げるためにとても重要であることがわかってもらえたと思う．

　ところが初心者の場合，作業や環境に不慣れなこともあり，模型を作ったり，ワックス形成をしたり，鋳造をしたり，研磨をしたりと，各工程をこなすだけで精一杯で，次の製作工程に思いを馳せる余裕がないことが多い．

　それはやむをえないことでもあり，著者もかつてはありとあらゆる失敗を経験してきた．失敗をしたからこそ「次には失敗をしまい」と気持ちを引き締められたし，意欲も倍加していったような気えしている．一番いけないのは，歯科技工士としての自分の技能レベルがどこにあるのかを知らずに毎日の仕事を進めることだろう．

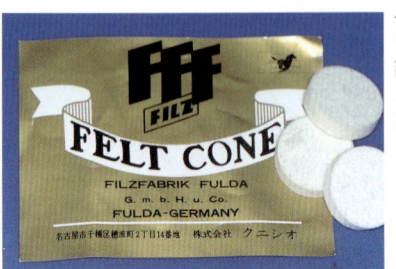

**103-a**
フェルトコーン
面積が大きくて形態がシンプルな歯冠部側面を研磨するのにちょうどよい硬さ・軟らかさを有する

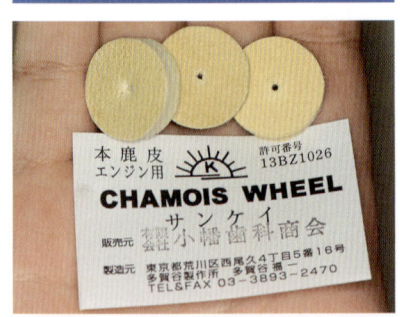

**103-b**
鹿革バフ
(CHAMOIS WHEEL；小幡歯科商会)．
きわめて軟らかくしっとりとした材質で，最終艶だしをするに最適である（※Chamoisとはシャモア《ヨーロッパの高山に生息する野生のヤギ》であるが，実際には鹿革を使っており，いつのまにか通称として使われることになったようだ）

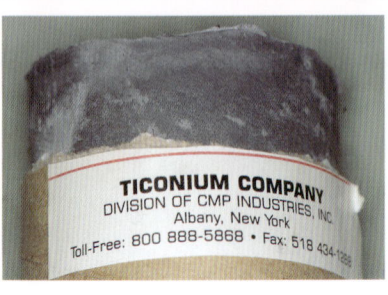

**103-c**
タイコー
(TICONIUM COMPANY；東京歯科産業)．
表面の傷を取る効率が高く，油分も適当であり，使いやすい

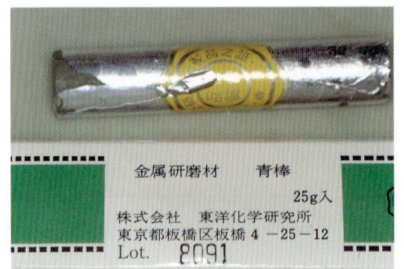

**103-d**
グリーンルージュ（東洋化学研究所）
バフにグリーンルージュが着色する程度の使い方が望ましい．多量に使えば光沢が得られるというものではない

## 工程 6　溝・小窩裂溝の粗研磨

経験の浅い歯科技工士がよく苦手とする工程であるが，苦手を克服すれば楽しくなるものだ．ここで使用する研磨器具は，102-a～eで製作した綿棒に綿花を巻き付けたもので，これで溝や小窩裂溝を粗研磨する．それらの形態に確実に作業が届くためには，たとえば溝の幅よりも細い綿棒でなければならない．

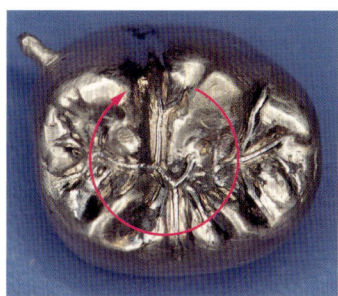

**104**
**溝は時計回りに順番に．**
あちらこちらと不規則に溝の研磨をすると必ず未作業箇所が生じるので，どこからでもよいがスタート位置を決め，時計回り（反時計回りでもよい）に溝を1本ずつ研磨し，作業が達成されたことを確認しながら次の溝に進行するとよい

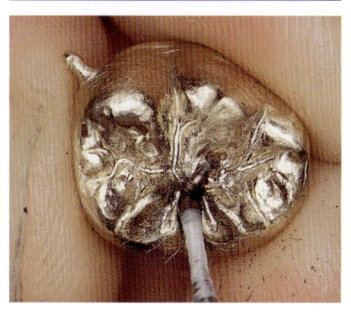

**105**
**溝の交差点は丁寧に．**
溝と溝の交わる箇所は段差が生じやすく，そのままで艶だし研磨をしても研磨しにくいばかりでなく，溝の機能（食物の流動）までも減少させてしまう．そのような段差のない溝にするためには，綿棒先端部にわずかにはみ出した綿花を隣の溝に横断させるように作業する

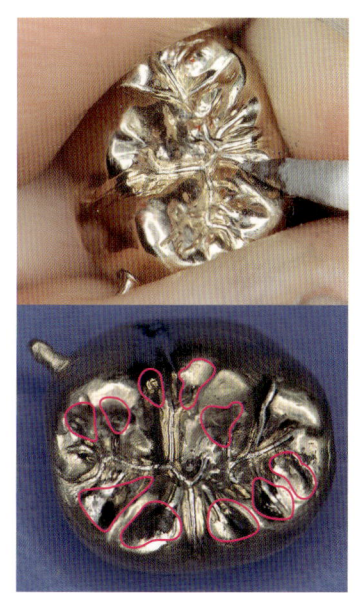

**106-a，b**
**溝の末端部凹面．**
小窩裂溝から発生した溝はやがて溝としての形態を薄め，凹面形態へと変貌する（赤囲み部分）．溝を研磨するときには，溝の底に届くように綿花を少量細く綿棒に巻き付けたが，ここは溝ではないので綿花をやや多く球面状に巻き付ける

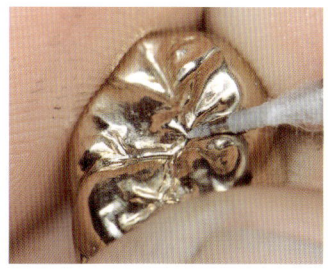

**107-a**
直線に近い溝の場合．綿棒の軸方向と溝の方向をやや平行に寝かせるように作業する

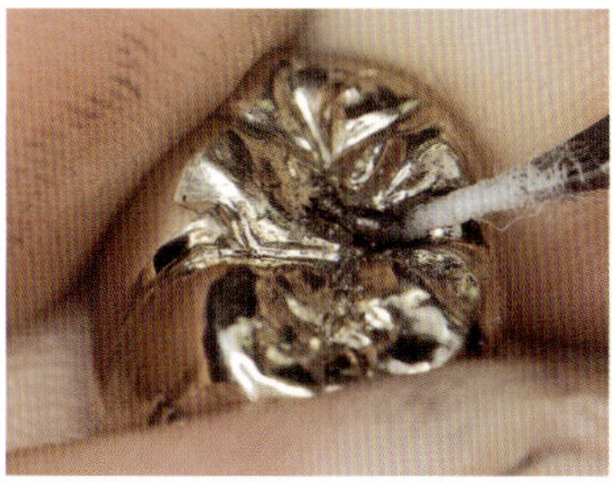

**107-b**
溝の交差する箇所．綿棒を起こし先端部を主に使い，隣接する溝にまたがるように作業する

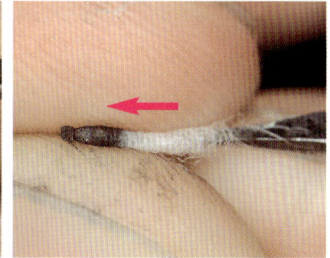

**107-c**
巻き付けた綿花から綿棒先端部が見えてしまったら……．綿花を指先でつまみ，綿棒先端方向にわずかに引っ張りだすことで繰返し使えるようになる

| 107-a～c　綿棒と補綴物のポジション |

Part I　5　納品前の研磨と仕上げ　フルキャストクラウン製作の勘所

### 工程7　隆線部の粗研磨

　咬合面部には各咬頭頂や近遠心辺縁部，そして中央窩付近などに対合歯との接触関係があり，それを失ってはならない大事な場所である．そしてそれらの接触域は凸面形態であり，研磨作業時に強く力が作用しやすく，接触関係を失いやすいので，慎重な作業が求められる．ときおり技工用レーズにブラシを装着して荒っぽい作業をしている歯科技工士を見かけるが，これでは目標設定した接触関係を失いやすく，作業が意味をなさない．また，溝の研磨作業で巻きつけた綿花の量よりも少し多めに巻きつけることを心がけたい．

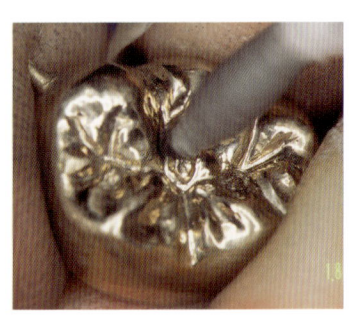

**108**
溝と同様に順番に．
あちらこちらと作業すれば必ず見落としてしまう箇所が必ず発生する．溝と同様にどこからでもよいので一定方向に回転するように作業すれば見落としが少なくなる．さらに，作業箇所ごとに確認を繰り返すことで，作業品質も向上するだろう

**109**
作業の再確認．
溝や咬頭隆線部の粗研磨が，求めるレベルに達しているかどうかを確認しないと，後でもう一度同じ作業をしなければならないことになりかねず，製作時間を増大させるばかりである．たくさんの数をこなしているときには後戻りすらできずに，結果的に手を抜くことにもつながりかねない．そこで，少し多めに綿花を綿棒に巻きつけたら，何も付着させずにそのままで咬合面に残っている研磨材をふき取るようにすると，万が一，傷が残っていても容易に発見できるだろう．こうすれば，各作業段階で起こるであろう作業ミスを解決でき，後戻りしなくてすむことになる

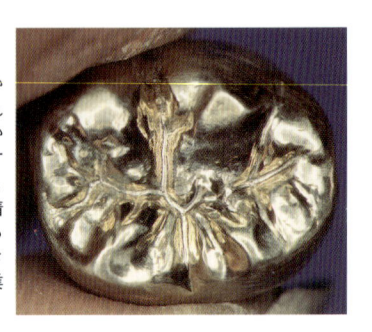

### 工程8　歯冠側面における頬舌面溝の粗研磨

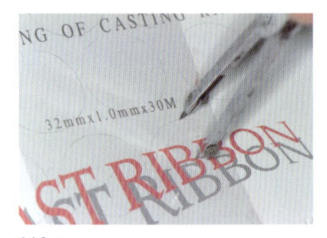

　咬合面という複雑な形態とは趣を異にする歯冠部側面は，研磨が容易と思われがちだが，実はシンプルな形態であるがゆえにことさら研磨のまずさが際立つ箇所でもある．特に，研磨器具の選択は重要で，それによって作業の方法にも大きな違いがでてくる．咬合面は対合歯との接触関係もあるので細かい指使いが求められる一方，歯冠部側面では比較的大きな運動量を持った作業が必要になるが，歯冠部側面にはまだ頬舌側外斜面に溝が混在しているので，著者は綿棒ではなく自家製ペーパーディスクを使用している．

**110-a**
コンパスを使って半径2cm（大きすぎると作業しづらい）程度の円を描く

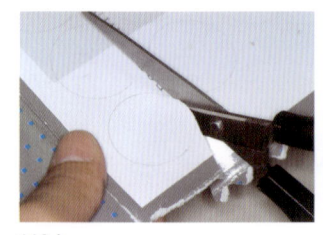

**110-b**
描かれた円に沿って切り抜く

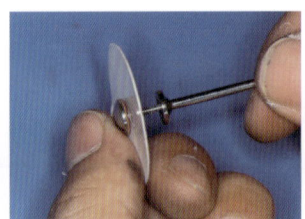

**110-c**
ペーパーマンドレルに装着する

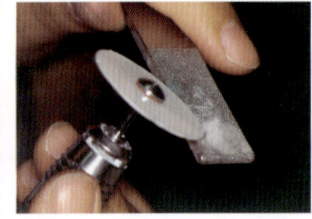

**110-d**
ダイヤモンドドレッサーにて辺縁部をそろえる

**110-e**
低速回転させて研磨材を擦り付ける

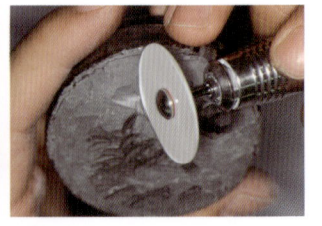

110-a〜e　自家製ペーパーディスクの作り方

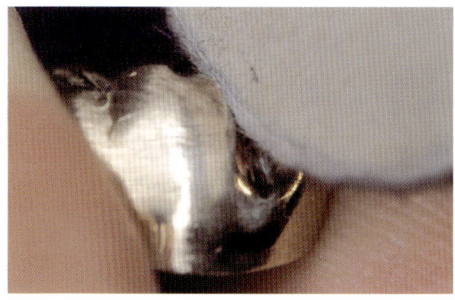

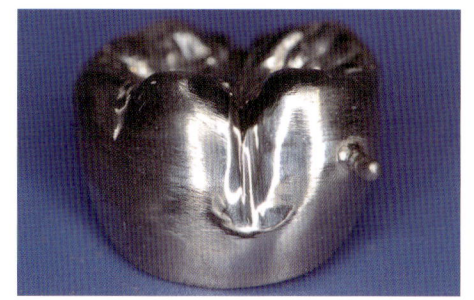

**111-a，b 自家製ペーパーディスクによる粗研磨．**
頬側面溝などの届きづらい箇所の粗研磨には，技工材料などの梱包に使われている箱を円形に切り抜いてマンドレルに装着し，タイコーを辺縁部に回転させながら擦り付け，所定の位置に作業させると効率がよい．また，紙製であるため形態に沿って変形して補綴物を傷めてしまうことも少なく，場所によって厚みの違う梱包紙を選択することでさらに効率を上げることもできる．しかし，1カ所に集中して作業するとそこが溝状になってしまうこともあるので，作業には力を掛けすぎず，常に場所を移動させるような工夫が必要である

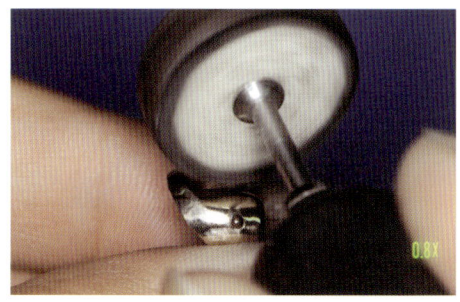

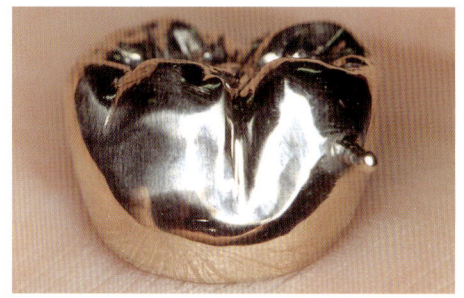

**112-a，b**
この作業もスタート位置を自分なりに決めて，歯冠部側面を一周させるように作業すると磨き残しなどが発生しない．また，フェルトホイールは補綴物歯冠長軸方向に配し，近遠心方向に幾度となく細かく往復させながら傷を取っていく．補綴物は歯冠側面形態にフェルトホイールが均等に接触作業されるように，頬舌方向に揺らしながら作業するとよい

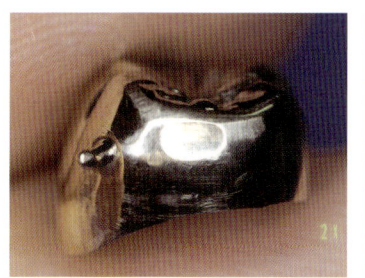

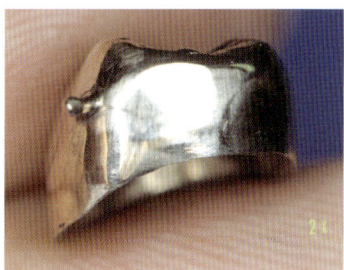

**112-c，d**
隣接面には隣在歯との接触域があるので，接触域を避けるようにフェルトホイールの辺縁を使って作業する

**112-e**
歯頸マージン付近はあらかじめブラウンシリコンで比較的滑沢に仕上げてあるので，軽い力加減でフェルトホイールを掛ければよい

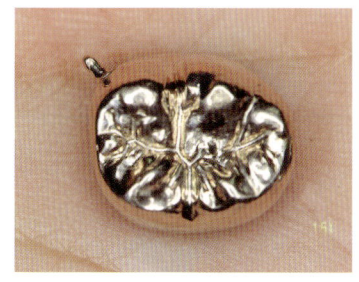

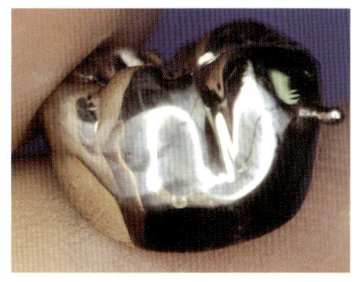

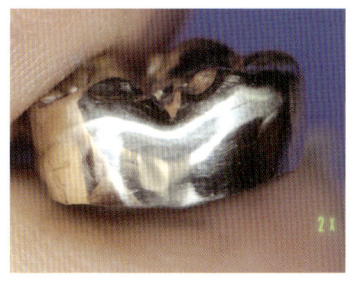

**112-f，g，h**
傷などがしっかり取れているか，光の反射などを利用して判別する

**112-a～h　フェルトホイールによる歯冠部側面の粗研磨．**
大きな面積にわたる形態を有する歯冠側面部には，大きな面積に作業できる技工材料がふさわしく，咬合面で使用した綿棒などでは多面体にしやすく形態を壊しやすい．フェルトホイールは適度な硬さがあり，作業面積も大きいので使いやすい

Part I　フルキャストクラウン製作の勘所
5　納品前の研磨と仕上げ

### 工程9　各接触箇所の確認

研磨効率の高い材料（タイコー）を使用しているので，粗研磨が終了した後，再度咬合接触や隣在歯との接触域の再確認をする必要がある．歯科技工では作業工程ごとに常に確認をすることで，失敗を未然に防ぐことができる．

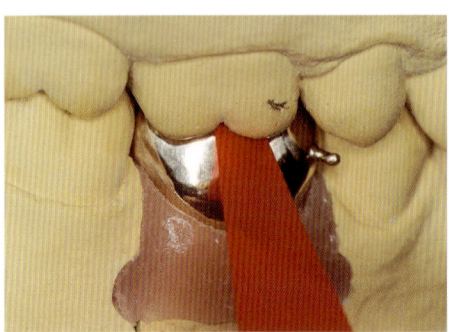

**113　咬合紙による再確認．**
使い方に大きな変化はないが，研磨べりなどによって着色痕に違いが出ているだろうし，接触度合などにも変化が生じているだろう

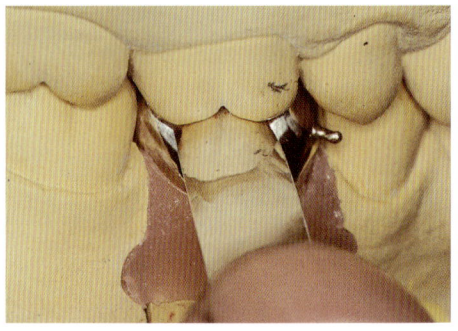

**114　メタルフォイルによる再確認．**
着色痕だけでは見極められない接触度合を，メタルフォイルを手前にひっぱるように使って確実に再確認する

## 研磨の意義

適切な歯冠形態が再現されることで，補綴物にはさまざまな機能や審美性が得られる．つまり「生理的適合；支台歯型や歯頸マージンとの適合あるいは歯肉形態との調和」や「機能の回復；対合歯咬合面との適切な咬合接触や，隣在歯隣接面との接触域の回復」が達成される．その結果，周辺隣在歯群あるいは対合歯列などとの調和，すなわち審美的回復が得られるということになる．そう，「審美」とはそれ自体が目的なのではなく，あくまでも結果的に得られるものなのである．

そして，研磨作業はこれらの要素との密接な関わりのなかで行うことが求められるわけで，ただツヤを出せばよいというわけではなく，さらには口腔衛生にも影響を与えることから，研磨作業は補綴物の成否を握っているとも言える．

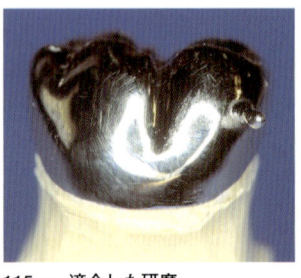

**115-a　適合した研磨．**
仕上げ研磨で一番神経を使う箇所はどこかと問われれば，「歯頸マージン」と言わざるをえない．なぜなら，支台歯頸マージンと歯肉上縁との適合がきわめて近い領域のなかで，歯頸マージン縁下からスムーズな移行的形態に研磨すること求められるからである．そして，しっかりとした研磨がなされることで，食物残渣などの停滞を防止することになり，衛生的要件もかなえられることになる．したがって，歯頸マージン縁下の印象がきちんと再現されていなければ，形態的に適合した仕上げ研磨はできない

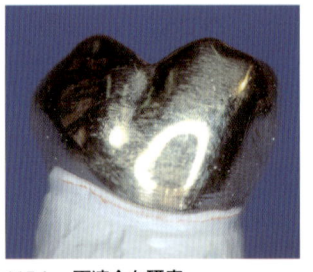

**115-b　不適合な研磨．**
支台歯型との適合が未達成なばかりか，補綴物マージンもアンダーになっている．これでは食物残渣を停滞させ，きわめて近い将来に二次齲蝕（カリエス）を招くだろう．また，頰側面溝が根分岐部に向かっておらず，歯冠形態的にも不適切である．さらに，大きなキズを歯冠側面に残したまま無理やりにツヤを出そうとしたため，不自然な形態になっている．作業工程をしっかり確認をしながら進行すれば，このような失敗は防げたはずである

**115-a, b　研磨による，支台歯の歯頸マージン縁下の形態との適合・不適合**

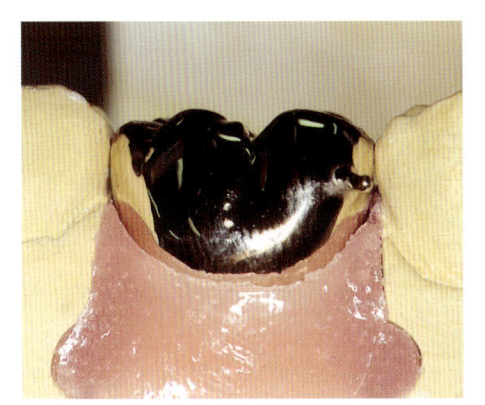

**116-a　適切な研磨面．**
いい加減な研磨ですませることのできる箇所などはどこにもないが，特に歯冠側面はより滑沢に研磨されることで食物の流動がよくなり，清掃効率や咬合面における咀嚼効率を引き上げる．そして，異物感なども低減して患者は快適な食生活を送れることになるが，これらの機能はあくまでも形態があっての話であり，どちらかだけができていても意味はない．しかも，歯科技工士は，作業用模型上に擬似歯肉が再現されていて始めて，これらの作業を確認することができるようになる

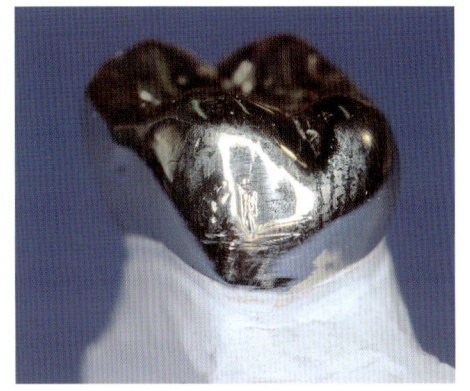

**116-b　不適切な研磨面**
鋳造時の面粗れなどが歯冠側面などに残ったまま表面仕上げを行うと，食物残渣が停滞・沈着しやすいだけでなく，特に鋭角的な突起形態を残していると頬粘膜や舌に炎症を起こす可能性があるという．口腔内の粘膜は色調には反応しないが，不適切な形態には敏感に反応すると言われる

| 116-a，b　歯冠形態における研磨の適切・不適切 |
|---|

### 工程10　溝・小窩裂溝のツヤ出し

　研磨は基本的に研磨しづらい箇所から作業を始めたい．なぜなら，研磨しづらい箇所はブラッシングもしづらく，不潔域を構築しやすい箇所であるからだ．
　また，咬合面の最深部（小窩裂溝）から研磨を始めないと隆線形態とのスムーズな移行が得にくく，形態を壊しやすい．

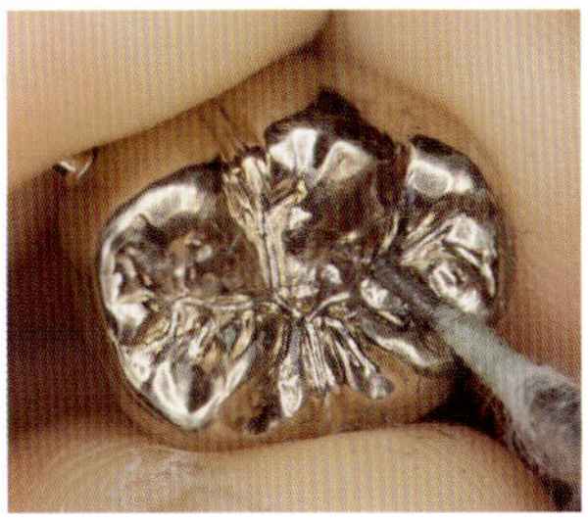

**117-a**
ここではタイコーではなく，グリーンルージュを使ってツヤ出しを行う．作業方法は，タイコーの場合と同じである

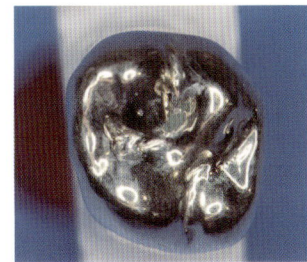

**117-b**
溝や小窩裂溝の最深部にグリーンルージュが残るようであれば，そこに傷が残っているのでは，と疑ってみる．その時には，巻き付けた綿花を新しいものに代えて，タイコーで作業をやり直してみるとよい

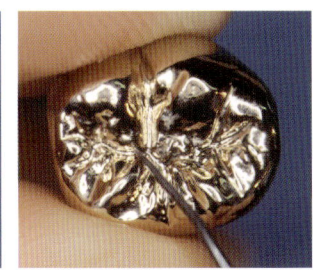

**117-c**
さらなる確認作業として，針状の先端形態を有する形成器などで溝や小窩裂溝を軽くなぞってみると，目には見えない微細な凹凸感が指先に伝わってくる．もし，なぞってみて形成器がどこかで停止するならば，そこにはキズがあると考えられる

| 117-a〜c　グリーンルージュによるツヤ出し |
|---|

### 工程 11　隆線のツヤ出し

歯冠形態には，溝や隆線，咬合面などに境界線はない．すべてスムーズな移行形態でなければならない．したがって，研磨作業は各形態を横断する作業となるのである．

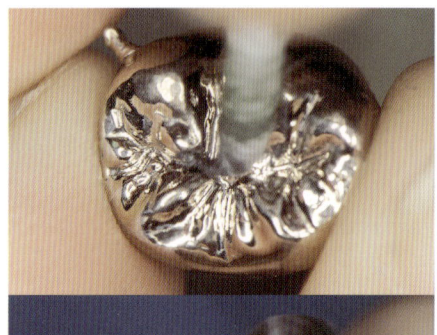

**118-a**　凹面である溝の研磨では綿棒に細く綿花を巻き付けて押さえつけるように作業をしたが，隆線部は凸面形態であるため，多めに綿花を巻き付けて作業する．作業時に強い力を加えると必要な凸面を凹ませてしまい，形態を壊してしまうこともあるので，隆線形態に沿わせるような綿棒使いが求められる

**118-b**　ブラシを使って強引な研磨作業をしている歯科技工士を見掛けることがあるが，これは止めたほうがよい．なぜなら，ブラシでは作業時の力のコントロールがしづらいうえ，ワックス形成時に求めた必要な接触域なども失ってしまうからである

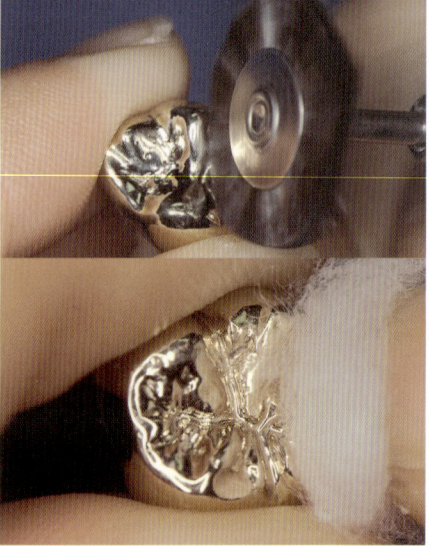

**118-c**　全体の各隆線部のツヤ出しが完了したら，清潔な綿花で咬合面を擦ってみよう．突起部が残っている場合に引っ掛かってくれるので，判別しやすいし，見えない箇所が見えたことになり，しっかりとした確認作業をしたことになる

118-a〜c　グリーンルージュによる隆線部のツヤ出し

### 工程 12　歯冠側面部のツヤ出し

歯冠側面部は形態的にシンプルであるため研磨が容易であると思われがちだが，実は最も求めた形態を失いやすく，繊細な力加減が要求される箇所でもある．著者は常にポイントのポジションを一定にし，作業面をポイントに対して直角に向けるようにして作業している．

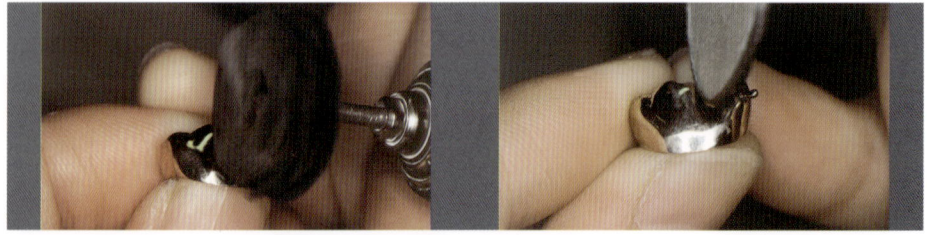

**119-a**　力のコントロールとは，形態なりに力の加減乗除を行うことであるが，たとえば頬側面溝に隣接した凹面では，溝まで研磨しようとすると周辺の形態を壊しやすいので注意が必要であり，できる範囲で研磨作業を止めておいたほうがよい．自身が使用しているポイントの能力の限界を知ることも重要だ

**119-b**　溝のツヤ出しでは，自家製のペーパーディスクを回転させながらグリーンルージュを擦り付けるようにすれば，目的の箇所の形態を壊すことなくツヤを出すことができる

119-a，b　隣接面方向から見た作業時の力のコントロール

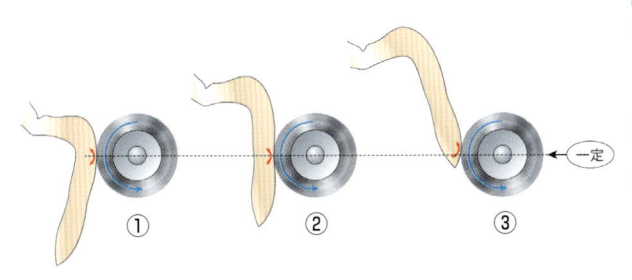

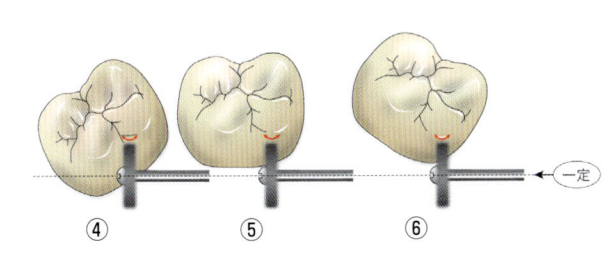

**120 凹凸面における力のコントロール**
① 凸面から凹面に，あるいはその逆の場合であっても，形態が変化する箇所では，移行していく時に若干力を緩めながら作業を行う．歯冠形態を壊してはならないので，作業中は常に作業面の変化を目視するとともに，確認しながら作業を進める
② 凸面から凹面に作業面が移動した時には，回転数や力加減を緩め，その場所に適した力を見出すように心がける
③ あらかじめブラウンシリコンをかけてあるので，さほど強い力は必要ない．しかも，デリケートな箇所であることを考慮すれば，回転数も落としたほうが安全で確実な作業となるだろう．特に，バフによる作業は歯頸マージンを引っ掛けやすく，時には補綴物を紛失したり大きく変形させたりして，補綴物を闇の彼方へ葬り去ることもある

**121 咬合面方向から見た作業時の力のコントロール**
④ ここでもポイントのポジションは常に一定にし，補綴物の作業面をポイントに向けるように作業する．力加減は形態によって微妙に変化を与える
⑤ 形態が凸面になっているので，比較的緩めの力加減でよい
⑥ 隅角徴は近心と遠心では相違があるので，形態的配慮をしながら作業する．ただ，隣接面の接触域も間近に存在することを忘れてはならない

## 工程13　隣接面のツヤ出し

　隣接面は黙っていても不潔域を構築しやすい箇所であるので，より研磨度合を強くしなければならない．また，接触域調整をした際に形態的段差を生じやすいので，そのような段差も解消させなければならない．製作工程を着実に段階ごとに追っていくことが，補綴物の完成レベルを高める唯一の方法なのである．

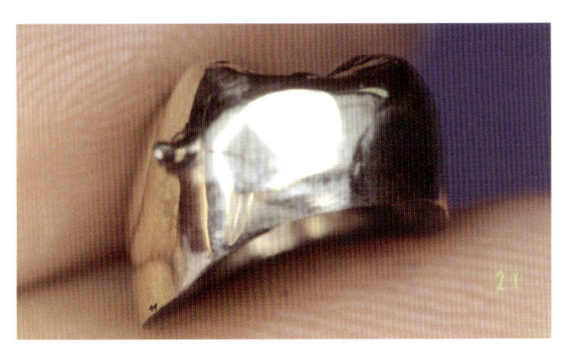

122　接触域調整の際に生じていた形態的段差は，フェルトホイールによる作業で改善されているので，ここで行うツヤ出し作業には強い力加減は厳禁である．すでに隣接面はスムーズな移行形態を獲得しているので，そのまま接触関係を失わないような力加減で作業すればよい

## 工程14　歯頸マージン部のツヤ出し

　歯頸マージン部も神経をすり減らす箇所である．歯頸マージン部はあらかじめシリコーンポイントをかけてあるので，研磨作業にさほどの力をかけなくてもツヤを得ることができる．シリコーンポイントをかけていない歯冠側面部と同じような力加減で研磨をすると，アンダーマージンになりやすい．また，作業方向も重要で，歯頸マージン方向（時計周り）から作業すると，これまたアンダーマージンになったり，バフが歯頸マージンに引っ掛かって遥か彼方へ飛ばしてしまったりしてしまう．

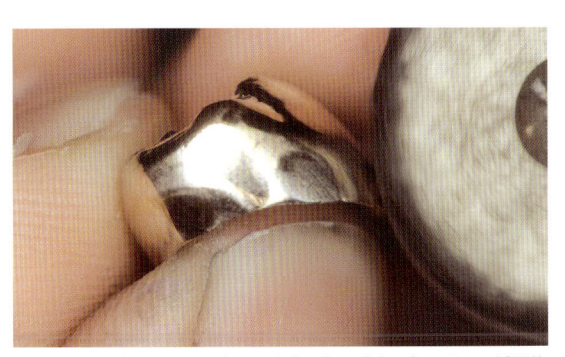

123　親指を歯頸マージン部に，人差し指を咬合面部に配し，補綴物を挟み込むようにして安定させる．バフは歯冠長軸方向に配し，回転方向は時計回りと反対にする．さらに，歯頸マージンにバフが近づくにつれて補綴物にかける力を軽くしていく

Part I フルキャストクラウン製作の勘所

## 5 納品前の研磨と仕上げ

### 最終確認

　対合歯咬合面のどこと接触させるのか，隣在歯隣接面のどこと接触域を求めるのか，歯冠形態は何を基準に構築されているのか，などを理解できて初めて，次の製作工程へ歩を進めることが可能になる．そしてこれは言うまでもなく，終了地点への最短経路となる．

　確認作業を項目別に並べて見るとたいへんな作業に思えるが，決してそんなことはなく，経験を積み重ねるに連れて自然に無理なく実行できるようになる．毎日の作業は苦痛の連続かもしれないが，これは歯科技工に限った話ではなく，どんな職種でも同じである．そしてその苦痛は，できないから苦痛になるのである．

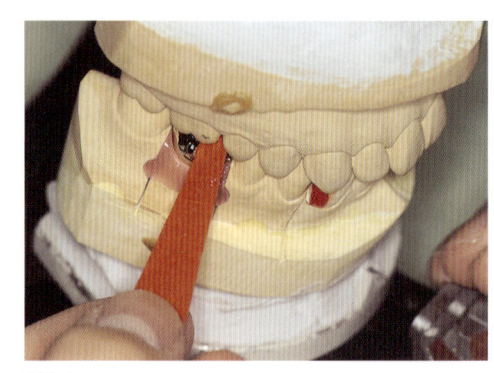

**124-a**
ワックス形成の時と同様に，HANEL咬合紙（赤の40μm）により咬合接触位置を確認する

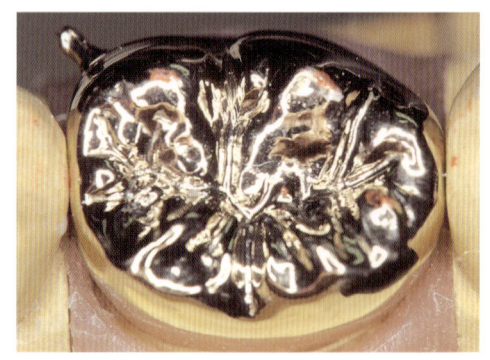

**124-b**
求めた咬合接触部位などは失われていない

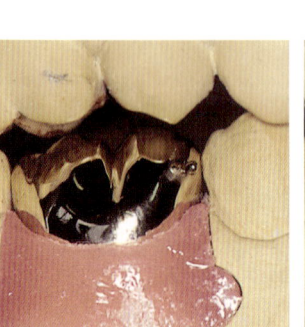

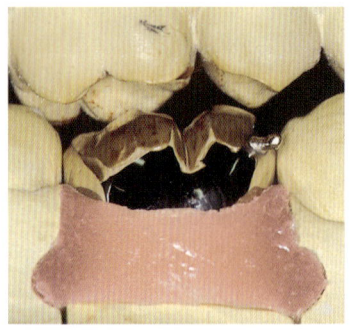

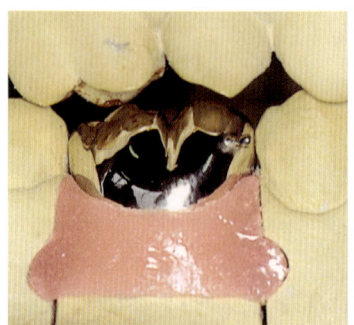

**124-c**
同様にメタルフォイル（8μm；Shimstock）により，各接触度合を診査する

**124-d〜g**
咬合器上で側方・前方運動をして，適切な離開が得られているかを確認する．さらに，擬似歯肉との適切な移行形態が得られているかどうかを確認した後，もう一度上下顎歯列を観察し，仕上げ研磨も含めた全体との調和が得られているか確認をする

124-a〜g　さまざまな確認作業

# Part II
## コア製作の勘所

1. 前歯部のコア
2. 臼歯部のコア

Part II　コア製作の勘所

# 1 前歯部のコア

## ワックスの温度コントロール

　コア用の支台歯形成の多くは，ポスト部分と支台歯型根面上の歯冠部分とに大別でき，これらが一体化したものを"コア"と呼ぶ．これが後に修復物を製作するための土台となる．**Part I-2**で「ワックスアップでは温度コントロールが要である」と述べたが，コア製作においても温度コントロールが完成度の鍵を握っている．

　フルキャストクラウン（全部鋳造冠）の場合は凝固しているワックスをいったん形成器上に溶かし取り，できるだけ温度差が生じない時間内で，あるべき歯冠形態へワックスを盛り上げていくことが求められる．これは，ワックスの"収縮する"という避けがたい素材性質を，味方にする（＝盛り上げたワックスをできるだけ均一に収縮させる）方法である．しかし，コア製作における温度コントロールは少し趣が異なってくる．細く深いポスト部分と歯冠部分とでは，ワックスパターンを得る方法に大きな相違があり，この違うもの同士をつなげることが作業を難しくする一因である．フルキャストクラウンでは溶解したワックスを盛り上げて大まかな歯冠外形を得たが，コアのワックスパターンを同じ方法で得ることはできない．なぜなら，ワックスを圧入して形を得るポスト部分と，溶解したワックスを盛り上げる歯冠部分とをそのままつなげると，温度分布に大きなバラツキが生じ，変形をきたすからである．

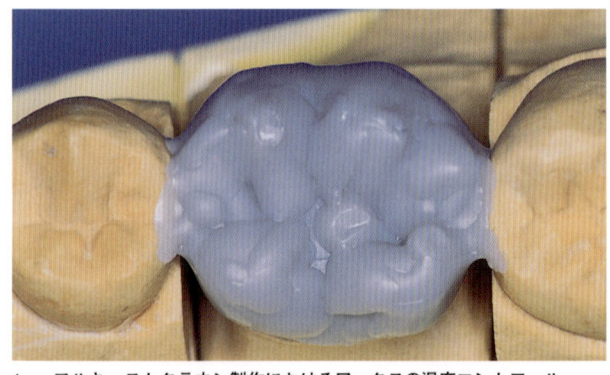

**1　フルキャストクラウン製作におけるワックスの温度コントロール．**
支台歯型上に被せるように盛り上げ，対合歯咬合面上に目標設定された位置に咬合接触を求め，それらをピークとして，隣在歯歯冠部豊隆や近遠心辺縁隆線の高さ，あるいは隣在歯や反対側同名歯の咬合面から隆線方向などを観察し，できるだけ短時間に形成器上に溶かし取ったワックスがワックスパターン上で冷めないうちに盛り上げていく．それでも，多少の温度ムラはある．しかし，盛り上げるたびにワックスを凝固させ，その上に次に溶解したワックスを盛り上げることによる温度ムラと比較すれば，その温度差は小さく，全体に素直な収縮に留まる

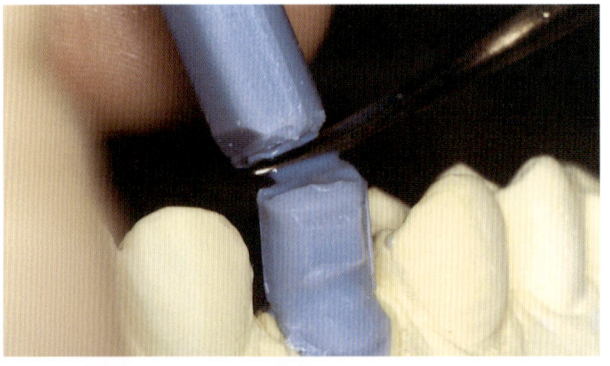

**2　コア製作におけるワックスの温度コントロール．**
ポスト部分における支台歯型の内側部分へのワックスアップと，根面上に盛り上げる外側性のワックスアップが混在するコアでは，凝固収縮の影響を可及的に少なくするために，溶解させたワックスをできるだけ使わないですむような作業を心がける．つまり，すでに凝固収縮しているワックスを必要量継ぎ足し，変形を最小限に抑える．温度コントロールとは，ワックスの収縮コントロールなのである

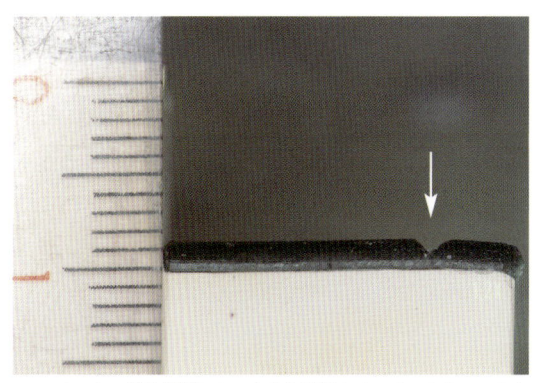

**3-a** ワックス線を模型にしっかりと密着させ、そこから2cmのところにくさび状の切れ込みを入れておく

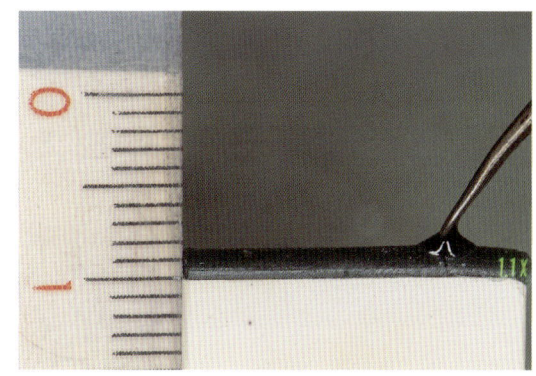

**3-b** くさび状の切れ込みに形成器上で溶解したワックスを流し込む。流し込まれたワックスは中心部に向かって凝固収縮する

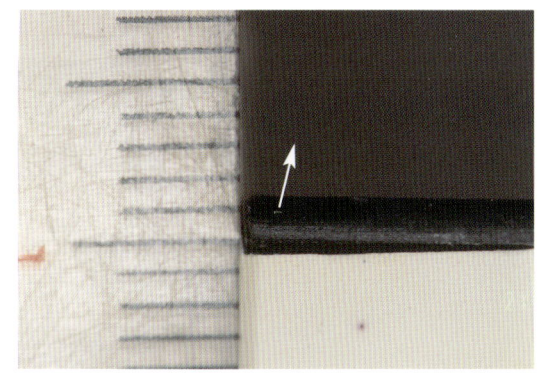

**3-c** 溶解したワックスが凝固収縮を起こし、ワックス先端部を持ち上げてしまった。わずか数分後の出来事である

## ワックスの収縮方向

　一度加熱されて溶解したワックスは、熱の供給が絶たれると同時に凝固収縮が始まり、その収縮は中心部に向かって起こるといわれる。市販のワックス容器のなかで、ワックスと容器の縁に隙間が生じているのはこのためである。たとえば、ワックス線にくさび状の切れ込みを入れ、そこに溶解したワックスを流し込むとどうなるだろうか。3-a～cから、ワックスが凝固収縮する性質を理解できると思うが、溶解されたワックスの量が多かったり必要以上に溶かし過ぎたりすると、そこに与える影響は小さくない。コア製作に際してもこのようなことが起こっており、その影響を最小限に抑えるために、溶かすワックスの量を少なくすれば凝固収縮の影響も少なくなることを肝に銘じておきたい。

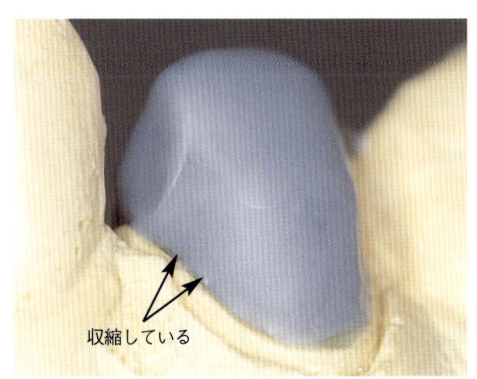

収縮している

**4　上部構造は盛り上げない.**
どのようなワックスでも、一度溶かして硬化するまでには収縮が見られる。ポスト部分にワックスを圧入した後、根面部上に溶解したワックスだけで盛り上げると適合が甘くなりやすい。これは、盛り上げたワックスに常に高い温度が存在し、しかも根面上部に裸で存在する（模型面に接しているのは根面部のみ）ため、収縮の影響が根面部に出やすいだろう。よって、これらの影響を最小限とするワックスアップ法が必要となる。ちなみに、このような形状変化はほぼすべての歯科材料に見られると言ってもよいだろう。たとえば、口腔内における印象材は収縮し、そこに注入される石膏は硬化膨張し、支台歯型上のワックスは収縮し、埋没材は加熱膨張し、鋳込まれた歯科用金属は収縮する。こんな環境下で、歯科技工士は戦っている

## コア用作業用模型製作時の注意点

コアと修復物を同時に製作する場合にはダウエルピンを植立しなければならないが，コアのみの場合はポスト陰型が存在するため，植立スペースが限られることもあり，特に必要としない．もし，隣接面などに形成器が届きにくいのであれば，隣接面や咬合面部に接触域を回復する必要がないので，分割すればよい．しかし，練和された硬石膏を印象面に注入する際に，ポスト部分を変形させる恐れがあるので，この点については工夫が求められる．

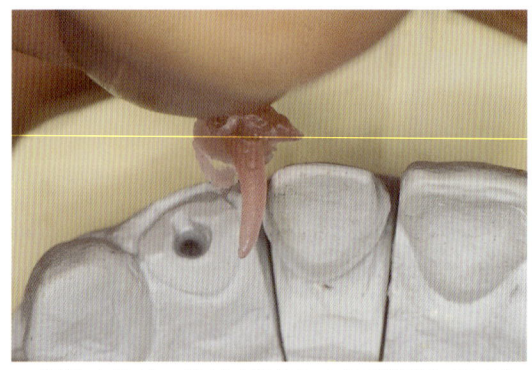

**5** 変形したポスト．ポスト内面をワックスで型取りしてみると，時として弓なりに反っていることがある．歯科医師がアンダーカットをポスト内面に構築することはあっても，まさか弓なりにポストを掘ったはずはないだろう．この原因はどこにあるのだろうか……！？ これは印象内面へ練和された硬石膏が注入される際に，歯列方向に流動するためポスト部分が流動方向に押され，弓なりに変形した結果と思われる．つまり，歯列方向でなく，ポスト植立方向に練和された硬石膏を流動させるような工夫を施せば，ポストは変形しづらくなる

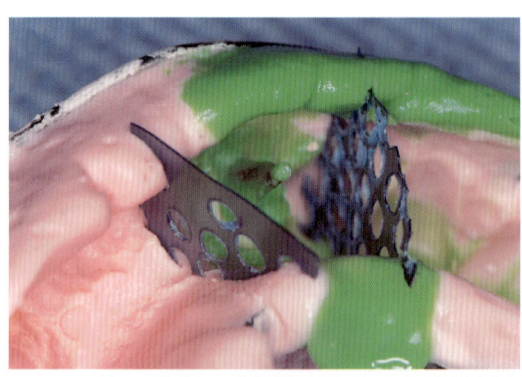

**6-a** アルジネートと寒天の連合印象内面であるが，印象材強度にもやや不安があるため，ポスト内面に補強のためにラジアルピンなどが埋入されていることが少なくない．しかし，これでも練和した硬石膏の歯列方向からの圧力には抗し難い．そこで，不用になったスライドフィルムなどを適当な大きさにカットして穴を開けたものを，ポスト部の近遠心部に差し込み，ポスト部が石膏泥から受ける横からの圧力を緩和させる

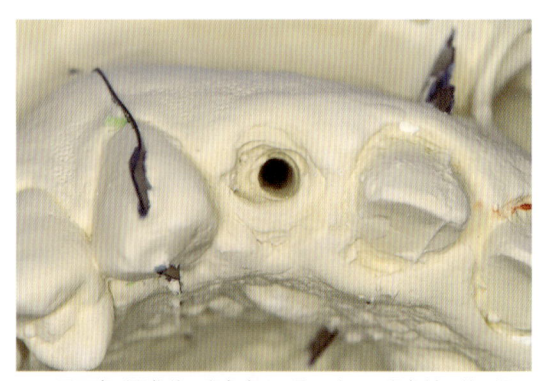

**6-b** 硬石膏が硬化後，印象内より取り出し，印象材に差し込んだフィルムが顔を覗かせている部分を削除しておけば作業の邪魔にならない．また，フィルムに穴を開けておくと，フィルムの近遠心部から作業中に作業用模型が破折してしまうこともない

**6-a，b 変形させないための工夫**

### 工程1　分離材の塗布

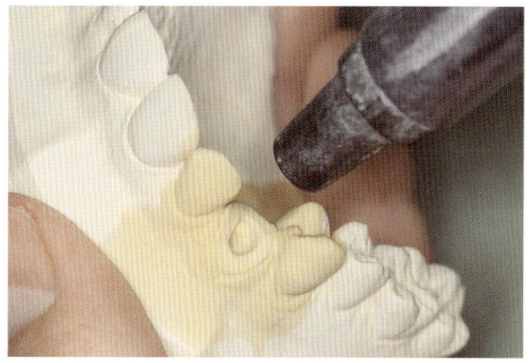

**7**
ポスト部分には分離材が溜まりやすいのでエアガンなどで余分な分離材を吹き飛ばすが、それでも模型表面やポスト内面などにツヤが強い状態であれば、ティッシュペーパーなどで吸収し、湿潤（均質に湿った感じ）状態にしておく

### 工程2　ワックスの圧入

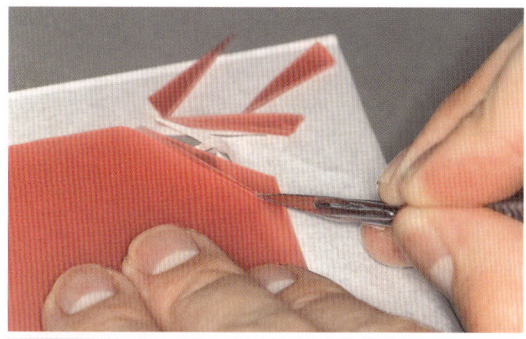

**8**
ワックスを三角形にしたものを数本用意する．
三角形のワックスを圧入してポスト形状を型取りするが、三角形のワックスはポストが細ければ細くし、太ければ太くし、適切なサイズにする必要がある．この作業にはある程度の熟練が求められるが、繰り返し作業することで、やがて適切なサイズがわかるようになる

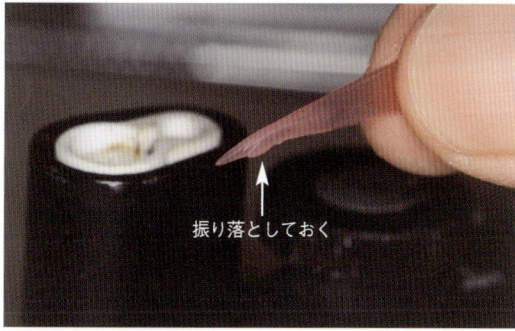

**9**
三角形のパラフィンワックスの溶解．
トーチの火炎にワックスをくぐらせ、ワックス表面だけを溶解させて芯（溶けきっていない部分）が残っている状態にする．この状態を的確に得るためには多少の訓練が必要かもしれないが、何度か繰り返すことで適切なワックス表面の溶け具合を会得できるだろう．ワックス表面の溶解されたワックスは、どうしても三角形先端部に溜まりやすいので、振り落として、すぐさま模型ポストに圧入する

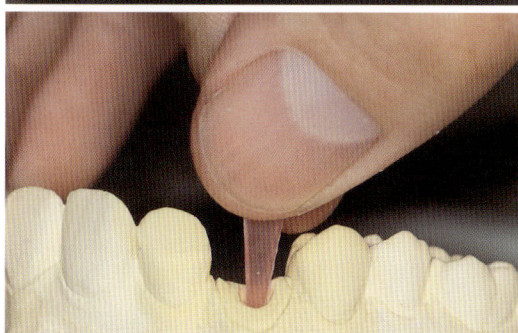

振り落としておく

**10**
ポストへの圧入方向．
ポストと同じ方向に三角形のワックスが圧入されないと、十分な圧がポスト先端部まで掛からないので、ワックス表面が溶解する前にポストの方向にワックスを軽く挿入して、ポスト方向を指先に覚えさせておく

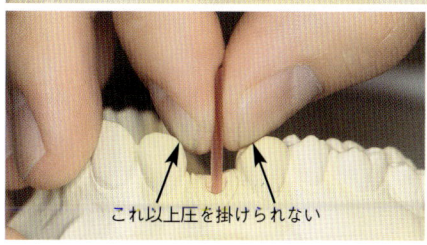

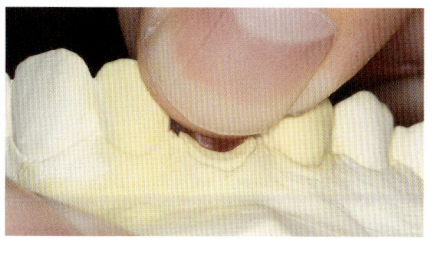

これ以上圧を掛けられない

**11-a，b　圧入時の指使い**
ワックスを持った親指と人差し指を結んだ方向が歯列方向と平行に相対すると、指先が歯列模型にぶつかって十分な圧を掛けられなくなるので、ワックスを持った指方向は歯列方向に対して直角にする

Part II　コア製作の勘所　1 前歯部のコア

**12　複数回のポスト圧入.**
一回だけでは正確な型取りができたかどうかの判断が下せないので、少なくとも複数回ポスト部への圧入作業を行い、正確に採得できたと思われるもの2本を比較し、同じであればどちらを使ってもよい。「2本のうち、よいほうを使おう」という感覚では、常に最良の選択ができるということにはならない

**13　粗れた面の除去.**
ポスト内面には圧入ムラは少ないが、ポスト部から根面上部あたりは圧が掛からないため、歪んでいたり粗雑な面になっていたりする。そのまま根面上部にワックスアップを進めると、内面に皺を残してしまうことになり、破折などの原因となる。形成器を加熱して溶かし切るようにすると、模型表面もキズつけることなく粗雑な面を削除できる

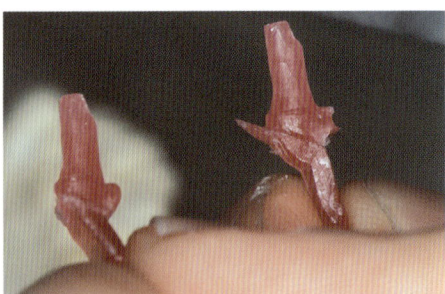

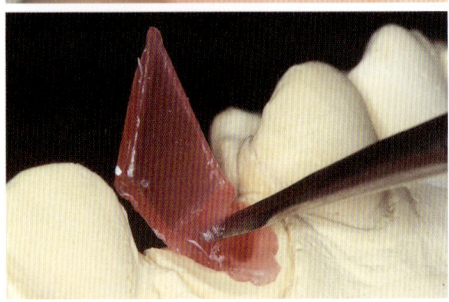

### 工程3　ワックスの盛り上げ

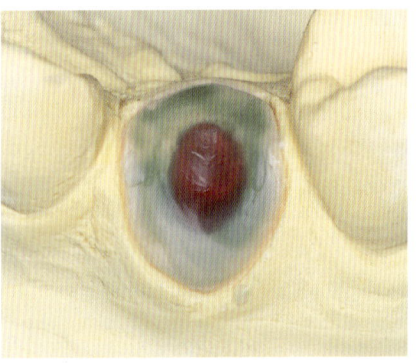

**14　根面部分のコーティング.**
ソフトワックスを"気持ち高め"の温度で形成器上に加熱溶解し、根面部分全体を覆ってしまうと、ポスト部と歯冠部分との接合面に皺が寄りにくくなる

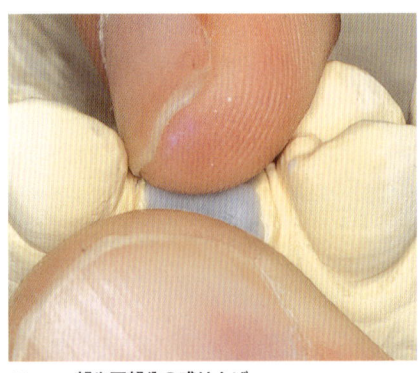

**15　一部歯冠部分の盛り上げ.**
根面部分から1mm程度歯冠形成用ワックスを盛り上げ、指の腹を使って軽く圧接しておく

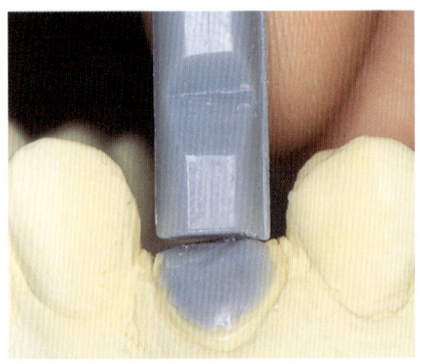

**16　残り歯冠部分へワックスブロックを用意する.**
ここではすでに凝固収縮が収まっているワックスを使うが、これから形成される形を大まかに想定して削除しておけば、仕上げ形成が容易になり、変形を招く可能性も低くなる

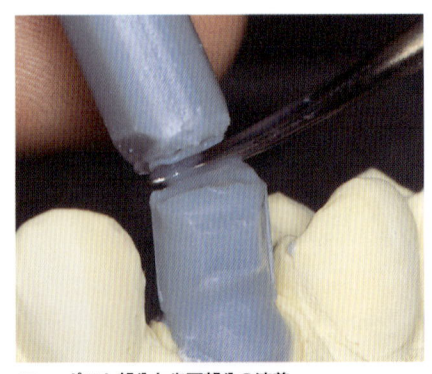

**17　ポスト部分と歯冠部分の溶着.**
すでにポスト部分も歯冠部分も凝固収縮が収まっているので、それらを溶着（唇頰舌側）するためのワックスだけに凝固収縮が存在しているわけで、その影響は全体を盛り上げた場合と比較すればきわめて小さい

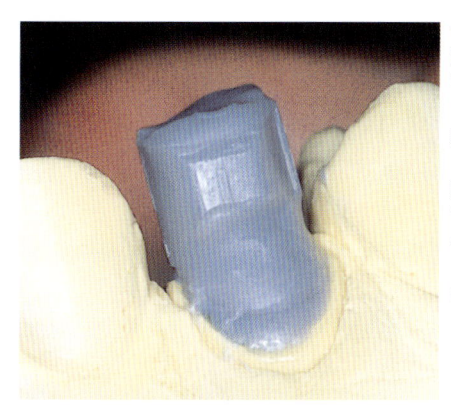

**18**
**凝固収縮を抑えた**
**ワックスパターン.**
ワックスブロックを使うことで
凝固収縮を抑えたおおよそのワ
ックスパターンが得られたが，
完成には程遠いので，コア形態
ではない部分を削除しなければ
ならない．この作業時にも変形
させる要因が潜んでおり，手技
に工夫が求められる

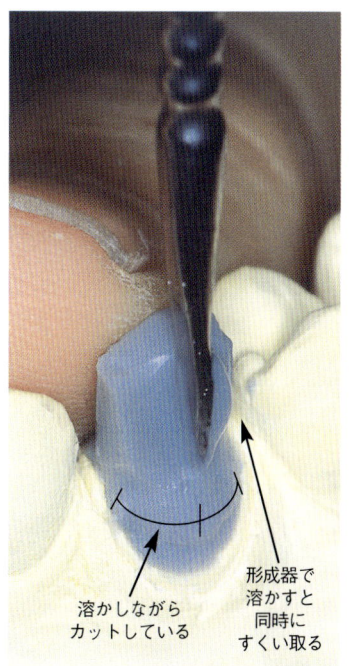

**19**
**必要最小限のワックスカービング.**
盛り上げるだけで然るべき形態を得ること
ができれば理想的だが，なかなかそうはい
かない．唇頬舌側にシーソーしてしまった
ワックスパターンをよくみるが，実はこの
カービング作業時にも変形要因が潜んでい
る．たとえば，唇側をカービングする際に
は舌側に軽く指を添えて掛かる力を押さえ
込むような指使いをする．そして，形成器
を軽く加熱して溶かし切り，溶解したワッ
クスは同時に形成器上にすくい取るような
作業をすると，変形を防ぐことができる
（側方圧が掛かりにくく，溶解したワック
スの熱の影響を受けにくいため）

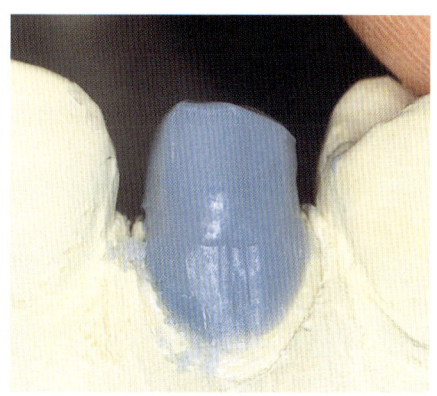

溶かしながら
カットしている

形成器で
溶かすと
同時に
すくい取る

**20**
**溶かし切った形成.**
基本的なワックスアップができ
た時点ではまだまだ求める形態
には程遠い．過剰形態を除去す
るために"溶かし切る"などの
2種類の作業を同時に行った．
この段階ではワックス形成は未
完である

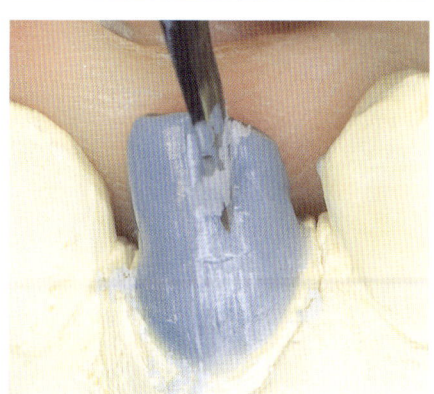

**21**
**仕上げのための**
**ワックスカービング.**
コア表面にはまだ凹凸があり，
これらをカービングして整え
る．さほどの作業量は必要ない
が，切れ味の悪い形成器では歯
軸方向に対して直角に力が掛か
って変形させてしまう．また，
この時も作業する面と相対する
面に指を添えておく

Part II　コア製作の勘所
1　前歯部のコア

## コア形態の臨床的チェック

ワックスを溶解させた所定の位置に盛り上げることだけなら，三日も訓練すれば素人でもできるようになるだろう．なぜなら，材料を扱うことは"How＝どのように"扱うかの一点に絞られる作業だからである．しかし，歯科技工士はその専門家である以上，"Why＝なぜ"そのように置くのか，を熟知したうえで材料を扱うことが求められる．

### 工程4　切縁の向きと位置および唇側軸面の決定

**22-a**
正中方向から観察したときに 2|2 を1とした場合，中切歯が1.618，犬歯が0.618に見える（実寸とは異なる）大きさが排列が美しく安定して見える比率と言われ，"黄金分割"と呼ばれている．たとえば，犬歯のコアを製作する場合は，0.618の大きさに見える方向に形成すればよいことになる

**22-b**
対合歯とのスペースを確認すると，近心部切縁が歯列内側に形成されているため，対合歯との間にスペースがないうえ，黄金比の実現も困難になっている

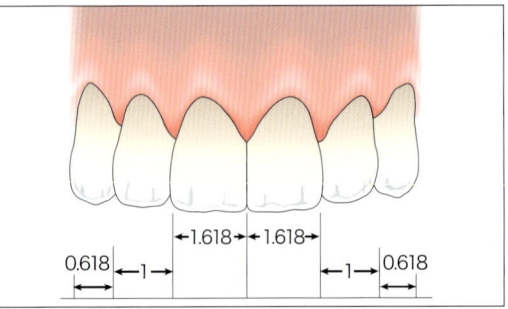

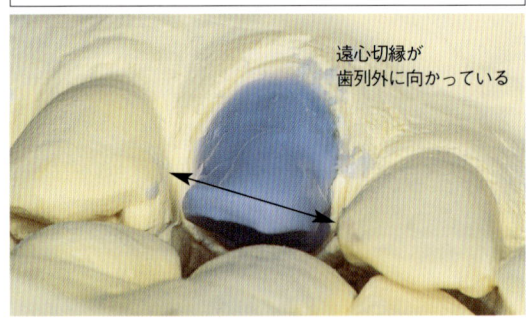

遠心切縁が歯列外に向かっている

**22-c**
対合歯とのスペースを与えると自動的に黄金比を達成する方向に切縁が向き，それは対合歯切縁の向きと平行であるケースが多い

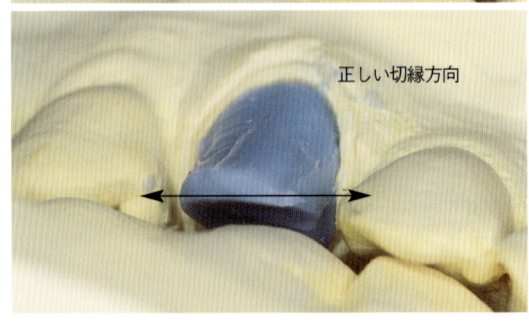

正しい切縁方向

22-a〜c　切縁の向き・位置の決定

**23　唇側軸面の決定．**
前歯においては，レジンあるいはポーセレンによる前装冠であるケースが大半を占める．こうしたケースでは，やがて完成する補綴物歯冠外側からコア表面との間に，審美的要件を叶えるために必要なスペースを確保しなければならない．通常，そのスペース＝厚みはメタルで0.3mm，オペークで0.25mm，ポーセレンで0.45mm必要とされており，補綴物の唇側面には合計1mmのスペースが求められことになる．つまり，コア唇側表面から歯冠外側面までの厚みが1mm以上取れる位置に形成しなければならないわけだ

＊『セラモメタルテクノロジー1』（桑田正博，医歯薬出版）より

### 工程5　維持力はコアのどこに求めるのか？

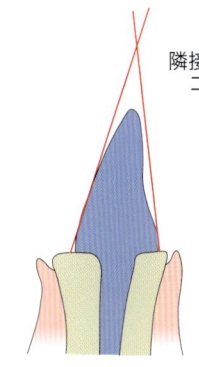

隣接面から見た
コアの角度

**24-a, b**
前歯部を隣接面方向から観察すると，切縁に向かって細く尖っていることで三角形が形作られている．これでは唇舌面方向に維持力を求めることは困難である．したがって，補綴物の維持力を求める残された箇所は，隣接面ということになる

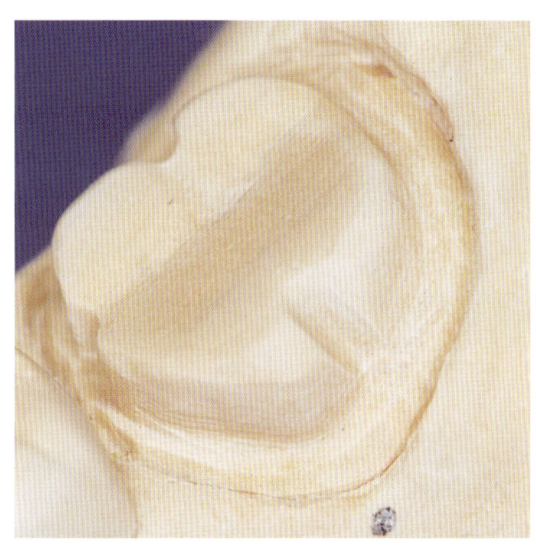

**25-a**
歯冠長が短い場合，維持力を求めるあまり軸面角度を付けすぎると，維持力は得られるものの適切な歯冠形態を再現しにくくなる．そこで，軸面にグルーブを付与する

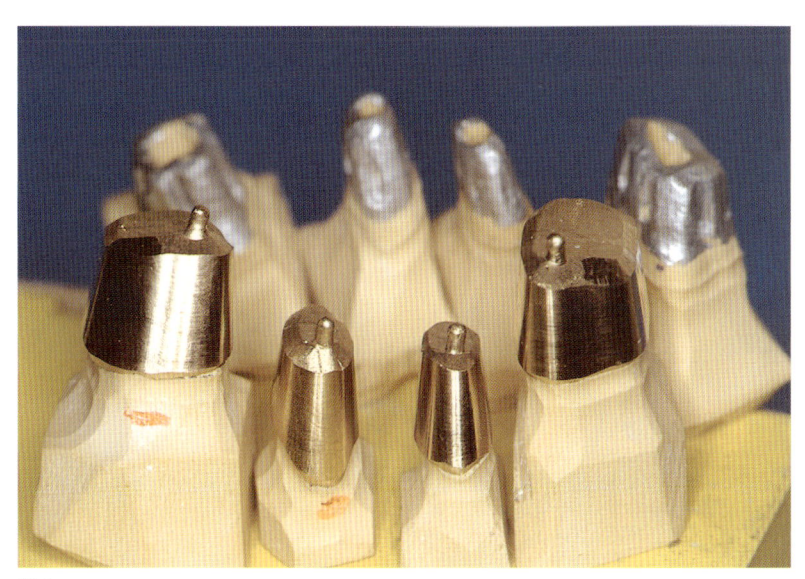

**25-b**
内冠を脱離しにくくするために，グルーブ（Groove；溝）だけでなくポストも付与した症例である

**25-a, b　維持力が求めにくい場合の対処法**

## 工程6　軸面形態の設定

26　唇側から両隣接面に移行していくあたりに角を形態付けたコアを見かけることがあるが、それでは補綴物の強度が発揮されないばかりか、適合精度も上がらないようだ。また、歯冠形態を観察すると丸（曲面）の連続であることが多く、丸の連続からなる歯冠形態の土台に角張ったコアを置いてもコアになり得ない

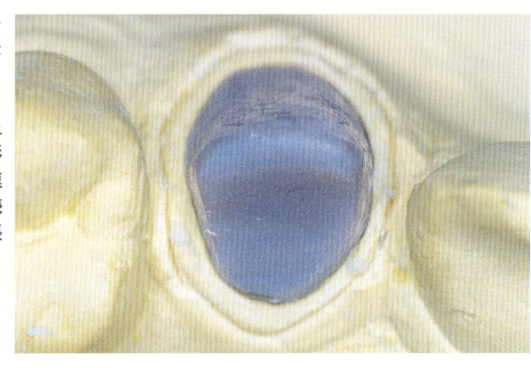

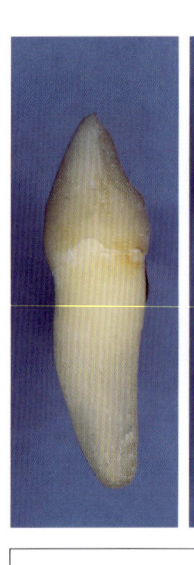

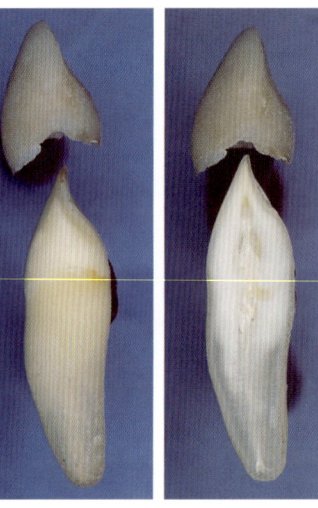

27-a（左）
抜去された天然歯の歯冠部分をあらかじめ印象採得し、希塩酸でエナメル質のみを溶かし、常温重合レジンにて歯冠部分を再現した

27-b（中央）
歯冠部分を取り外して見ると、歯冠切縁部と象牙質切縁そして歯根尖頭部分とが直線でつながる関係が観察できる

27-c（右）
歯髄腔は歯根の中央に位置し、歯軸と同一方向であることが多い。コアにおいてもこの関係が踏襲されていなければならない

27-a〜c　軸面方向と歯軸の一致

## 工程7　確認作業

28-a
本症例では不用な臨床模型を使用しているので、支台歯形成を行う前にあらかじめ歯冠形態を技工用シリコーンで印象採得しておいたもので、これを唇舌側面コアとして確認作業に使用した。歯冠部切縁とワックスパターン切縁とが一致し、唇舌側にも修復物製作のためのスペースが十分に確保されている。このようにさまざまな要件をクリアすることで付加価値の高い補綴物になり、そうでないならば"コアのようなもの"にしかならない

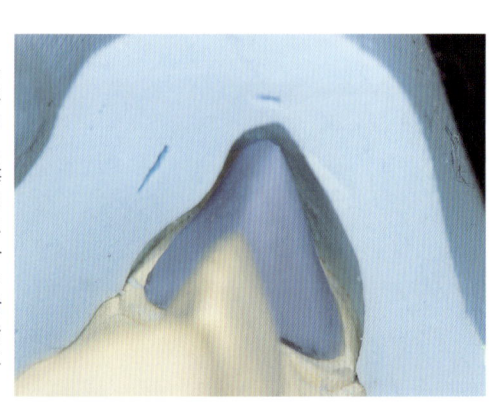

28-b
対合歯とのスペースを舌側面に取り過ぎた結果、唇側に突出してしまい、歯頸マージン寄りにはアンダーカットもある。本来あるべき切縁の位置もずれており、シリコーンで示されている歯冠外形も再現できない。これでは次の補綴物の製作しづらいことが予見される

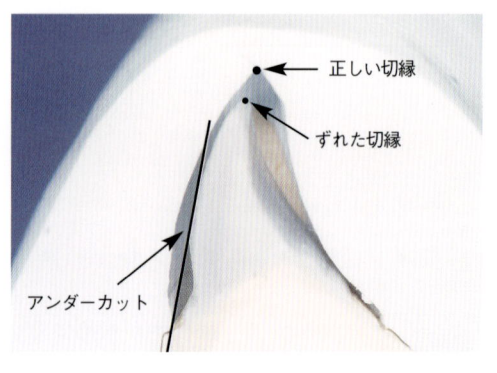

正しい切縁
ずれた切縁
アンダーカット

Part II　コア製作の勘所
1　前歯部のコア

## 埋没・加熱・鋳造

埋没・加熱・鋳造については，Part I-3にて示したとおりであり，コアにおいてもその基本手技に変わりはない．以下，鋳造後の作業を解説する．

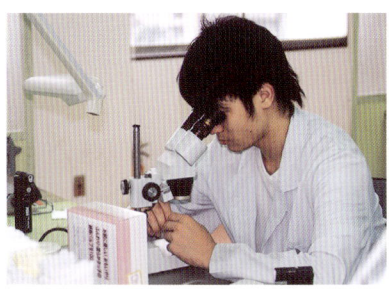

**29**
**鋳造体の確認．**
ワックスパターンは気泡混入などを伴う埋没，バリや面荒れなどを伴う加熱という過酷な作業を経て，さらに鋳造作業においても"なめられ"や異物混入の危険にさらされる．2時間ほどの長旅を終えた我が子のようなワックスパターンは，キズだらけの鋳造体になって歯科技工士の手許に戻って来る．これらをしっかり確認作業をするわけだが，肉眼による目視だけでは見過ごすことが多いので，必ず拡大鏡下での確認が必要となる

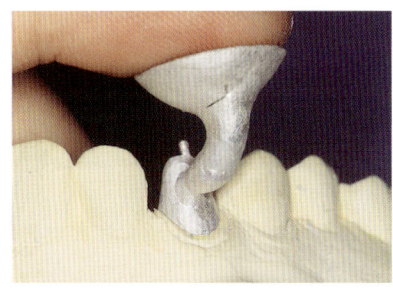

**30**
**アズキャスト（鋳造したまま）における支台歯型への挿入．**
気泡やバリなどの異変がないことを確認しても，強引に作業模型に挿入してはならない．拡大鏡下においても発見できない異状もあるので，慎重に挿入する．模型ポスト内面に引っ掛かるような感触を指先に感じたときは，挿入を中止し，どこに原因があるのかを再度拡大鏡で確認する．もし微細な面荒れなどが存在すれば，そこに模型ポスト内面の硬石膏が擦れてコアのポスト部側面に薄く付着しているだろう．これを見過ごして強引に模型ポスト部へ挿入すると，模型は削られてしまう．再製しようにも，同じ作業用模型上では不可能である

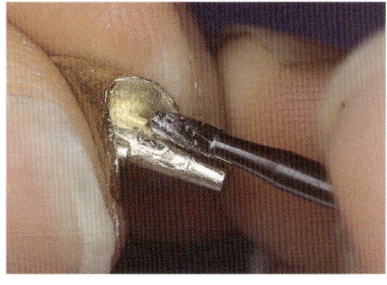

**31**
**面粗れ部の調整．**
無調整で作業用模型上に装着できればよいが，臨床技工においてそれは数少ないことである．ここでの調整がラボサイドで適切に行われないと，チェアサイドで歯科医師が口腔内装着に手間取ることになる

## ポイント類の選択と使い方

歯科技工士の技工机上や引き出しのなかを覗いて見ると，「普段こんなに必要なのか」と疑うほどのポイント類が我が物顔で所狭しと並んでいる．

必要なポイントを探し出すのにムダな時間が掛かる．普段から整理整頓を心がけ，どこに何があるかが瞬時にわかるようにしておこう．

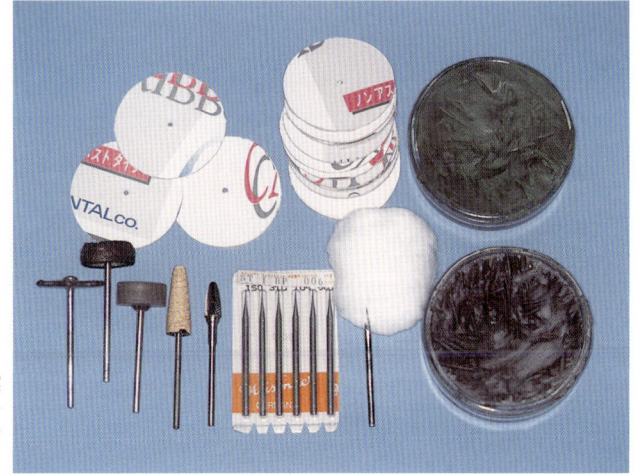

**32　必要なポイント類はあらかじめ手元に．**
技工机上は汚れやすく乱雑になりやすいが，これは心がけ次第でどうにでもなる．忙しい現実に理由を見つける前に，今から使用するポイント類を手元にきちんと揃えておけば，探し出す手間も省ける

Part II　**コア製作の勘所**

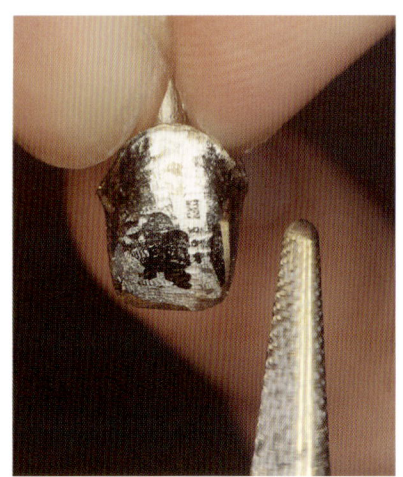

1　前歯部のコア

**33-a**
**力任せによる作業面性状．**
ポイント類には膨大な種類があるが、それらは歯科技工士の要求にメーカー各社が答えてきた結果である．それを鑑みず力任せに作業すると、キズを深くするだけでなく、的確な作業コントロールを困難にして、削らなくてよい箇所を削ってしまうことにもつながる

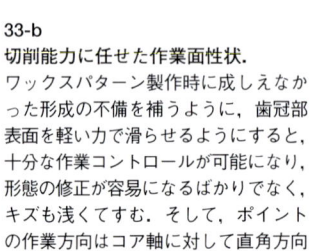

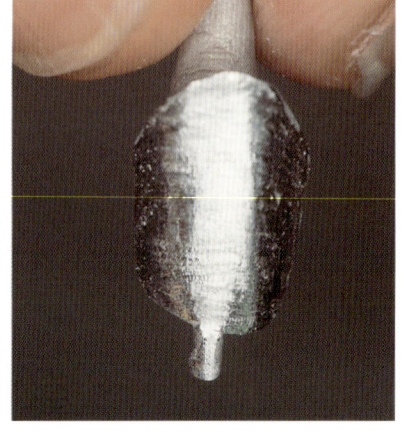

**33-b**
**切削能力に任せた作業面性状．**
ワックスパターン製作時に成しえなかった形成の不備を補うように、歯冠部表面を軽い力で滑らせるようにすると、十分な作業コントロールが可能になり、形態の修正が容易になるばかりでなく、キズも浅くてすむ．そして、ポイントの作業方向はコア軸に対して直角方向に揃えると見やすくなる

**33-a，b　ポイント類は切削能力に任せる**

**34-a**
**作業方向を直角に．**
作業方向を歯軸に対して直角にするとコアの舌側面形態が歯軸と同じ方向を持った面を得られ、コア全体が醸し出す方向と調和する

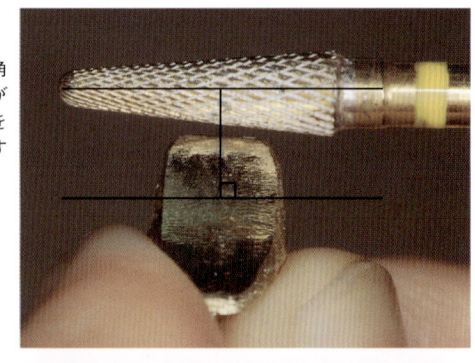

**34-b**
**作業方向が直角でないと……．**
歯軸に対してポイント先端が左上がりに作業すると、コア舌側面が右下がりに見え、コアの全体方向と調和しない．反対も然りである

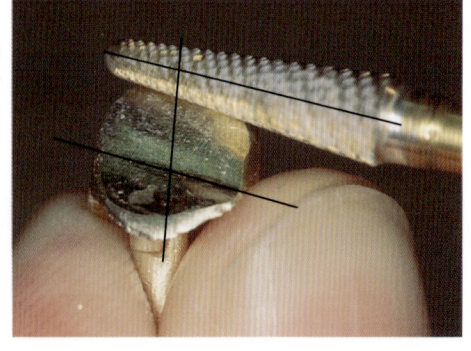

**34-a，b　舌側面作業方向はできるだけ歯軸と直角方向に揃える**

104

コア製作においても，目には見えないが，取り返しのつかない失敗へ直結する要因が至るところに潜んでいる．義歯であれば患者はポケットへしまってくれるかもしれないが，口腔内支台歯に固定される補綴物ではそうはいかないだけに厄介である．

著者はかつて，こんな屈辱的な言葉をどこかで耳にした．「治療が始まると同時に口腔内は劇的に坂道を転がりだす」．こんな言葉を招いた張本人のひとりには間違いなく歯科技工士も含まれていることだろう．若くて経験の浅い，すなわち将来の歯科界，歯科技工界を担う歯科技工士たちには，そのようなことがないように，コアのコアたる所以（ゆえん）をしっかり身につけていただきたい．

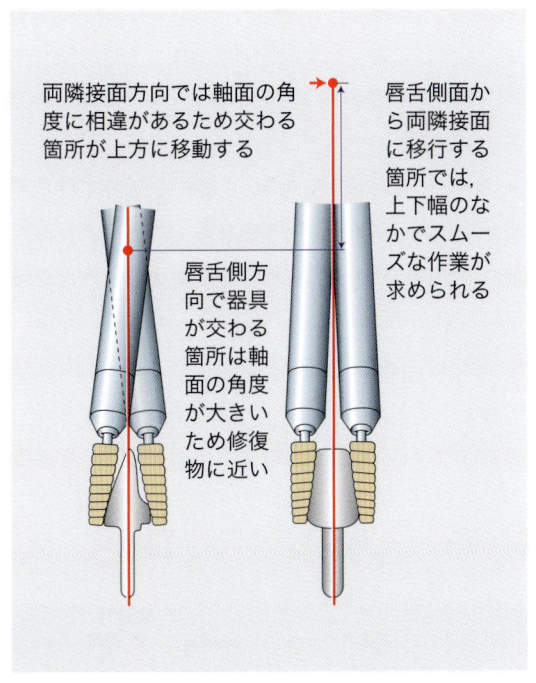

**35**
**唇側から両隣接面および舌側へ移行する面の作業．**
唇舌面の軸面角と両隣接面の軸面角には違いがあるが，唇側面から隣接面，あるいは隣接面から舌側へと移行していく箇所は，スムーズに移行させる作業が求められる

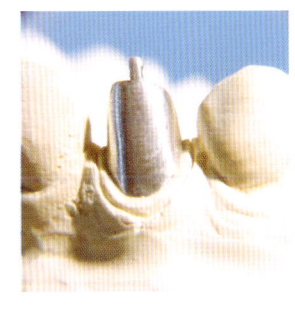

両隣接面方向では軸面の角度に相違があるため交わる箇所が上方に移動する

唇舌側面から両隣接面に移行する箇所では，上下幅のなかでスムーズな作業が求められる

唇舌側方向で器具が交わる箇所は軸面の角度が大きいため修復物に近い

**36　諸要件を満たしたコア．**
さまざまなチェックを経てコアが完成したが，口腔内へ装着してみるとまた違った様相を呈することがある．必要以上に長かったり，対合歯とのスペースが思いのほかなかったりすることがあり，作業用模型上と口腔内は違うことを思い知らされるが，これが臨床の臨床たる所以だろう

Part II コア製作の勘所

# 2 臼歯部のコア

## アンダーカットとは !?

さまざまな場面で"アンダーカット"という言葉が使われるが，歯科領域におけるアンダーカットにはいくつかの種類があり，歯冠に対するクラスプ鉤端部が入る部分や，義歯装着の妨げになるような歯槽堤下部もアンダーカットである．しかし，本項で言うアンダーカットとは，印象採得時の面粗れや，支台歯形成の不備，あるいはポスト同士の着脱方向における平行関係の悪さなどによるものを指す．

歯科医師はなるべく歯質を残そうと思いながら支台歯形成をするそうだが，齲蝕（カリエス）を追いかけていくと，思いのほか歯質を削除してしまうことが少なくないそうだ．その結果として，アンダーカットを形成してしまうのかもしれない．そして厄介なことに，ある程度のアンダーカットは，ワックスパターンを得る際に素材の柔軟性からそれらを認識しないことがある．つまり，多少のアンダーカットは抜けてくれるのである．しかし，それでは"不適合"という結果を招くことになるので，歯科技工士は事前にそれらをしっかりと見極めなければならない．**2-a～c**は基本的に再形成・再印象をお願いするべき作業用模型だが，実際にはこれでも製作してしまうことが少なくない．本項では，ポスト同士の植立方向が違う場合の分割コアの製作方法を解説する．

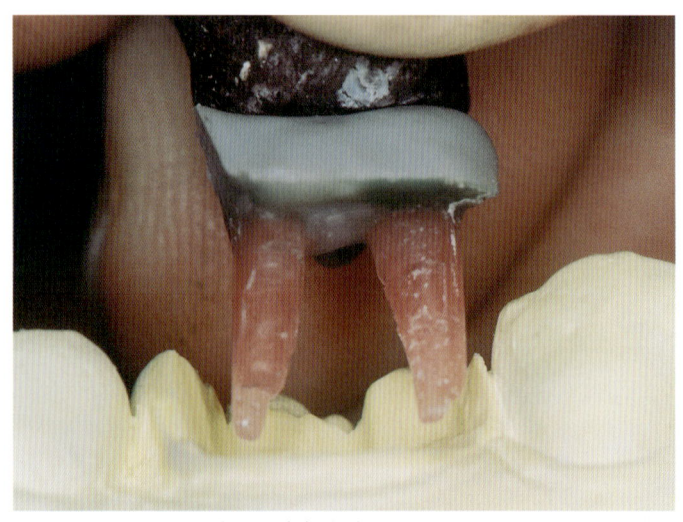

**1-a** ポストの方向が平行でないのに，ワックスパターンは作業用模型から着脱されている．おそらくポスト側面に擦られながら変形し，着脱された瞬間からワックスポストは元に戻ろうとしている．これらは肉眼では確認しづらく，鋳造後に不適合という形で確認されることになる

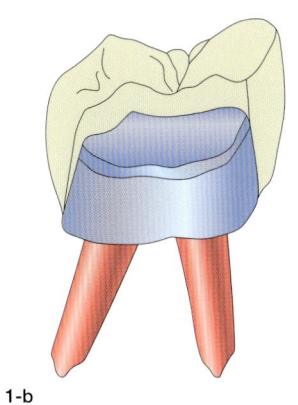

**1-b**
ポストの平行関係が悪いことに気づかないままワックス形成をしてしまったようだ．極端に平行が悪ければワックスといえども破折という現象で歯科技工士に問題提起をしてくれるが，抜けてしまうような微細なアンダーカットがある症例だと，後々に問題を引き起こしやすいようだ

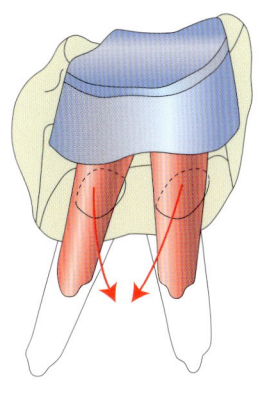

**1-c**
ワックスパターンを支台歯型から着脱しようとする際，近遠心ポストは互いの着脱方向の違いがあるため，その違いの分だけポスト側面を擦りながら矢印方向にたわませて内部応力を貯めていく

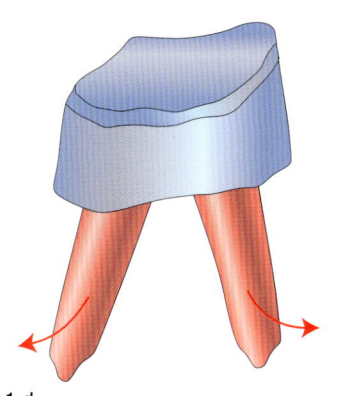

**1-d**
窮屈な道のりを辿ったワックスパターンはやがて開放されるが，開放されると同時に内部応力を貯めこんだワックスポストは矢印方向（元の位置）に戻ろうとする．厄介なのは元の位置には戻りきらないことと，戻ろうとする動きが人間の眼には認識できないくらいのゆっくりとした動作であり，鋳造後に初めて不適合という形で確認されることである

**1-a～d　変形しながら着脱するワックス**

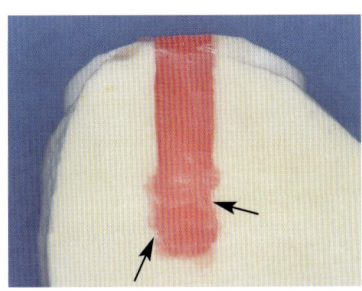

**2-a**
**印象表面の粗れによる微細なアンダーカット．**
支台歯形成そのものにはアンダーカットがないにもかかわらず，ワックスパターンが抜けづらいことがある．これは，印象表面の粗れによる細かいアンダーカットへワックスが潜り込み，抜こうとした時に抵抗するために抜けづらくなるもので，抜けたとしてもワックス表面が擦れてしまい，本来のポスト形態を再現しえない．この場合，鋳造後には不適合を招き，口腔内支台歯にも装着できないこととなる

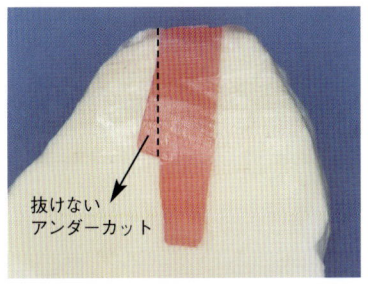

**2-b**
**臼歯部支台歯の形成不備によるアンダーカット．**
前歯，臼歯に限らず頻繁に見受けられるのが，形成されたポスト軸面にありがちな補綴物の着脱方向・装着方向と異なる形成面である．支台歯形成時の二度掘りに起因するものと思われる

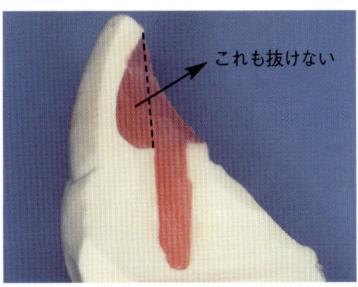

**2-c**
**前歯部支台歯形成不備によるアンダーカット．**
唇側内面にアンダーカットを構築してしまった状態

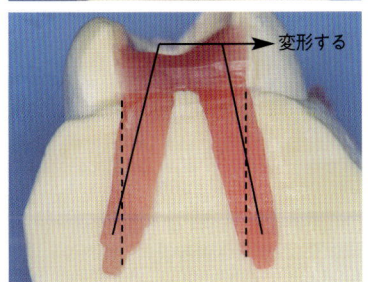

**2-d**
**ポスト同士が異なる方向に装着されているために構築されるアンダーカット．**
形成されたポストを単独で観察するとアンダーカットは存在しないが，ポスト同士の植立方向が違うために，結果としてアンダーカットになってしまう

**2-a～d　さまざまなアンダーカット**

## 実際の製作工程

コア製作は歯科技工士がさまざまな補綴物を製作する際の要（かなめ）となる仕事である．歯科技工作業は作業用模型上にイメージすることが多く，全部鋳造冠などであれば歯冠外形をワックスアップすることでイメージはより具体的になる．しかしコアの場合は，やがてできあがるであろう補綴物の姿をコアの軸面や咬合面上にイメージしなければならないだけに，豊富な経験と十分な知識が求められる．

### 工程1　模型を観察し，記憶する

3〜6のように模型を観察すると，このまま1ピースによるコアを製作するとワックスパターンを模型から着脱する際にアンダーカットによりワックスパターンのポスト軸面に無理な力が掛かり，変形させてしまうことがわかる．このことが作業前に認識できているか否かで，作業手順や完成度に大きな違いが生じる．

**3　作業用模型の観察．**
何を製作すべきかは歯科医師が歯科技工指示書に記入している内容をしっかり読めばわかるが，どのように製作するかについては，作業用模型が語ってくれていることが多い．模型を読み解く能力を歯科技工士は持っていなければならない

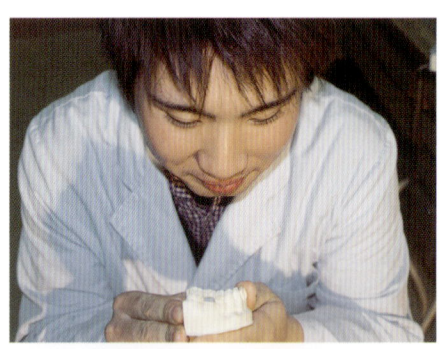

**4　見るということ．**
人間の眼球は正面を向き，ある距離を隔てて左右に2つ並んでいる．このことで物を立体的に捉え，距離なども判別しているそうだ．そして，視野には，視線を中心に上下130°，左右180°のエリアをとらえる周辺視野と，約20°の範囲をとらえる中心視野の2種類があるとされている．広範囲をとらえる周辺視野は，動く物や点滅する物には敏感に反応するが，細かい観察などは不得手である．一方，中心視野は，物の形を細かく観察したり，色調を認識したりすることを得意にしている．歯科技工士は，明らかに中心視野を主に使って仕事をしていることになる

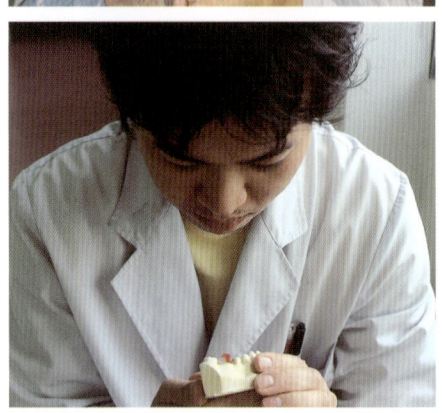

**5-a（左）　右眼による観察．**
右眼寄りから観察するので，アンダーカットが左側面により多く観察される

**5-b（右）　左眼による観察．**
左眼に中心視野が移動すると，右眼で観察されたアンダーカットは減少して見える

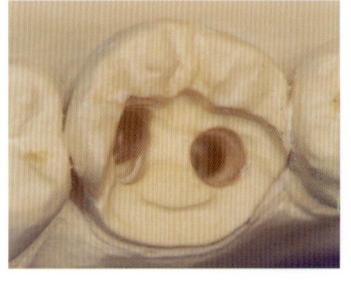

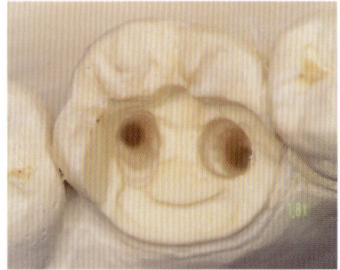

**5-a，b　片眼でポスト方向を見る**

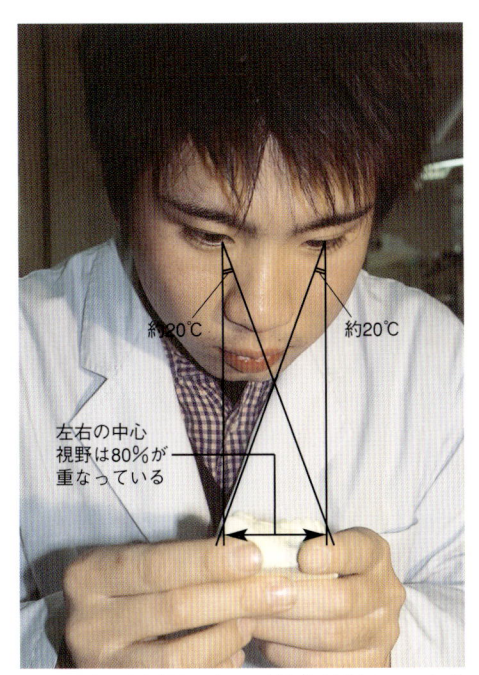

**6-a** 人は中心視野のなかで対象物を観察しているが，左右の視野角（20°ずつ）は80％程度重なっている

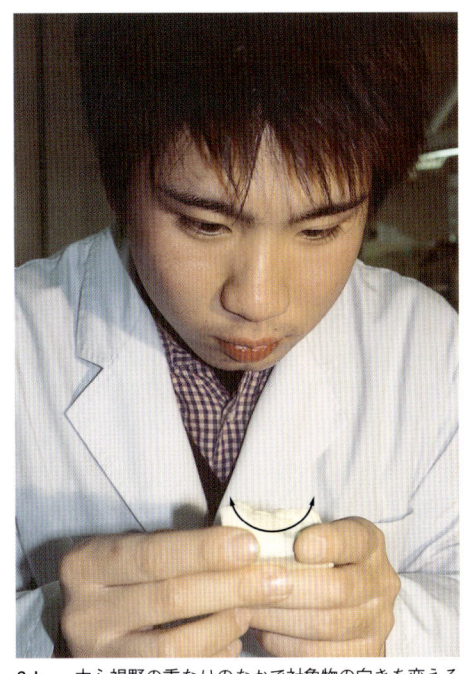

**6-b** 中心視野の重なりのなかで対象物の向きを変える（⌣）ことで，さらに観察度合いは増してくる

> **6-a，b　両眼でポスト方向を見る**

## 工程 2　分離材の塗布

　読んで字のごとく，分離させるための分離材である．しかし，細く長いポスト内面には分離材が溜まりやすい．エアでおおよそ吹き飛ばし，ポスト内面においてはティッシュペーパーを紙縒（こより）状にして過剰な分離材を吸収しておくとよい．

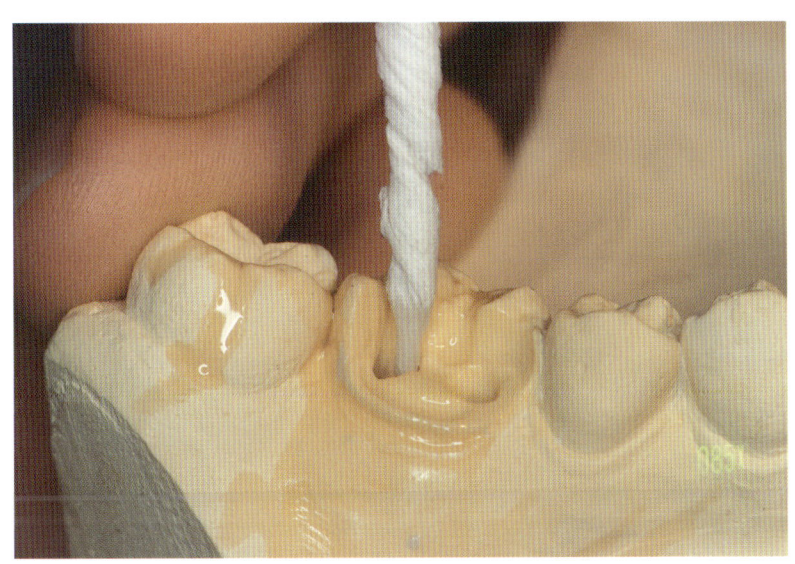

**7　分離材の塗布．**
分離材を塗布する際は，ポスト内面に溜まりやすい過剰分を除去する

### 工程 3　male post（オス）とfemale post（メス）をどのように分けるか!?

8より，male postは近心根に，female postは遠心根にするのがよいことがわかるが，臨床は応用問題であり，すべての症例が同じになるとは限らない．どうすれば"作業しやすく"，"構造的にも優れた"コアになるのか，症例ごとに判断し，決定していく．

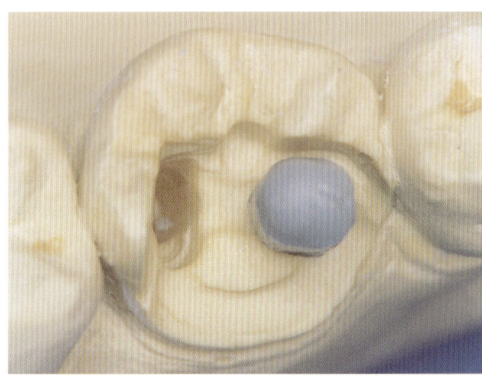

**8-a**
近心根をmale postにした場合．
ポスト部分から延長された歯冠部分でのmale postの位置が予測され，その位置はコアの咬合面部中央寄りになり，オスを確実に包み込んでくれそうだ．コアとして構造的にも優れるだろう

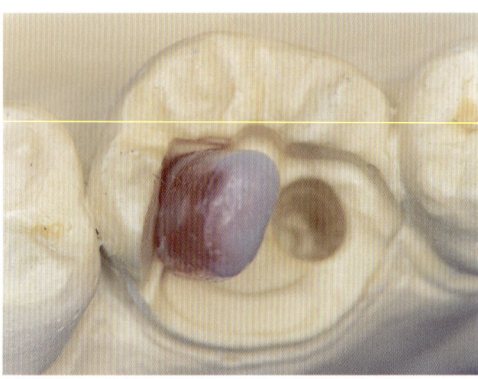

**8-b**
遠心根をmale postにした場合．
同じ作業を遠心根でも行ってみると，歯冠部分でのmale postの位置が遠心残存歯質軸面に接近しており，female postがmale postをしっかり包み込む位置になりづらい

### 工程 4　ワックスによるmale post部分の型取り

基本的にポスト形態においては，三角形にカットしたパラフィンワックスを火炎にくぐらせ，近心ポスト内面に圧入することでワックスパターンを得る．

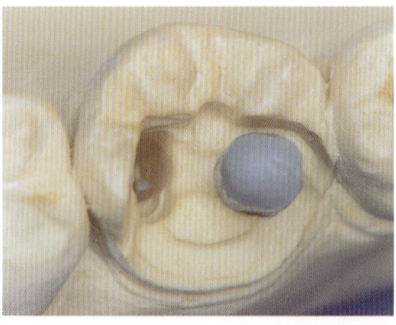

**9-a**
歯冠部分になるmale post部分のワックスアップ．
遠心根ポスト部分（female）はコア歯冠部と一体化し，鋳造後に支台歯型に先に装着されてから，male postにあたるポストが合体して一対のコアになる．したがって，male postになるポスト歯冠部分のワックス形成は近心根ポスト形成方向と同じにしておかないと装着しづらくなる．そして，形成のできたワックスによるmale postは，このままではfemale postのワックスアップ時に溶着してしまうので，ワックスポストをレジンなどに置換する必要がある

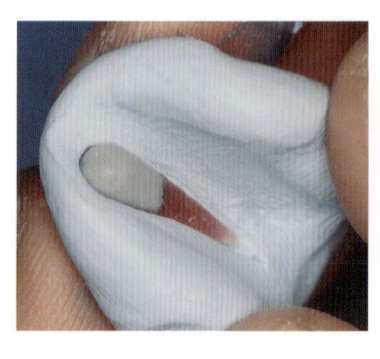

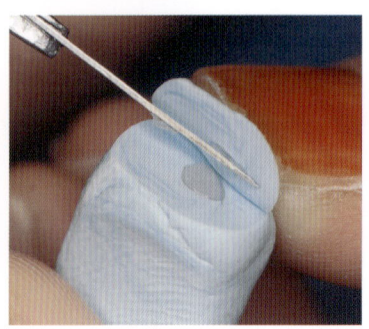

**9-b（左）**
シリコーンによるmale postの印象採得．
male postをラボシリコーン（松風）で包み込むように印象採得するが，male postの頭は印象表面からすぐ覗けるような位置にしておく

**9-c（右）**
印象表面のmale post頭部付近のカット．
male post付近の印象表面をカットしてmale postの頭を露出させることで，ここが後にパターンレジンの注入口になる

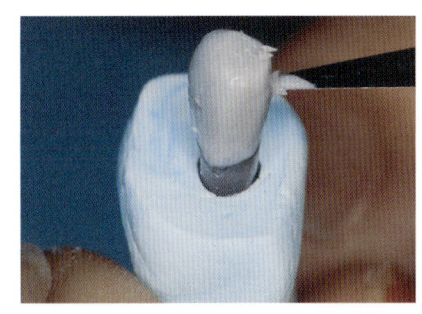

**9-d** ワックスのmale postを取り出す.
形成器の先端を頭付近に差し込み、上に持ち上げるようにすると容易に撤去できる

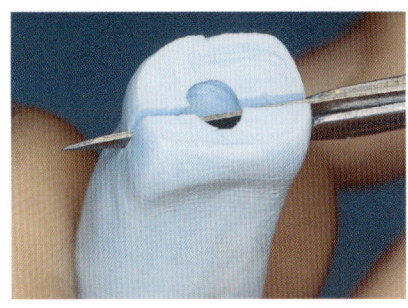

**9-e** レジン注入口の拡大.
パターンレジンがポスト先端まで確実に届くようにするため、ポスト中央辺りをポスト先端から2mmほど残し（切り離さない）、切り込みを入れておく

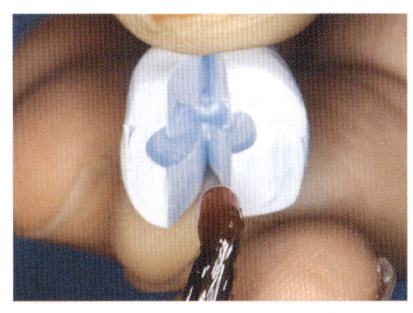

**9-f** パターンレジンの注入.
筆先にすくい取ったレジンがポスト先端部に確実に届くようにするため、切り込み部分を広げながら作業するとよい

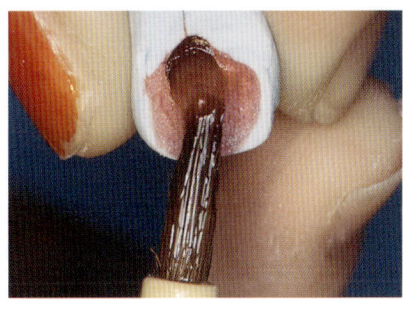

**9-g** 印象材の切り込み部分を閉じる.
パターンレジンが硬化を始める前に速やかに切り込み部分を閉じないと、ワックスで得られた形を再現してくれない

### 工程 5　パターンレジンのmale postの修正

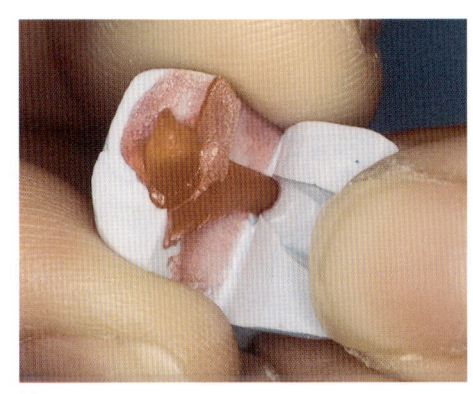

**10-a**
ラボシリコーンを切り開いているところにバリが発生しているので、デザインナイフなどで擦り取るように作業するとよい

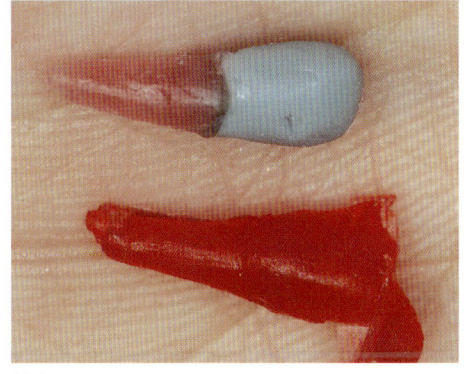

**10-b**
バリなどが除去され、ワックスによるmale postがパターンレジンに変換され、female post形成時のワックスにも溶着することなく取り出せる環境が整った

Part II 2 臼歯部のコア **コア製作の勘所**

### 工程 6　支台歯型への挿入と形態修正

**11-a**
このレジンポストはfemale postのなかでmale postの位置を大まかに確保するための暫間物であるが，female postが鋳造されたらmale postの入る形はさらに吟味され修正しなければならない．したがって，female postからmale postが着脱できないような形態であってはならない

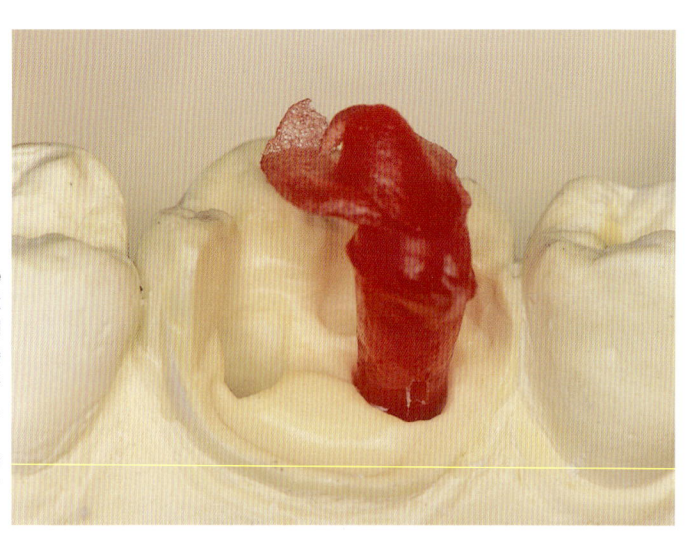

**11-b**
支台歯型ポスト部分から飛び出しているmale post部分は，female postから着脱するため咬合面方向にいくに従って広がるような円錐形態にしなければならない

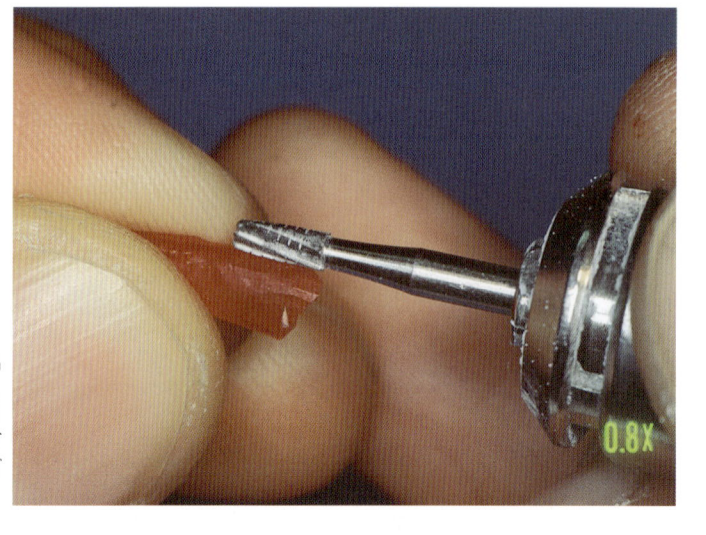

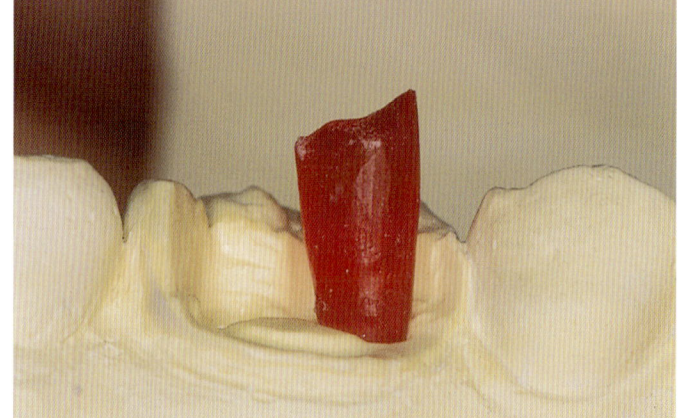

**11-c**
咬合面方向にいくに従って広がる形態が得られた

## 工程 7　female post部のワックス形成

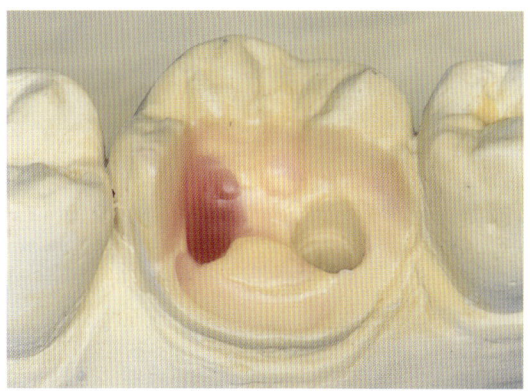

**12-a**
**female postのワックス圧入．**
支台歯型表面に覗いている粗雑な部分を整えておく．ワックスポストと歯冠部コアとの接合面に分離材が塗布されたままだとしっかり接合されないので，ティッシュペーパーで拭き採っておくとよい

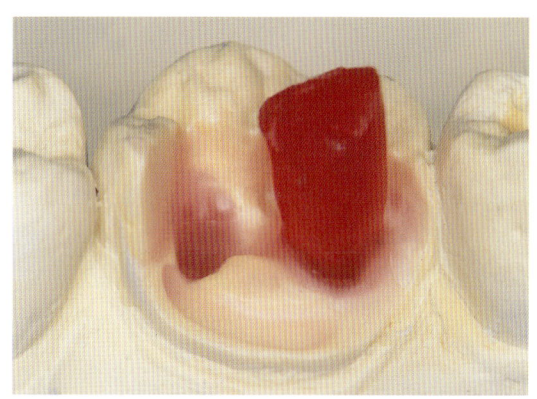

**12-b**
**ソフトワックスの支台歯型表面への塗布．**
male post部にはあらかじめ手元で分離材を塗布しておき，余剰分離材を拭きとってから支台歯型に戻し，ソフトワックスを歯型表面とmale post軸面に塗布しておく．という表現をしたのは，その上に盛る歯冠部形成用ワックスが硬く脆い性質を持っているため，着脱の際に破折しやすく，そのため衝撃を吸収させるために支台歯型表面とコア形成用ワックスとの間に薄く塗りつけるようにソフトワックスを介在させるからである．もちろん，male postにも塗布しておくが，浮き上がりやすいので指で押さえながら作業するとよい

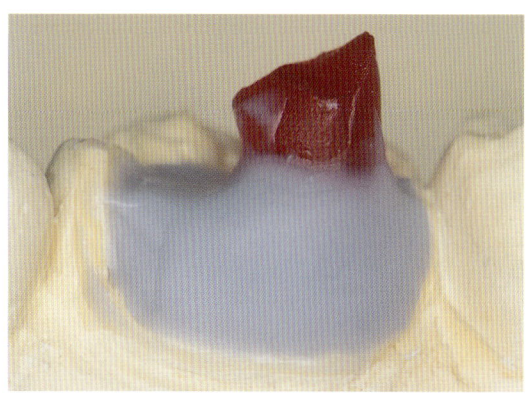

**12-c**
**歯冠部形成用ワックスの盛り上げ．**
ここでの作業では，ワックスを多量に溶かしながら然るべき場所に置いていくので，と表現した．前歯部のコア製作とは違い，すでに凝固収縮したワックス塊を使うことはできないので，収縮を抑える方法を考えなければならない

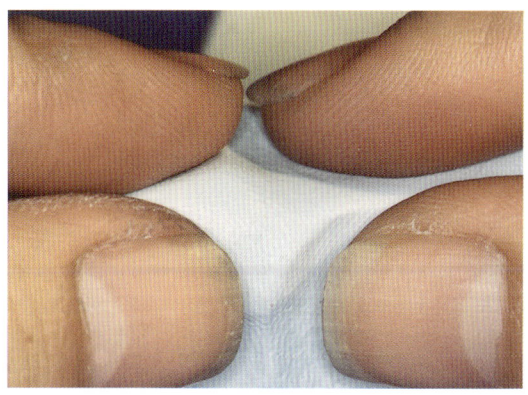

**12-d　盛り上げたワックスの圧接．**
male postが咬合面部に飛び出しているので，指の腹を使って均等に圧接するのは難しい．そこで，female部のワックスアップ完了後，時間を空けずにデントシリコーン（松風）により全体を包み込み，硬化したら指の腹を添わせて圧接する

## Part II コア製作の勘所
### 2 臼歯部のコア

**12-e**
**male postの撤去.**
盛り上げた歯冠部のワックスが凝固収縮を終えた後に，male postを右手指でつまみ，植立方向へ慎重に持ち上げて撤去する．その際に，左手指を可能な限り歯冠部軸面に添えて，male postと一緒に持ち上がらないようにする

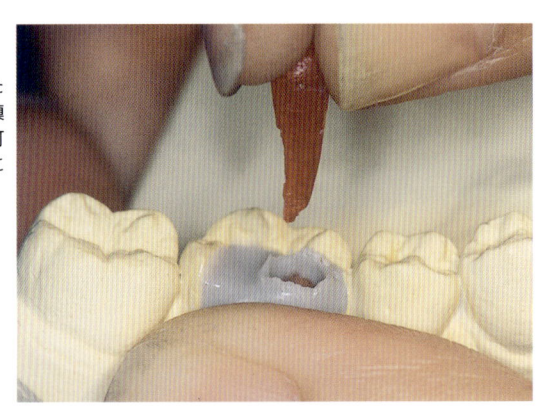

**12-f**
**歯冠部分のワックスパターン着脱.**
適切にワックスアップができているか否かを確認するために一度だけ支台歯型から着脱するが，その着脱方向は遠心ポストの形成された方向であり，一般的な鋳造冠などの着脱方向とは異なる．やや近心方向に持ち上げないとポストが変形しやすくなる．また，筆者は粘着性の高いワックス（ビーズワックスなど）をワックスアップされた咬合面部あたりに軽く押さえ付けるようにして密着させながら着脱している．内面確認が終わったら作業用模型に戻し，手指でワックスパターンを押さえながら，右手に持った密着しているワックスを歯軸と直角方向に回転させると剥がれる

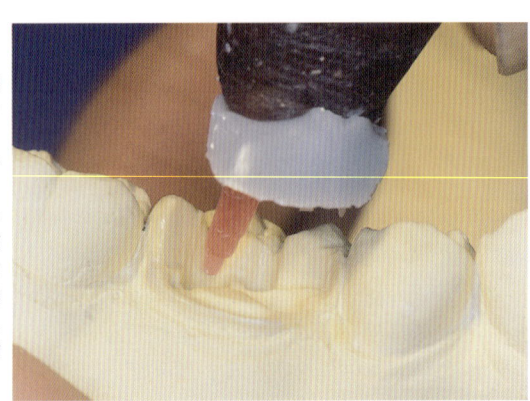

**12-g**
**歯冠部分のワックスカービング.**
ワックスアップの確認がすんだら速やかに支台歯型に戻してワックスカービングを始めるが，形成器の刃部分が凸面だと求める形成面が得られないので，直線の刃である形成器が必要となる．そして，常に形成面に対して直角にあてがい，中心軸を求めながら形成器を作業することが肝要である（40頁の39-b′，b″参照）

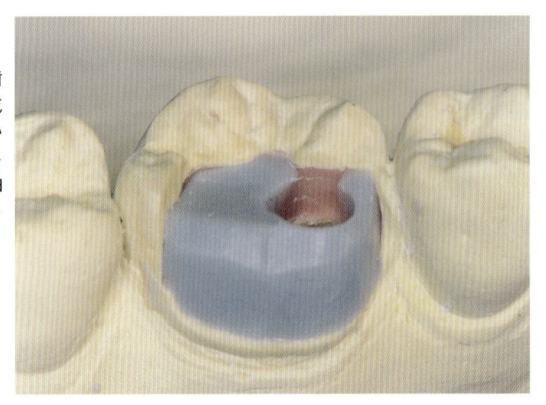

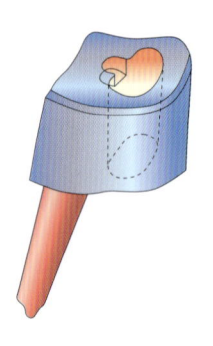

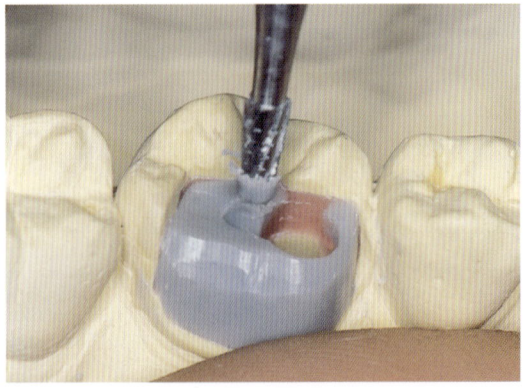

**12-h，i　female post咬合面部への回転防止溝の設定.**
female post部とmale post部の接合部分がコア咬合面部にストレートに露出するよりも，female post咬合面部へmale postが顔を出す周辺に凹面状の形成をし，male postの咬合面部に蓋が構築されるようにすれば，コアとしての構造的強度やmale postを挿入する際の方向なども限定しやすく，作業に迷いが生じない

### 工程 8　埋没・加熱・鋳造

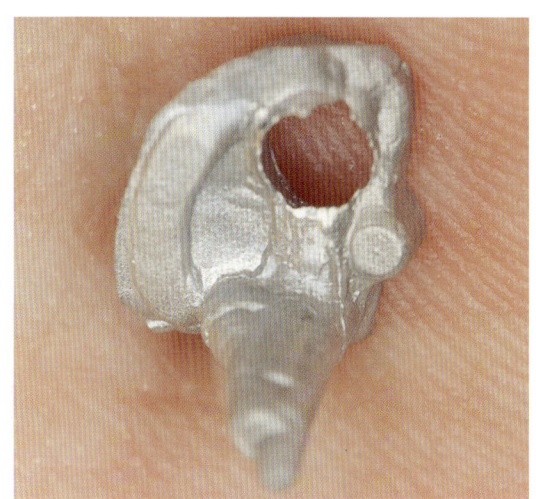

**13**
この2ピースコアのfemaleの場合には，male postのためのトンネル形態があり，気泡の混入などに注意が必要であるとともに，急加熱などをすると埋没材が崩壊するので，慎重な作業が求められる．埋没・加熱・鋳造工程の詳細は，PartⅠ-3を参照されたい

## 適合の診査

　鋳造された補綴物は支台歯型に装着した時点で，適合したかのように見えることがある．補綴物の素材にはポーセレンやレジン，そして金属が使われており，これらは研磨しづらく，バリや気泡が発生しやすい材料である．一方，作業用模型の素材には一般的には石膏類が多用されており，これに対して補綴物内面などを確認せずに支台歯型に装着させてしまうことはきわめて危険な行為である．これまで本書でも繰り返し述べてきたことだが，肉眼による確認ほど曖昧なものはなく，ことあるごとに拡大鏡下において精査することが肝要である．

　拡大鏡下での十分な精査をした後に，慎重に支台歯型に挿入するが，ここでも強引な作業は禁物である．内面確認をしたとはいえ，挿入して初めて新たに発見される問題も皆無ではない．そこに置いてあげるように挿入してみたときに，補綴物が所定位置に納まらないで止まってしまうようであれば，そこには何かしらの原因がある．もし，軽く押してあげるだけで適合するならば，臨床的には許容の範疇だと著者は判断しており，それで適合しない場合は作業を止めて補綴物を取り出し，今一度拡大鏡下で診

Part II 臼歯部のコア ― 2 コア製作の勘所

査し直す必要がある．それも，補綴物のみならず，支台歯型の軸面なども合わせて診査するとよいだろう．

適合を強く阻害するような箇所があれば，支台歯型軸面には強く擦られたことにより模型本来の色よりも白っぽくなった箇所が観察され，補綴物の同じ場所には削り採られた石膏粉がわずかにこびり付いている．

本来であれば再印象採得をお願いしなければならない事態ではあるが，臨床的にはそれらを削除調整して歯科医院，ひいては患者の口腔内に届けられることが少なくない．それでも肉眼で見える範疇で適合していればまだ"マシ"であるが，適合していないことに気付かないままであることも実は多いのである．それではきっと，近い将来に口腔内より脱離する原因になってしまうことになる．

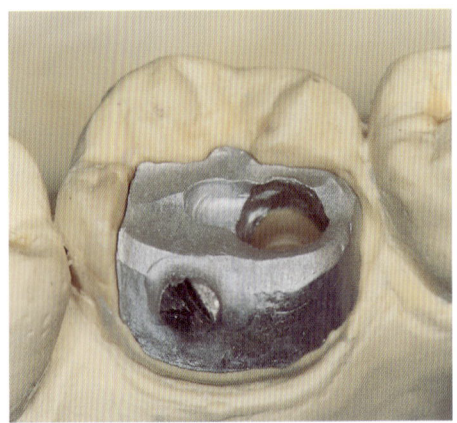

**14-a　支台歯型への適合．**
発見しうる適合を阻害するような気泡やバリなどがないことを確認し，支台歯型に適合させる

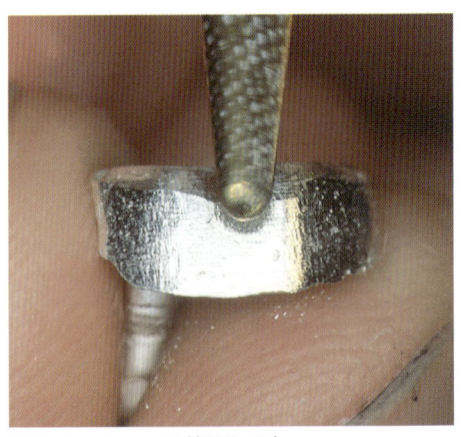

**14-b　female postの軸面仕上げ．**
支台歯型軸面と一致した方向にポイントを配しながら作業することで，軸面が一致する

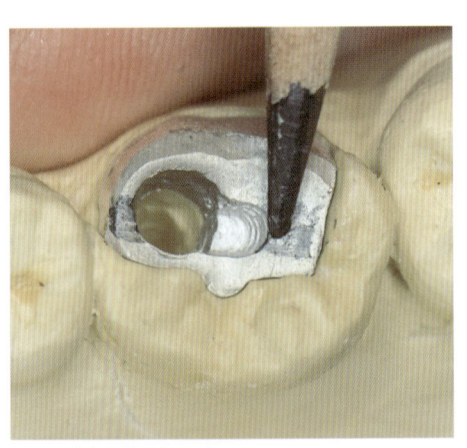

**14-c　咬合面部の仕上げ．**
支台歯型にfemale postを装着し，残存歯質などから得られる本来の歯冠方向と調和させるような方向を咬合面部に鉛筆で記入しておく．これがポイントの作業方向となる

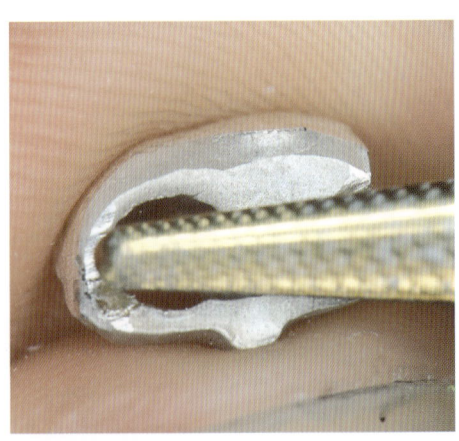

**14-d**
記入された方向にポイントを配して作業すれば，求める方向に平面が構築される

## male postの製作

　レジンのmale postによりfemale post内にあらかじめ設定されているポスト形態は，暫定的なポスト形態であり，このままでmale postのワックス形成を行うことはできない．さらに，ポスト内面をカーバイドバーなどで整える作業が必要となる．

　形成が完了したら通法に従い埋没・加熱・鋳造を行うが，ポスト方向の真上蓋部分に着脱のためのノブを付与しておくと，歯科医師の口腔内での作業が容易になる．コアにツヤ出し研磨は必要としないが，だからと言って軸面などが大きな凹凸状になっていてもよいというわけではない．さまざまなコアとしての要件を満たし，規則正しい表面性状をなしえているからこそ，「支台歯型とコア」あるいは「コアと修復物」との維持力を発揮し，生理的適合，機能の回復，そして結果としての審美の回復につながるはずである．

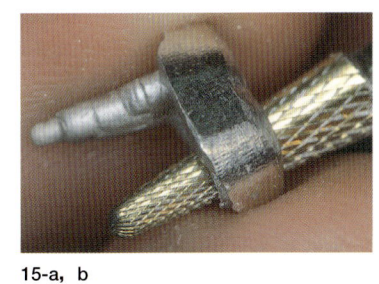

**15-a, b**
カーバイドバー作業時の正しい支点．
レジンのmale postにより得られたfemale post内の空洞はおおよその形態であり，十分に形態付けられてはいない．そこで，カーバイドバーを使って内面を整えることになるが，使い方を間違えるとアンダーカットを付与することにもなるので注意が必要である．カーバイドバー先端部からその先に常に支点を求めるような作業をすれば，アンダーカットを作らずにすむ

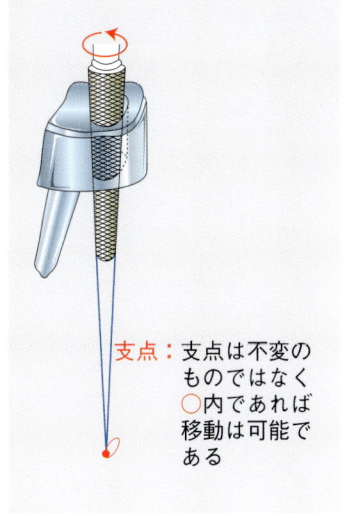

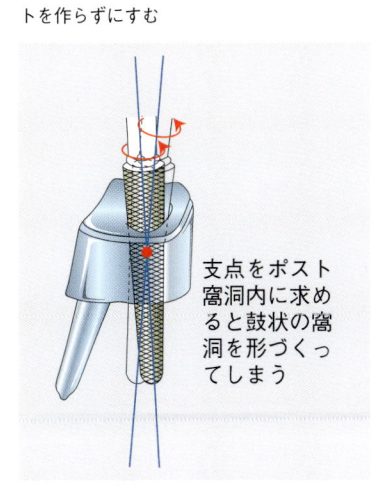

支点：支点は不変のものではなく〇内であれば移動は可能である

支点をポスト窩洞内に求めると鼓状の窩洞を形づくってしまう

**15-c**
カーバイドバー作業時の間違った支点．
female core内面に構築されたポスト内面にカーバイドバーを用いて作業を行うが，バーの中央あたりに支点を求めるような作業ではアンダーカットを構築してしまい，ワックスパターンによるmale postが得られにくくなる

**15-a〜c　male postのためのポスト内面形態を整える**

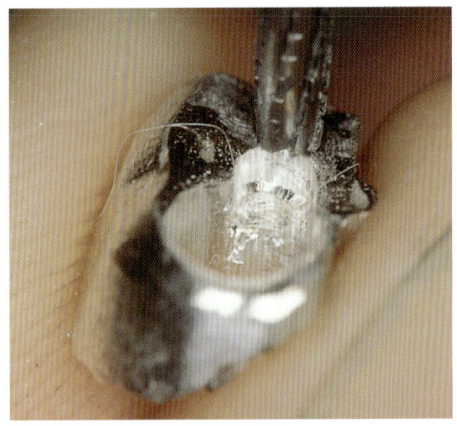

**16-a**
male postは支台歯型に形成されたポスト形態の延長上に作られることから、円柱形をなした楕円であることが多い。この形態では、口腔内装着時に歯科医師がその装着方向に迷いを生じやすく、その結果、装着の失敗を誘発してしまうことがある。そこで、歯科医師が迷うことなく装着方向などをしっかり認識できるような蓋部分の形態付けが歯科技工士には求められる

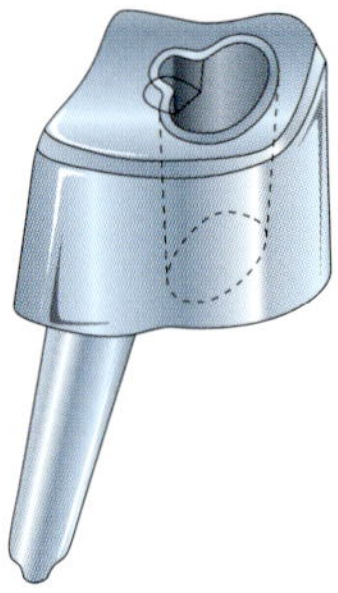

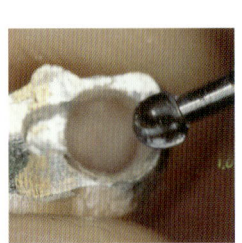

**16-b, c**
対合歯との距離も重要だが、コア咬合面部が削除調整されることも万が一ありうるので、1.5mm程度の厚みがあるほうがよいだろう。さらに、蓋軸面にはラウンドバーにて45°くらいのテーパーを付けることで、蓋としての密着度合も高まる

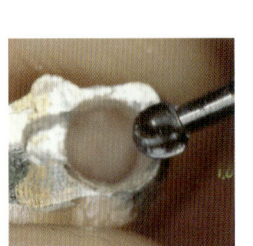

| 16-a〜c　蓋部分の形態付け |
|---|

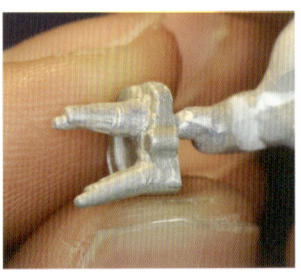

**17-a**
鋳造されたmale postは内面などを診査した後、いよいよfemale postに挿入して適合度合いを見ることになるが、始めから支台歯型上で作業してはならない。まず、female postを支台歯型から撤去し、手元で支台歯型の関わらない環境で適合させてみる

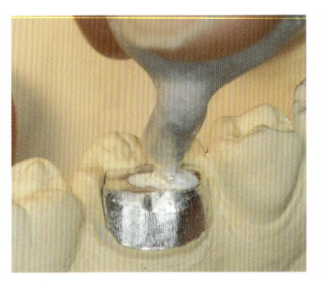

**17-b**
female postを支台歯型に戻し、指の腹で動揺しないように押さえ、そこにmale postを静かに挿入していく。female post内のmale post挿入方向の設定が正しければ、抵抗なく装着できるはずである。引っ掛かるような抵抗感がある時には、ややアンダーカットが存在している

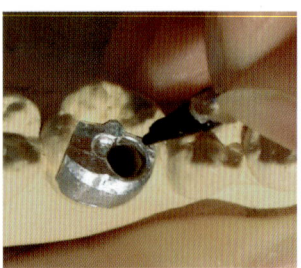

**17-c**
アンダーカットの存在を認識したら、male post軸面にフィットチェッカーグラファイトペースト（CENDRES＋MÉTAUX SA、現在は生産中止）を塗布し、乾燥したら再度female postに挿入して取り出すと、強く接触している箇所はペーストが剥がれて金属色が見える。そこを周辺と段差が生じないように削除する作業を数回繰り返すことで、適合が得られる

| 17-a〜c　female postとmale postだけの適合 |
|---|

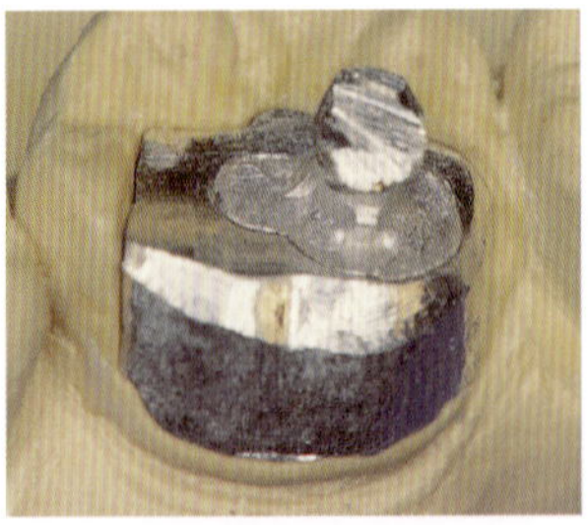

**18-a**
female postにmale postを装着してみるが、この装着過程において異常を感じず無理なく装着できることが肝要である

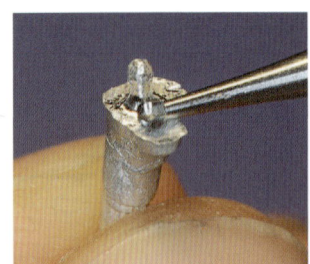

**18-b**
スプルー線をノブとなる必要量を残しつつカットしたら、歯科医師による口腔内での装着作業を容易にするため、そこをノブ状に形態修正する

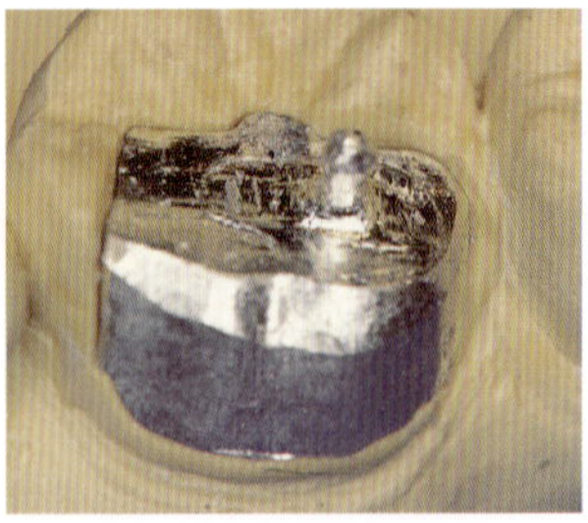

**18-c**
こうして近遠心ポスト方向の悪かった臼歯部の2分割コアが完成したが、平行がよければ無理に分割することはない

| 18-a〜c　コアの仕上げ |
|---|

# Part III
# インレー製作の勘所

インレーの製作

Part III インレー製作の勘所

# インレーの製作

## 製作前の観察

これまでも観察することの重要性を繰り返し述べてきた．インレーを製作する場合には，幸いにも残存歯質がかなり残っているので，答えを導き出すのに有利である．歯科医師は齲蝕（カリエス）などを削除し，口腔内という限られた環境下で歯科技工士が補綴物を製作しやすくなるような支台歯形成を行い，印象採得をし，作業用模型という形で歯科技工士に補綴物の製作依頼をしている．なかには，削除前の状態を印象採得してくれる歯科医師もおり，そんなときは歯科技工士として「ありがたい」と感じるとともに，責任の重さを感じずにはいられない．そして，これらの情報をもとに十分な観察を繰り返し，失われた形態を読み取ることが必須条件であり，それは，経験の浅い歯科技工士にとっては天然歯形態を覚える格好の訓練になる．

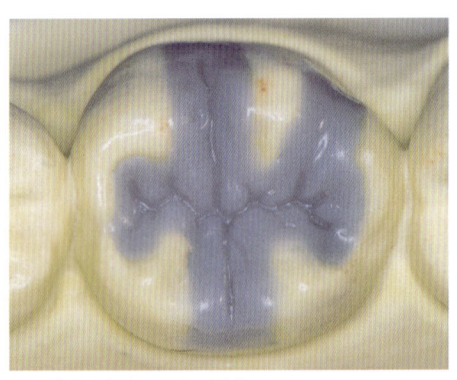

**1-a　考えられたワックス形成．**
ただ数をこなせば技術が向上するかといえば，決してそうではない．数をこなすなかで，どれだけの問題を解決してきたかがキャリアになるのである．よいワックス形成とは，さまざまな場面で考えながら作業されたものであることが多い

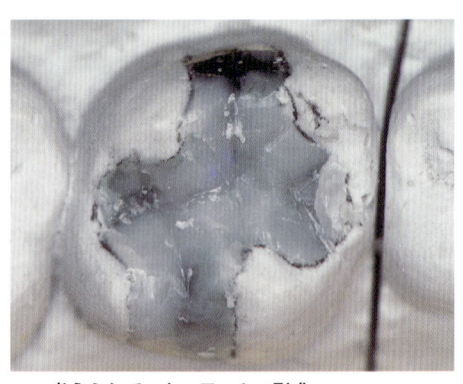

**1-b　考えられていないワックス形成．**
マージンラインの記入からワックス形成にいたるまで，「ココだ」という目標設定をしないまま何も考えずに技工作業をしている．本連載でも述べたことがあるように，ワックスパターン以上によい鋳造体は得られない

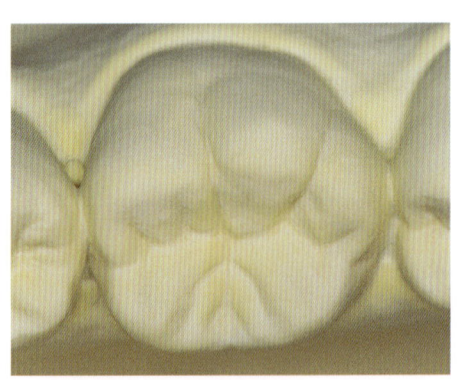

**2-a　窩洞形成される前の咬合面観．**
この咬合面形態が正しいとは言い切れないが，確かで有力な情報源であることは間違いない

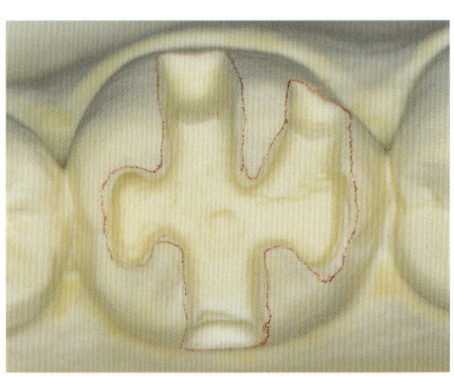

**2-b　窩洞形成された咬合面観．**
咬合面の大部分が削除されているが，修復部位の残存歯質や周辺隣在歯，反対側同名歯などから，あるべき形態を学び取ることは可能である

## さまざまなインレー窩洞

インレー窩洞にはさまざまな種類があり，どれ一つとして同じ物はないと言ってよいだろう．ただ，歯質がたとえ一部分でも残っていれば，その形から失われた硬組織を思い描き，再現するのに有利であることは間違いない．

**3-a，b**に単純な窩洞と複雑な窩洞の比較を示す．次項からは代表的なケースとして，頰側面から咬合面，そして舌側にいたって窩洞のある複雑窩洞のインレーをもとに，解説を進めていきたい．

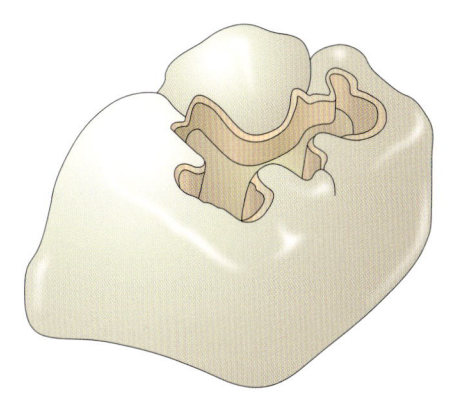

**3-a 単純窩洞**(simple cavities)．
1歯面だけに形成された窩洞のことで，1面窩洞（one surface cavities）とも言う．また，1面窩洞は窩洞の位置によって名称が異なり，咬合面は咬合面窩洞（occlusal cavities），頰側面は頰側面窩洞（buccal cavities），唇側面は唇側面窩洞（labial cavities），舌側面は舌側面窩洞（lingual cavities），隣接面は隣接面窩洞（proximal cavities），そして歯頸部付近にある窩洞を歯頸部窩洞（cervical cavities）と呼ぶ．また，充填学上，上下顎の歯列内側に存在する窩洞は舌側窩洞と名称を統一している

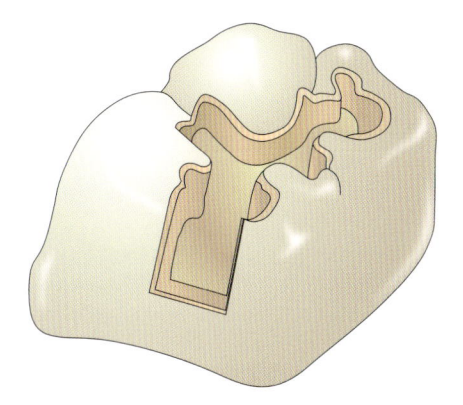

**3-b 複雑窩洞**(complex cavities)．
2つ以上の歯面にまたがって形成された窩洞（two surface cavities）のことで，3面であれば3面窩洞（three surface cavities）と言う．さらに細かい呼称としては，頰側面から咬合面にまたがる窩洞をbucco-occlusal-cavities，近心面から舌側面にまたがる窩洞をmesio-lingual-cavities，近心面から咬合面をまたぎ遠心面にいたる窩洞をmesio-occlusal-distal cavities＝MOD窩洞，近心面から切縁を通り遠心面に至る窩洞をmesio-inciso-distal cavities＝MID窩洞，と呼んでいる．そのほかにも，G.B.Blackによるに分類（1〜5級）や，それに6級窩洞を加えた分類（Davis）もある

## 実際の製作工程

**1-a, b**で示したように，同じことをやっているようで実は全く違うことをやっている場合が少なくない．**1-b**の形成を見てわかることは，ワックスパターンを得るまでのさまざまな作業工程が確実に実行されておらず，これが結果として補綴物の品質に直結しているということである．

実際の製作工程においては，「なぜマージンラインを記入するのか？」を考えることが肝要となる．

Part III　インレーの製作　インレー製作の勘所

### 工程1　マージンラインの記入から盛り上げ

マージン（margin）とは日本語で"境界"という意味であり，歯科技工においては歯質と修復物の交わる境界ということになる．洋服にせよなんにせよ，モノを作るときにはサイズを測るように，マージンラインの記入は補綴物を製作するときの目標設定とならなければならないのである．

**4-a**
**目標設定のない**
**マージンラインの記入．**
ただ鉛筆（焼却残渣が残る）でなぞっただけでは，どのような修復物を得ようとしているのか不明であり，適合精度などに優れた補綴物を作ろうとする姿勢が感じられない

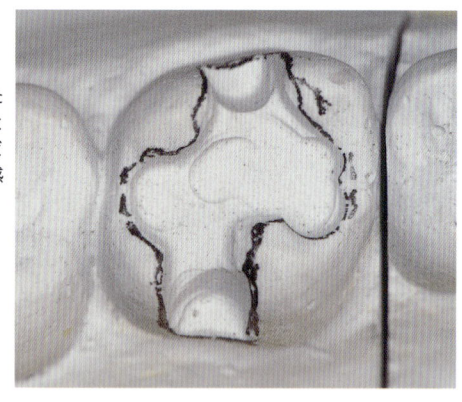

**4-b**
**目標設定を意識した**
**マージンラインの記入．**
赤鉛筆の腹部分を使いながら軽い指使いで記入すると，細く確実な記入がしやすく，しかも肉眼では観察しきれないようなマージン部分の凹凸が指先に伝達され，ワックス形成時の注意を喚起してくれる

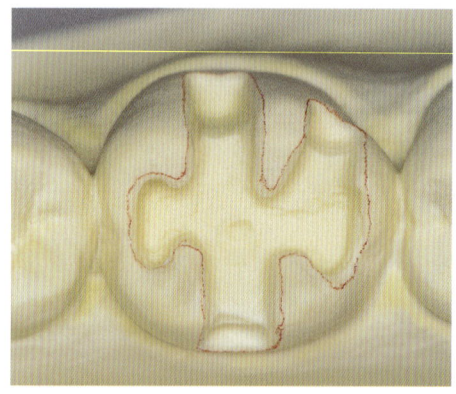

**5-a**
**分離材の過剰塗布．**
ソフトワックスを適切に分離させるための作業であるが，塗布しすぎると分離層が大きくなり，インレー窩洞の形をソフトワックスが再現できなくなる．インレーの窩洞は特に溜まりやすいので注意が必要だ．このままワックスアップをすれば，湖水に浮かんだ漕ぎ手のいないボートのように，揺れ動くワックスパターンになるだろう

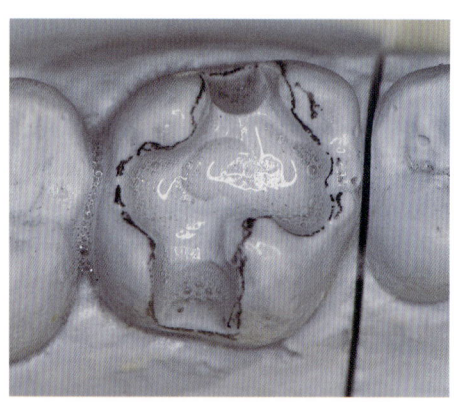

**5-b**
**適切な分離材塗布．**
支台歯型にソフトワックスを塗布するように作業することは，支台歯型を印象採得することと同じであり，支台歯型表面に浸み込んだような状態（光沢のない状態）が望ましい

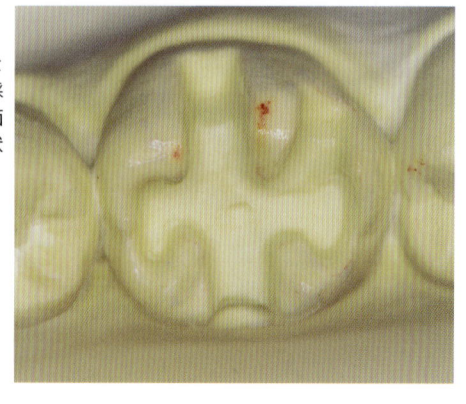

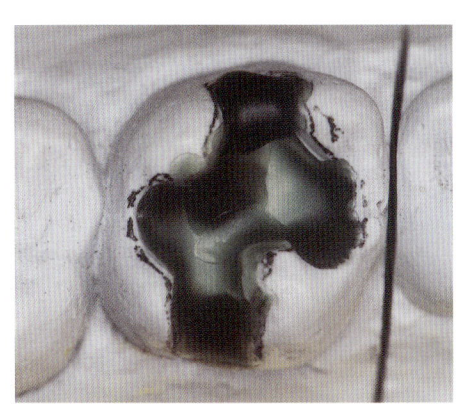

**6-a**
**不適切なソフトワックスの盛り上げ.**
インレーの場合も支台歯型表面に薄く塗布するように作業し，その上に歯冠形成用のインレーワックス（インレーワックス グレー ミディアム；ジーシー）を盛る．しかし，これでは形成表面にソフトワックスが露出し，適切なワックスパターンが得られないだろう

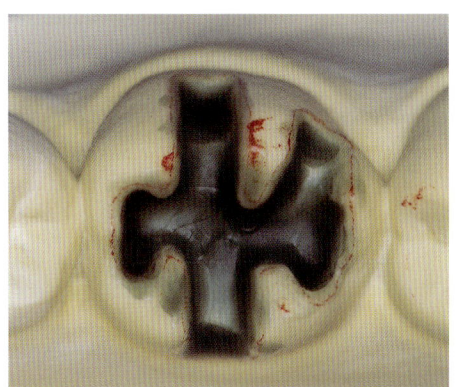

**6-b**
**適切なソフトワックスの塗布.**
インレーワックスが作業途中に破折することを防止するための作業であるので，できるだけ薄く均質に塗布しなければならない．厚く盛れば形成表面に露出してしまって硬さの違いから形成しにくくなり，色調的にもムラがあるため観察しにくいだろう

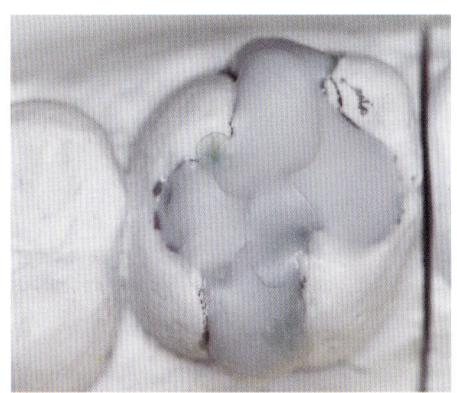

**7-a**
**不適切なインレーワックスの盛り上げ.**
インレーワックスを形成器上に溶かし取って窩洞内に盛り上げる際に，形成器先端部がソフトワックスに触れているためソフトワックスがインレーワックスと混ざり合い，インレーワックスの性質が生かされない（つまり，形成しづらい）こととなる．また，得るべき形態以上に盛り上げているため収縮も大きくなる．それでは適合精度に大きく影響するし，作業時間も増大してしまう

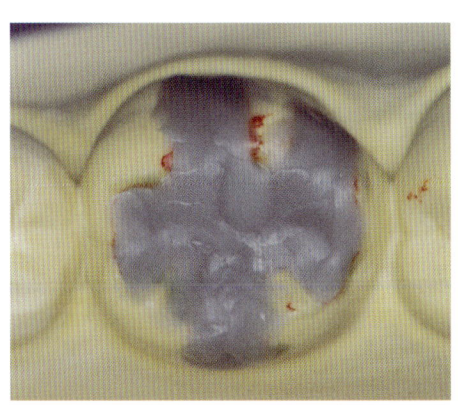

**7-b**
**適切なインレーワックスの盛り上げ.**
インレーワックスを盛り上げる際に，支台歯型表面に薄く塗布されたソフトワックスが溶けだすような盛り上げをしてはならない．そのためには，形成器先端がソフトワックスに触れないような手技が求められる．さらには，残存歯質から得られる咬頭傾斜角などを観察し，移行的にワックスアップを行えば余分なインレーワックスを置かずにすみ，収縮も抑えられるだろう

## 工程 2　圧接のタイミング

　盛り上げたインレーワックスが完全に硬化していると圧がかからないため，硬化する前に圧接することになるが，インレーワックスが溶け過ぎていても圧接の効果は得られない．"溶けてはいないが硬化もしていないような状態（軟化状態）"を求めることになるが，盛り上げたインレーワックス全体が同じような温度分布でなければならず，これには手際のよい作業が必要となる．

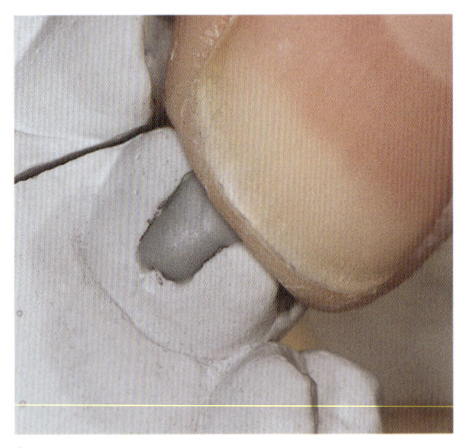

**8-a**
**不適切なワックス圧接作業．**
この症例におけるインレー窩洞は，頬側面から咬合面を通って舌側面にいたる複雑窩洞であり，どこか一方向（ここでは咬合面）だけの圧接を行うと頬舌面窩洞にあるワックスは外に押し出されてしまう．これが肉眼には見えない形で内部応力としてワックスパターン内に溜まり，鋳造後には支台歯型への不適合として姿を現すことになる

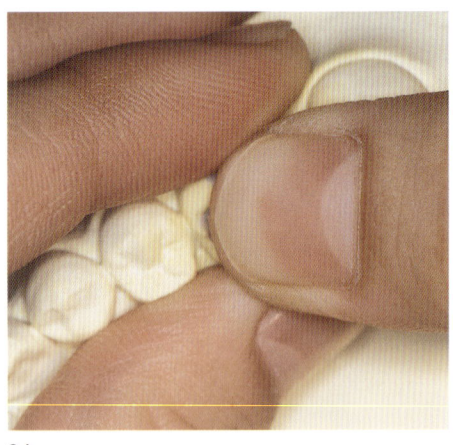

**8-b**
**適切な圧接作業の指使い．**
圧接をすればその力に相反する力が作用するため，指使いによっては変形を誘発する原因にもなる．そこで，左手人差し指は頬側面窩洞に，親指は舌側窩洞に添わせ，右手親指の腹を咬合面に添わせて同じ程度の圧をかける．このときに力任せに圧接作業を行うと，逆に内部応力が溜まってしまう（全体に均等な圧接作業は不可能である）ので，軽い圧接でよい

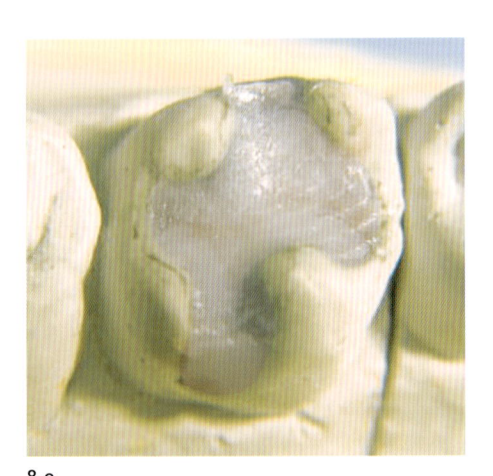

**8-c**
**不適切な圧接痕．**
盛り上げたワックスが軟化状態を迎える前に圧接作業をしたために盛り上げた形を破壊しており，一見すると十分な圧がかかったように見える．だが，実はそれらの力がワックスパターンには作用しておらず，これから収縮が始まるために，無意味な作業と成り果てる

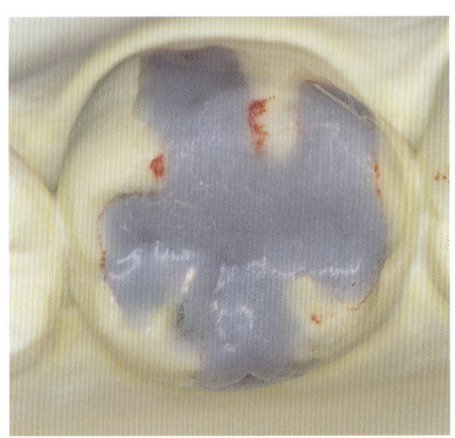

**8-d**
**適切な圧接痕．**
さほど強い力で圧接してはいないので，薄く指紋が見える程度であり，圧接前の盛り上げた形を壊してはいない

### 工程 3　インレー窩洞からの着脱

　細かいワックス形成を始める前に，一度だけインレー窩洞からワックスパターンを着脱し，パターン内面を診査しておくことはとても大事な作業になる．ワックス形成が終了してから着脱作業を行うと，着脱されなかったり内面がしっかり再現されていなかったりすることが起こりうるからだ．確認する意味で，何本であっても，一度だけ同じタイミング（ワックスを盛り上げ圧接した後）で着脱させておく．

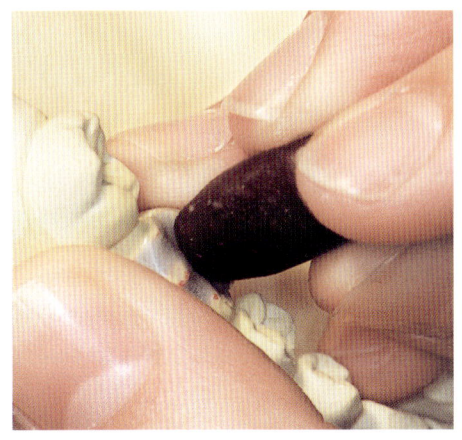

9-a
ビーズワックスの粘着力を利用した着脱．
銅線を加熱してワックスパターンを着脱させる方法もあるが，筆者はビーズワックスにパラフィンワックスを混ぜて粘着力を調整したものを使っている．銅線と比較すると咬合面に対する接地面積が大きく取れるため，着脱作業に有利と考えるからだ．この時にも，ワックスの圧接作業時と同じ指使いで行う

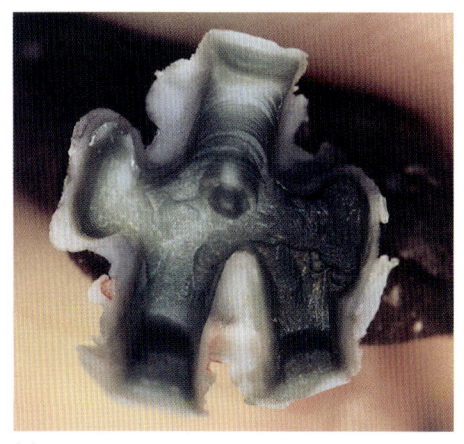

9-b
内面の確認．
インレー窩洞内にソフトワックスを塗布することは，窩洞形態を印象採得することと同じである．ワックス形成する前のこの段階で内面診査をしておけば，後で「シマッた！」ということにならないだろう

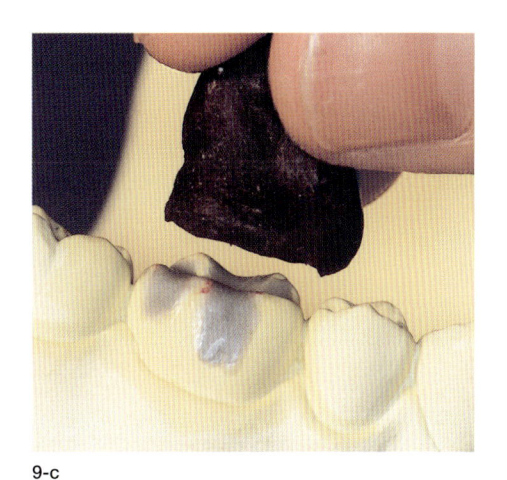

9-c
ビーズワックスからの離脱．
内面確認が終了したワックスパターンはそのままインレー窩洞に戻し，頬舌面を指の腹で押さえ，右手に把持したビーズワックス塊を軽く支台歯型に押しながら左右に回転させると，ワックスパターンから離脱させることができる

Part III　インレー製作の勘所　インレーの製作

### 工程 4　カービングによるワックス形成

　Part I-2でフルキャストクラウン製作時のワックスアップ法を解説したが，インレーの場合はまた異なる手法が求められる．なぜなら，限定された狭い形成域のなかで盛り上げていくような作業は，逆にワックスの温度コントロールを妨げるからである．したがって，カービングによるワックス形成が有利になるが，それでも得られるべき形態に近いワックスアップをしておけば，カービングがしやすくなる．

**10**
**大まかな咬合面の凹凸を得るには!?**
余分なワックスアップを削除しなければならないが，近遠心あるいは中央小窩列溝の位置を周辺隣在歯や反体側同名歯を参考にしながら形成する．適正に加熱した形成器先端部を使い，溶かしながら掬い取るように作業する．マージンなどにはこの時点では特に注意を払う必要はない

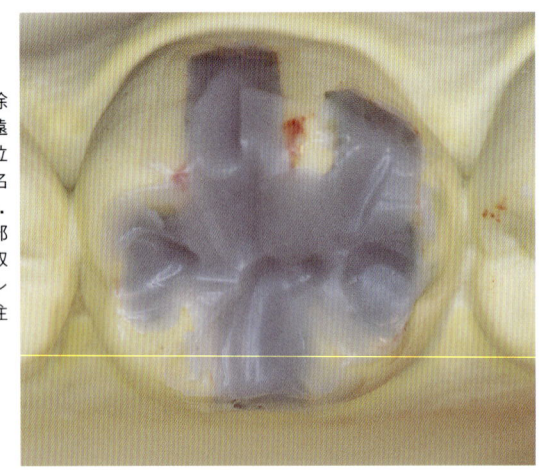

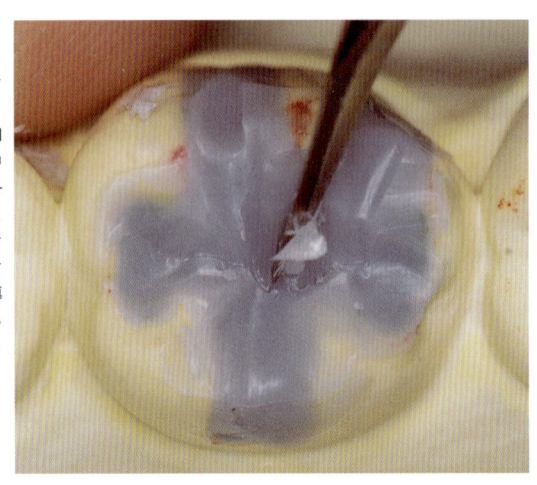

**11-a**
**大まかな隆線のカービング．**
隆線と隆線が隣り合うことで結果的に溝ができ上がるので，作業時の意識は周辺歯と調和した隆線のカービングに集中すればよい．経験の浅い歯科技工士は溝で歯冠形態を捉える癖があるようだが，そうではなく，残存歯質と調和させるように隆線位置を徐々に導きだしたい．やがて，溝のあるべき形成位置が見えてくるはずである

**11-b**
**どのように移行形態を得るか!?**
インレー窩洞内のワックスは，残存歯質とのスムーズな移行形態を再現しなければならないが，そのためには歯冠形態を理解していることももちろんだが，形成面に対する形成器へのあてがい方も大切である．たとえば，頬側面溝の形成には形成器を頬側面の窩洞形成方向に対して直角にし，形成器先端部の一部分を模型表面に軽くあてがいながら誘導されるように歯頸部方向に降ろすことで，移行的な形成面が窩洞内にできあがるであろう

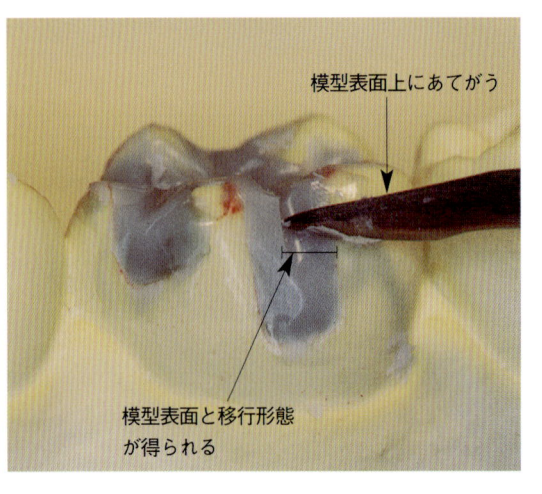

模型表面上にあてがう

模型表面と移行形態が得られる

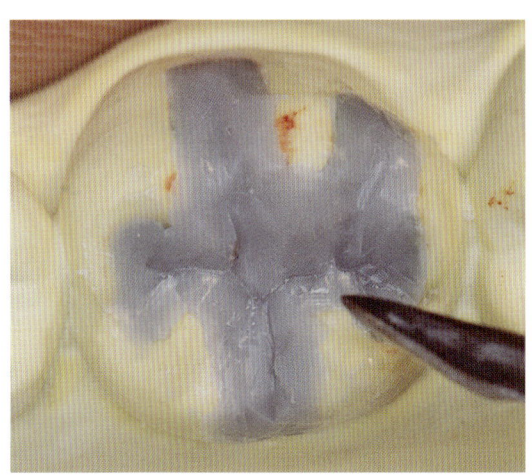

**11-c**
**大まかな溝の位置を模索する.**
"模索する"と表現したのは，この工程で溝の位置を決定するのではなく，大まかに形成してみて，調和の取れる位置を探し出す作業になるからである．大まかであっても，形成することでイメージがより具体的になるはずだ

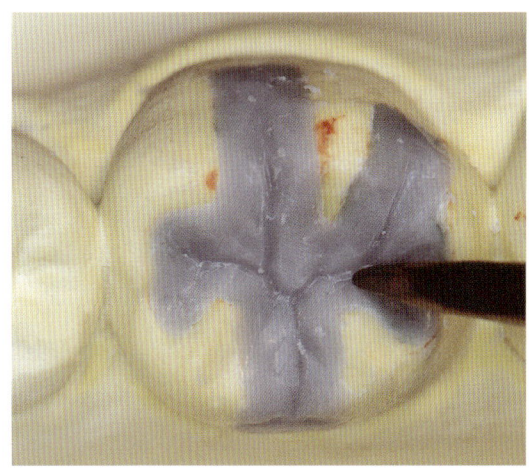

**11-d**
**溝の位置を確定する.**
修復部位の歯冠外形や周辺歯群，あるいは反対側同名歯などとの調和が得られ，さらには咀嚼運動経路も考慮した溝の位置が導き出されたら，鋳造後に容易な研磨作業ができるような溝を形成する．天然歯と同じように深く切れ込んだ裂溝を形成すると，研磨作業に支障をきたすだけでなく，口腔内に装着された後にも清掃性に問題を生じることになる．補綴物には補綴物ならではの溝があることを認識しておきたい

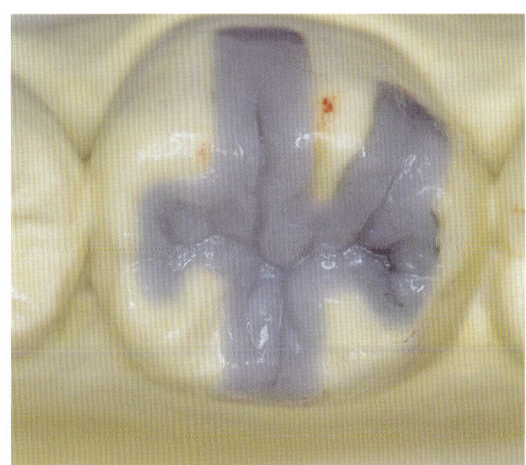

**11-e**
**形成の仕上げ.**
綿花に分離材を浸み込ませ，形成面を軽く揉むようにして密着度合を高める．強く擦るような作業をすると，凸面部に強い力がかかり，アンダーマージンになったり，オクルーザルコンタクトを失ってしまいやすい

### 工程 5　インレー窩洞への適合

　埋没，加熱，鋳造については，**Part I-3**に詳しく述べた．インレーにおいてもその基本手技は同様であるので本項では割愛し，以下，鋳造後の作業から解説する．

**12-a**
**アズキャストにおける適合診査．**
拡大鏡下で内面などに気泡の混入やバリなどがないことを確認したうえで，インレー窩洞へ挿入するが，この時にも無理矢理挿入してはならない．そっと窩洞の上に置いてあげるようにして形成器先端部などを使って軽く押えるように適合させるが，その適合限界を迎えるまでに何かの異常があれば，指先に感じ取れるはずだ．その時にはもう一度，拡大鏡下で原因を探る必要がある

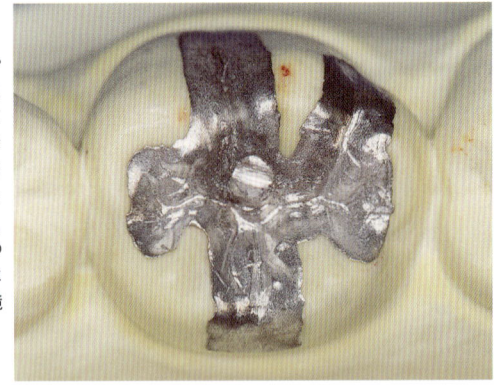

**12-b，c**
**不適合が発生しやすい箇所（頰側面，舌側面）．**
ワックス形成時に不具合があると，鋳造後に頰側面溝や舌側面溝に不適合が発生することが少なくない．これは鋳造作業ではなく，ワックス形成作業に問題があったためと思われる

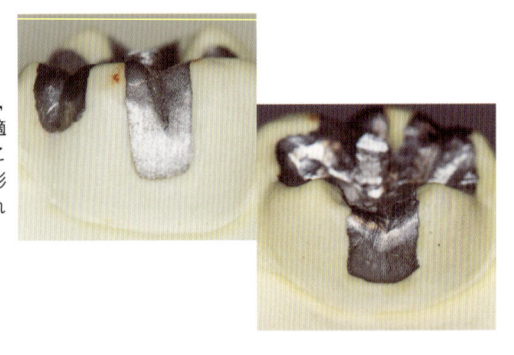

**12-d**
**不適合のまま口腔内に装着された例・インレー．**
これもインレーに起こりがちな失敗である．不適切な圧接作業（8-a）が原因で，結果的に口腔内装着が適切に行われなかったのかもしれない

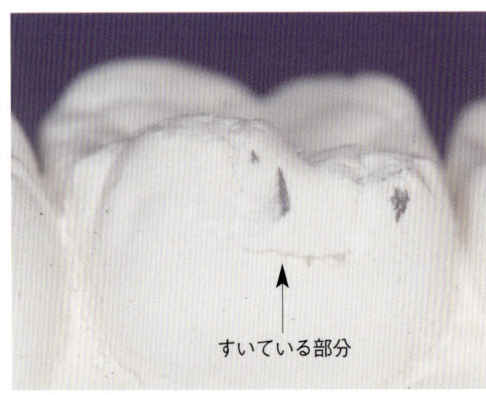

すいている部分

**12-e**
**不適合のまま口腔内に装着された例・アンレー．**
対合歯模型として送られてきたものだが，口腔内支台歯に浮き上がったまま装着されており，合着のためのセメントも溶け出してしまっていて，二次齲蝕（カリエス）の発症も間もなくのことと推察できる．責任の所在については不明だが，これでは患者さんのための修復治療を施したとはいえない

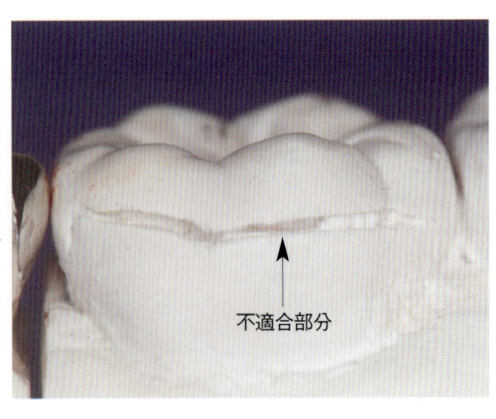

不適合部分

### 工程 6　適合度合いを高める作業

「鋳造体はワックスパターンよりよくならない」ということを本書では繰り返し述べているが、それはインレー製作においても例外ではない。ここでは、インレー窩洞とのスムーズな移行形態を得るためのフィッシャーバーを使った作業方法を示す。

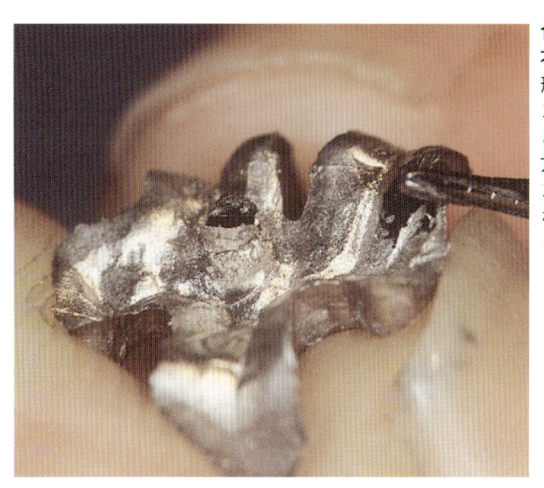

**13-a**
**不適切なバー使い.**
形成面に対してインレーマージン直近で起こしぎみに作業すると、メタルマージン部分が窩洞方向にめくれるようになり、インレー窩洞との適合度合だけでなく、移行的な形態も得られなくなる

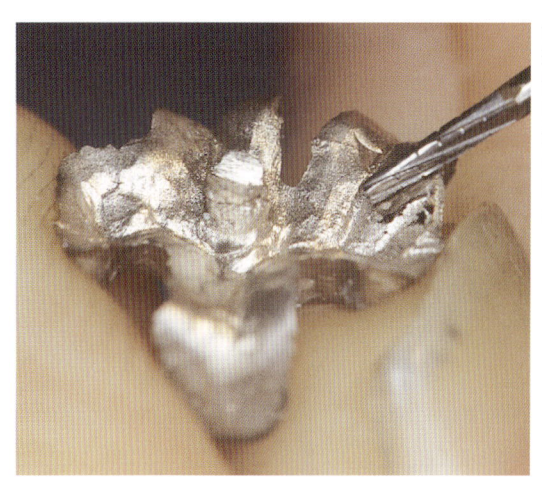

**13-b**
**適切なバー使い.**
形成面とバーによる作業面をできるだけ平行にすることで、窩洞方向にめくれることは少なくなり、インレー窩洞とのスムーズな形態的移行も得られやすくなる

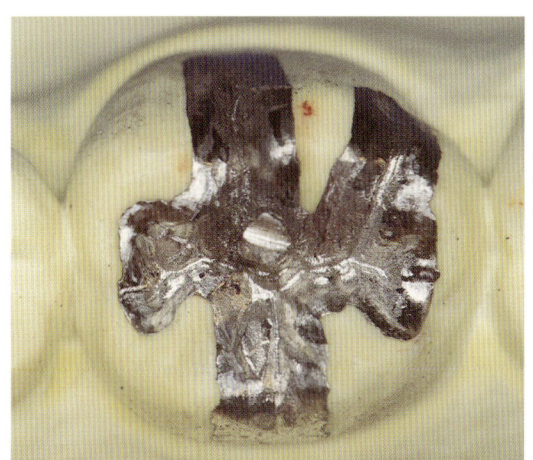

**13-c**
**適切な適合が得られた状態.**
ワックス形成時になしえなかった、あるいは鋳造作業で失われた表面性状などを意識的に補う作業が求められる。窩洞との適合はもとより、残存歯質との形態的調和をも追求する作業といえる

## 工程7　研磨仕上げ

　時間が足りないことを理由に，マージン部の保護もしないままに裸の鋳造体で研磨仕上げをしている歯科技工士を見かけるが，これではせっかく丁寧なワックス形成をしても無意味になる．以下，マージン保護の方法から研磨仕上げまでの手技を解説する．

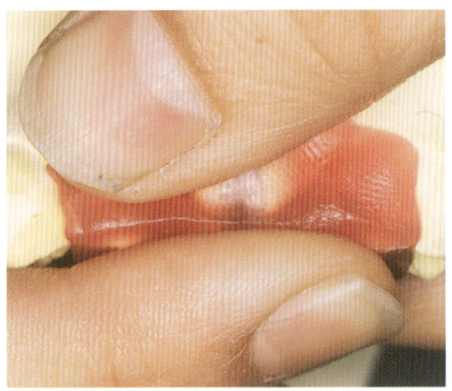

**14　マージン保護作業．**
鋳造されたインレーを作業用模型上に装着したままワックス分離材を塗布し，軟化させたパラフィンワックスで隣在歯あたりまで圧接する

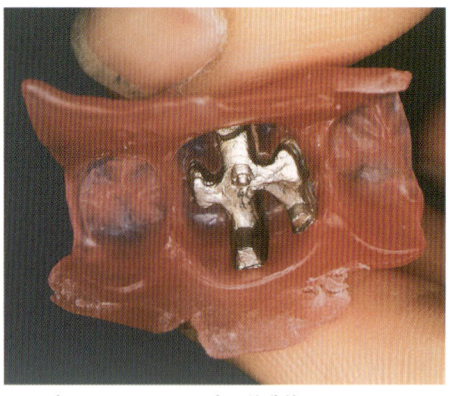

**15　パラフィンワックス内の鋳造体．**
パラフィンワックスで全体を印象採得したことになる

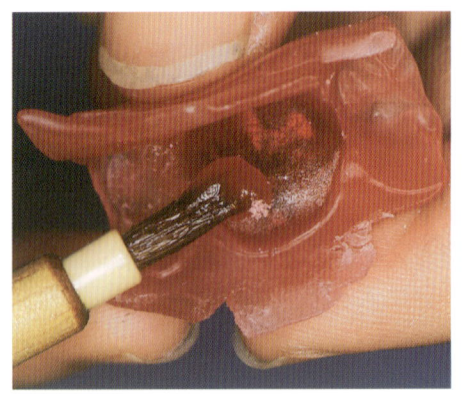

**16　パターンレジンの注入．**
ここではパターンレジンを使用しているが，石膏でも差し支えない

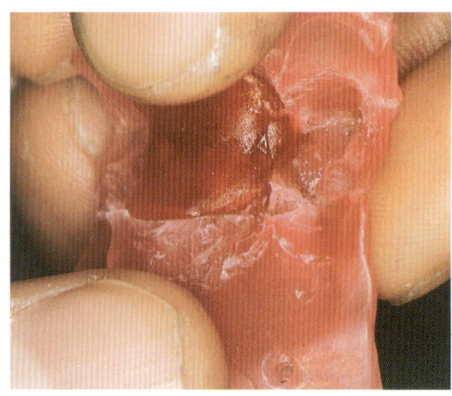

**17　パラフィンワックスの撤去．**
ミカンの皮を剥くように作業すれば容易に取り外すことができる

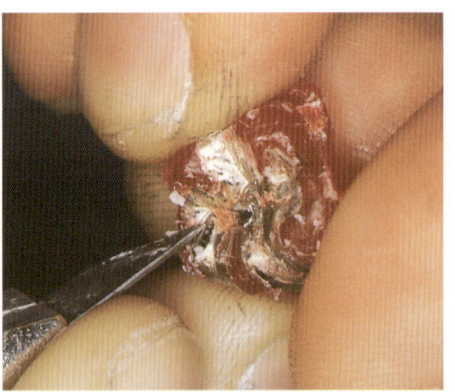

**18　過剰なパターンレジンの撤去．**
鋳造体に流れ込んでしまったパターンレジンはデザインナイフなどで容易に撤去できるが，マージン部などを傷つけないように注意する必要がある

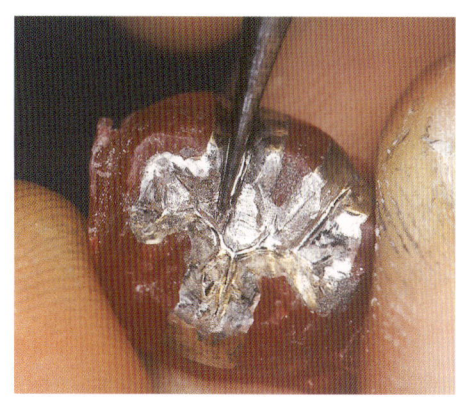

**19 溝の修正.**
ラウンドバーを鋳造された溝にあてがい,滑らせるように往復させる.この時,力任せに作業するのではなく,すべての作業にも共通することだが,切れ味に任せ,軽い力で作業すると溝が研磨されやすくなる

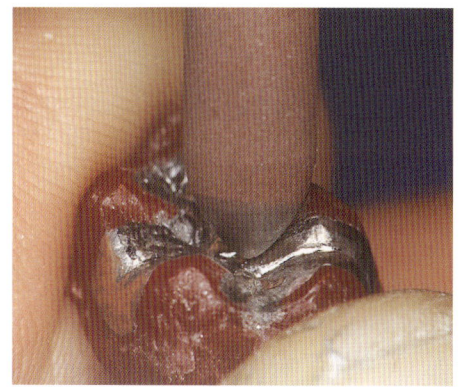

**20 ブラウンシリコンポイントによる粗研磨.**
内斜面などの比較的大きな形態部分は市販されたままのポイント形状で作業できるが,できるだけ大胆な使い方をすることで多面体になるのを防ぐことができるようだ

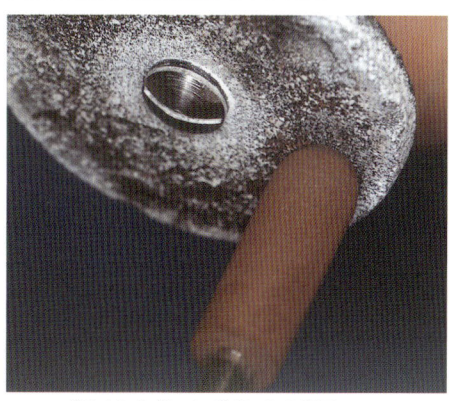

**21-a ブラウンシリコンポイントの修正.**
細かい形態部分には,そこにきちんと届くような形態が必要になる.まず,ビッグポイントの平らな面にブラウンシリコンポイントを直角にあてがい,平らにする

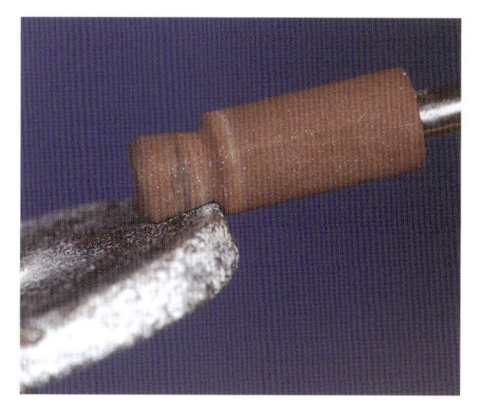

**21-b 同.**
続いて,ビッグポイントのエッジを使ってブラウンシリコンポイント先端部を逆三角形に加工する

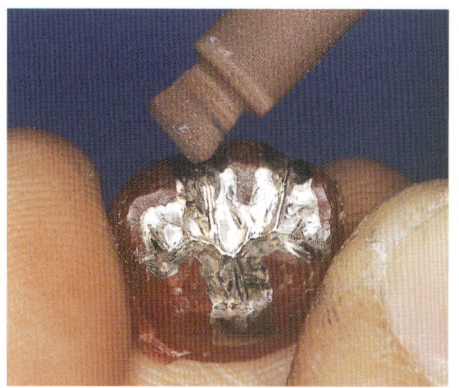

**22 修正したブラウンシリコンポイントでの作業.**
先端部分を逆三角形に加工したおかげで,細かい部分にも届くようになった.作業できるということは,作業する部分にすべての器材が届くということである

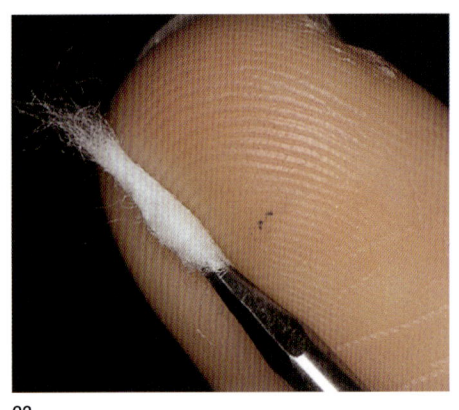

## Part III インレー製作の勘所

### インレーの製作

**23**
Part I で示した綿棒を用いた研磨(83頁)をここでも行う

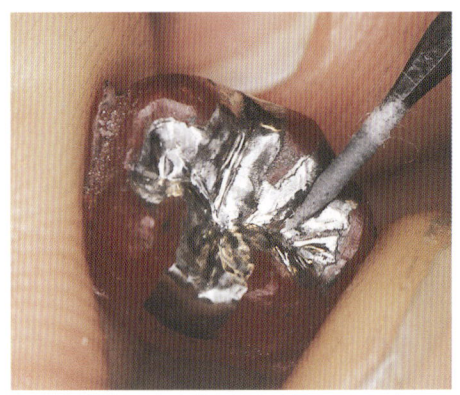

**24 綿棒を使った溝の粗研磨**
(タイコー TICONIUM COMPANY；東京歯科産業).
基本的には鋳造冠と同様，磨きづらい箇所(溝など)から粗研磨を始める．1カ所ずつ目的の作業ができているか否かを確認しながら隣の溝に移動することが，磨き残しを発生させないコツである

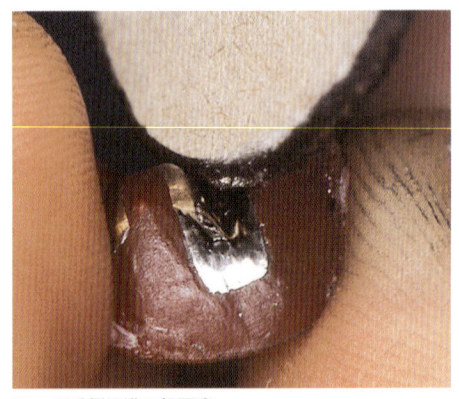

**25 頬舌側面溝の粗研磨．**
平坦な形態の占める割合が大きい箇所に綿棒で作業をすると多面体になりやすいため，自家製のペーパーディスクで粗研磨する．ペーパー製であるためマージンにも優しく，研磨しすぎることも少ない

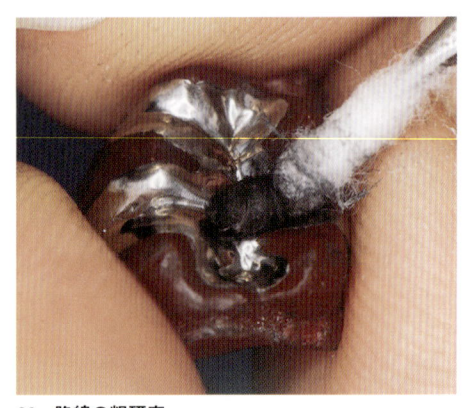

**26 隆線の粗研磨．**
溝の粗研磨よりも作業面積が大きいので，綿花を多めに綿棒に巻き付け，各隆線方向や形態を壊さないように作業しなければならない．そして，あらかじめ粗研磨が完了している溝と隆線の移行部分の粗研磨度合いなどにも調和させるような意識が求められる

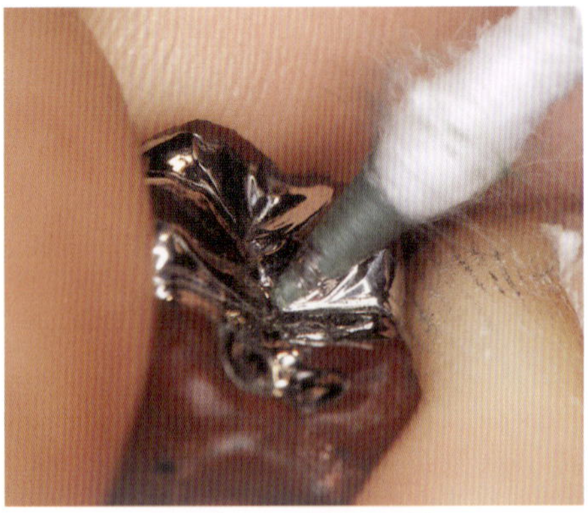

**27 グリーンルージュによる仕上げ研磨**
(グリーンルージュ；東洋化学研究所).
タイコーによる作業と同様の繰り返しになるが，ここでも溝，隆線，全体を順序よく作業し，工程ごとに確認作業をする

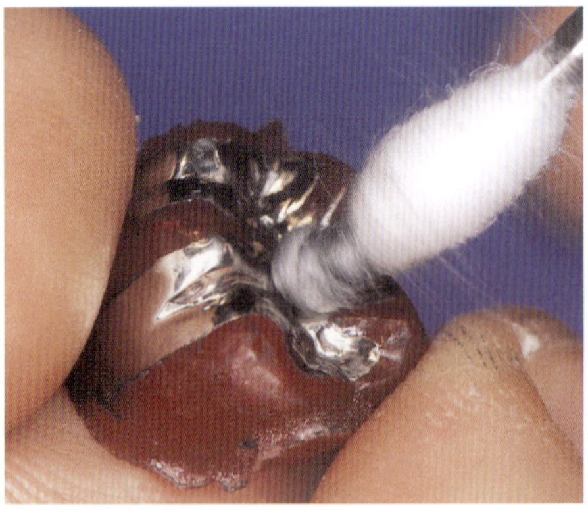

**28 研磨面の清掃．**
艶出し作業が完了した研磨面にはグリーンルージュなどが付着している．これらを除去するため，綿花だけを綿棒に巻き付け，まんべんなく軽く全体を清掃する．綿花先端部を見ると，かなりの汚れがあったことがわかる

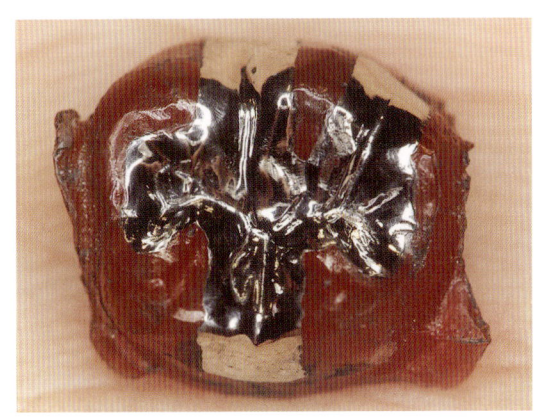

**29 最終研磨の完了.**
汚れも除去され最終研磨が完了したが,パターンレジンを用いたおかげで繊細なマージン部分の研磨ができている

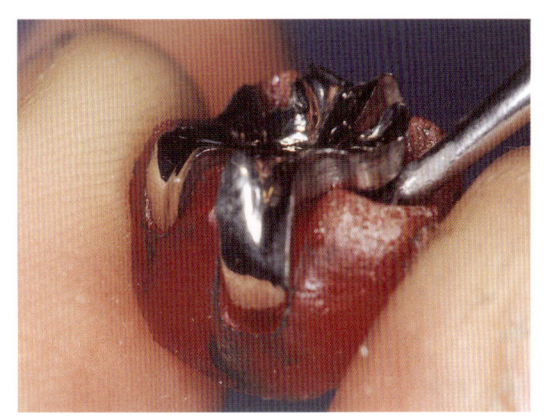

**30 パターンレジンからの撤去.**
トーチなどでパターンレジンを軽くあぶるようにすると軟化状態になる.そこへ形成器先端を潜り込ませ,押し上げるようにすると簡単に取り出せる

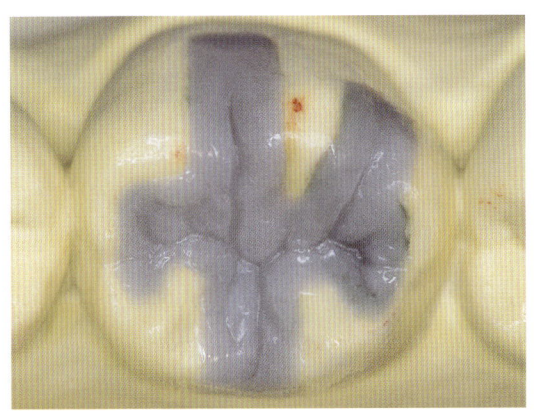

**31-a, b ワックスパターンと完成したインレー.**
一生懸命ワックス形成したつもりでも,見逃すことは少なくないし,完成したとはいっても,もしかしたら完成したつもりなのかもしれない.なぜなら,インレーは,歯科医師の手によって口腔内に装着されて初めて命が吹き込まれるのだから……

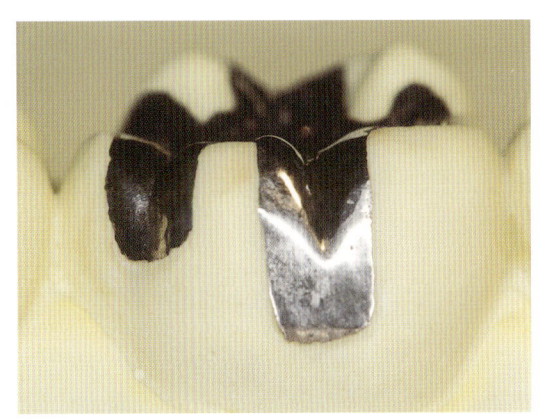

**32 頰側面窩洞の適合.**
インレー修復において最も気をつけなければならない頰側面窩洞の適合を確認する

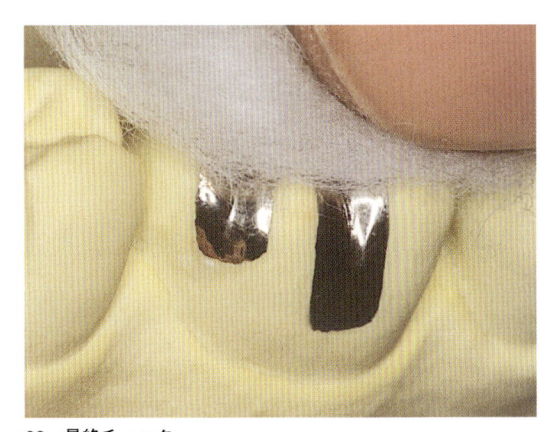

**33 最終チェック.**
肉眼による拡大鏡下でのチェックは言うまでもないが,さらに綿花を使ってさまざまな方向に擦るようにすると,微細な突起やバリに綿花が引っ掛かり,さらなる発見の手助けをしてくれる

# Index

## 索引

**【あ】**

アズキャスト　103, 128
圧接　123, 124
粗研磨　82, 84, 85, 86, 87, 88, 132
アンダーカット　106, 107, 108, 118
アンテリアガイドテーブル　32, 34
維持力　101
インサイザルピン　18
円錐台　49, 50, 51
黄金分割　100

**【か】**

概形彫刻　7, 8, 9
回転防止溝　23
顎間距離　64, 65, 75
カーバイドバー　59, 117
希塩酸　102
擬似歯肉　28, 76, 77, 89, 92
凝固収縮　55, 94, 95, 114
咬合器装着　18
咬合紙　38, 60, 66, 70, 72, 74, 75
咬合接触　17
咬頭干渉　68
咬頭傾斜角　7

**【さ】**

作業用分割復位式模型　16, 17, 22
仕上げ研磨　88, 92
自由域　6, 7
主隆線　42
小窩裂溝　42
初期凝固　8
スリープレーンデザイン　76, 77
接触域調整　60, 61, 62, 63, 69, 70
セメントスペーサー　29, 30

**【た】**

ダウエルピン植立器　24
トリミング　22, 25, 26, 27, 28, 30
トレース　44

**【は】**

バイト（採得）　16
破折　098
ビーズワックス　114, 125
フィッシャーバー　129
複印象　25, 26
フードインパクション　11, 46
分離材　122
ペーパーコーン　78, 79
ペーパーディスク　86, 90
変形　096
ボクシング法　23, 24

**【ま】**

埋没　103
マージン　122
メタルマージン　82
モデルトリマー　22, 23

**【ら】**

ラウンドバー　73, 74, 80, 82
リムーバブルノブ　79
レジンポスト　112

**【わ】**

ワックスカービング　41, 44, 99
ワックスコーン　33, 34, 35, 36, 44
ワックスバイト　17, 18
ワックス分離材　31, 44
ワックスロッド　33, 34, 35

## 【参考文献】

1) 桑田正博：The Harmonized ceramic Graffiti 審美と機能の回復のためのセラミックレストレーション．医歯薬出版，東京，72〜79, 148〜156, 1995.
2) 行田克則ほか：新春2／模型から観る臨床的なemergence profile—歯肉と調和した補綴物製作のためにどこに着目すべきなのか．歯科技工，**26**（1）：62〜83, 1998.
3) 保母須弥也：オーラルリハビリテーション．医歯薬出版，東京，1968.
4) 保母須弥也：The Color Atlas of ORAL REHABIRITATION．書林，東京，1974.
5) Stein,R.,Kuwata,M.：A Dentist and Dental Technologist Analyze Current Ceramo Metal Procedures. Dent.Clin.North Am.,**21**（4）：729〜749, 1977.
6) 河野正司ほか：咬合平面，歯の接触と咬合様式，咬合面形態．補綴臨床別冊／咬合の診断と再構成．医歯薬出版，東京，17〜51, 1981.
7) 重村 宏ほか：新適合論—クラウン・ブリッジにおける新しい概念の予感（前半）．QDT，**26**（1）：18〜33, 2002.
8) 重村 宏ほか：新適合論—クラウン・ブリッジにおける新しい概念の予感（後半）．QDT，**27**（2）：20〜37, 2002.
9) 川村泰雄：ホリスティック デンティストリーの実践．クインテッセンス出版，東京，159〜168, 1991.
10) 宮本敏夫：図解雑学 脳のはたらき 知覚と錯覚．ナツメ出版企画，東京，2002.
11) Peter,A.N.著，末次恒夫 訳：カラーイラストによるオクルージョン＆ファンクション．医歯薬出版，東京，1979.
12) 桑田正博：カラーアトラス セラモメタル テクノロジー1．医歯薬出版，東京，235〜264, 1982.
13) 植松厚夫・相原英信・天川由美子・小濱忠一・大河雅之・茂野啓示ほか：歯科臨床のエキスパートを目指して VOL.1 コンベンショナルレストレーション．医歯薬出版，東京，2004.
14) 久米川正好，中原 皓，花井 汎，中村敏一，海保正義：咬合と歯の解剖．医歯薬出版，東京，1973.
15) 堤 嵩詞，深水皓三：歯科技工別冊／目でみる人工歯排列＆歯肉形成—実力アップのためのTraining with Basics．39，医歯薬出版，東京，2005.
16) 岡野京二ほか：一口腔単位で考える歯科技工／全部鋳造単独冠製作の要点．日常臨床においての基本操作（上）．歯科技工，**32**（1）：71〜85, 2004.
17) 岡野京二ほか：一口腔単位で考える歯科技工／全部鋳造単独冠製作の要点．日常臨床においての基本操作（下）．歯科技工，**32**（2）：226〜235, 2004.
18) 岡野京二・遠藤芳乃：歯科技工士教育現場における上下顎28本 歯列彫刻のススメ——歯冠形態と咬合の理解を促す卒後教育考（上）〜（下）．歯科技工，**35**（4〜6），2007.

【著者略歴】
岡野 京二
愛歯技工専門学校　校長
1950 年　茨城県生まれ
1970 年　愛歯技工士養成所（現・愛歯技工専門学校）卒業
　　　　同校にて教職
1993 年　愛歯技工専門学校附属研究所クラウンブリッジ部部長
2003 年　愛歯技工専門学校 副校長
　　　　同校専攻課程 Graduate Course にて指導
2005 年　日本歯科審美学会認定士
2014 年　現職

---

The Basics　卒後5年までに身につけたい
インレー・コア・クラウン技工のコツとツボ　ISBN978-4-263-46203-4

2008年4月1日　第1版第1刷発行
2017年5月20日　第1版第4刷発行

著者　岡野　京二
発行者　白石　泰夫

発行所　医歯薬出版株式会社

〒113-8612　東京都文京区本駒込 1-7-10
TEL. (03) 5395－7635（編集）・7630（販売）
FAX. (03) 5395－7639（編集）・7633（販売）
http://www.ishiyaku.co.jp/
郵便振替番号 00190-5-13816

乱丁，落丁の際はお取り替えいたします　　　　印刷・永和印刷／製本・榎本製本
© Ishiyaku Publishers, Inc., 2008. Printed in Japan

本書の複製権・翻訳権・翻案権・上映権・譲渡権・貸与権・公衆送信権（送信可能化権を含む）・口述権は，医歯薬出版（株）が保有します．
本書を無断で複製する行為（コピー，スキャン，デジタルデータ化など）は，「私的使用のための複製」などの著作権法上の限られた例外を除き禁じられています．また私的使用に該当する場合であっても，請負業者等の第三者に依頼し上記の行為を行うことは違法となります．

JCOPY ＜（社）出版者著作権管理機構 委託出版物＞
本書をコピーやスキャン等により複製される場合は，そのつど事前に（社）出版者著作権管理機構（電話03-3513-6969，FAX 03-3513-6979，e-mail:info@jcopy.or.jp）の許諾を得てください．